환경보건학

서광석 저

화수목

머리말 | PREFACE

산업혁명이후 급속한 공업의 발달과 경제성장으로 파생된 대량생산과 대량소비로 인해 발생되는 생활환경의 오염 및 질병 만연에 따른 높은 사망율과 건강에 대한 관심이 국제적, 사회적 문제로 대두하게 되었다.

이와 같이 인간은 삶의 공간인 생활환경을 떠나서 살 수 없기 때문에 운명적으로 건강한 생활환경을 보존해야 하며, 이러한 환경보건학적 문제는 전 인류가 공동으로 대처해 나갈 해결 방법을 찾아야 하고 그 대책을 수립해야 한다.

이와 같은 인식 아래 저자들은 이 분야에서 다년간 강의해오던 자료와 국내외 관련서적 및 논문 등을 참고하여 환경보건에 대한 전반적인 이해와 각종 질병 발생과 예방 및 방지, 그리고 건강한 삶을 유지하는 데 일조가 될 수 있도록 친환경적으로 환경보건학을 집필하게 되었다.

이 책은 편의상 가르치고 배우기 쉽게 2부로 나누어 제1부에는 생활환경보건 전반을, 제2부에는 환경오염과 보건을 체계적으로 다루어 보다 효과적으로 관련지식을 습득할 수 있도록 노력하였다.

이 분야의 전공학생이나 관심을 가진 모든 사람에게 훌륭한 학술서 역할을 다하도록 서술하고자 하였으니 많은 도움이 되리라 기대해 본다.

끝으로 집필과정에서의 미비점과 부족한 부분은 계속 수정·보완할 것을 약속드리며, 특히 출판을 맡아주신 화수목 출판사의 임정대 사장님과 편집부 여러분께 진정한 고마움을 표합니다.

저 자

차 례 | CONTENTS

차례 | CONTENTS

P/A/R/T

01

생활환경과 보건

환 | 경 | 보 | 건 | 학

CHAPTER 01

환경의 개념

1.1 환경의 정의

'환경'이라는 말은 오늘날 매우 폭 넓게 여러가지 의미로 다양하게 사용되고 있다. '환경'이란 "인간을 둘러싸고 있는 모든 사물의 상태"를 의미한다고 정의할 수 있으며, 환경에 대한 정의와 분류는 나라 또는 학자에 따라 조금씩 달리 하고 있다. 우리나라 환경보전법(1977)에서는 "환경이라 함은 자연상태인 자연환경과 사람의 일상생활과 밀접한 관계가 있는 재산의 보호 및 동식물의 생육에 필요한 생활환경을 말한다."고 규정하고 있다. 그리고 1990년 제정된 현 환경정책기본법에서는 환경을 자연환경과 생활환경으로 분류하고 있으며 자연환경은 지하, 지표, 해양 및 지상의 모든 생물과 이들을 둘러싸고 있는 비생물적인 것을 포함한 자연을 총칭하고, 생활환경은 대기, 물, 폐기물, 소음, 진동, 악취 등 우리들의 일상생활과 관계되는 환경을 말하고 있다.

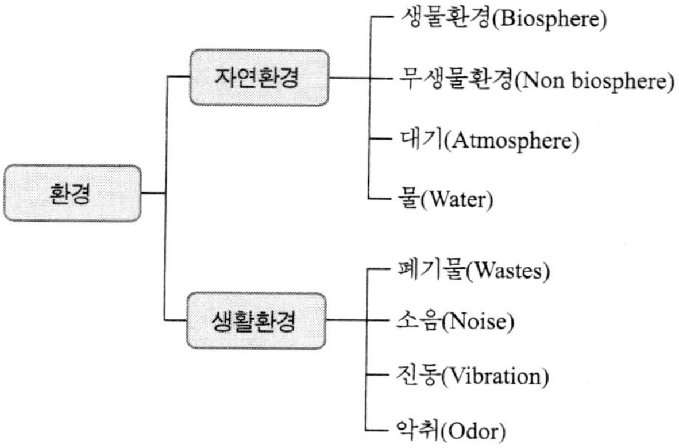

그림 1.1 **환경정책 기본법에 의한 환경의 분류**

환경의 정의를 가장 잘 정리한 브리태니커사전상의 환경의 정의를 보면 '환경'을 생물 또는 생태계에 영향을 미쳐 종국적으로 그것의 형태와 생존을 결정짓는 물리적, 화학적, 생물학적 제 요인의 복합체라고 설명하고 있다. 또 어떤 학자는 그림 1.2와 같이 환경과 생물과의 관계에 초점을 맞추어 자연적 환경과 인위적 환경으로 대별하기도 한다.

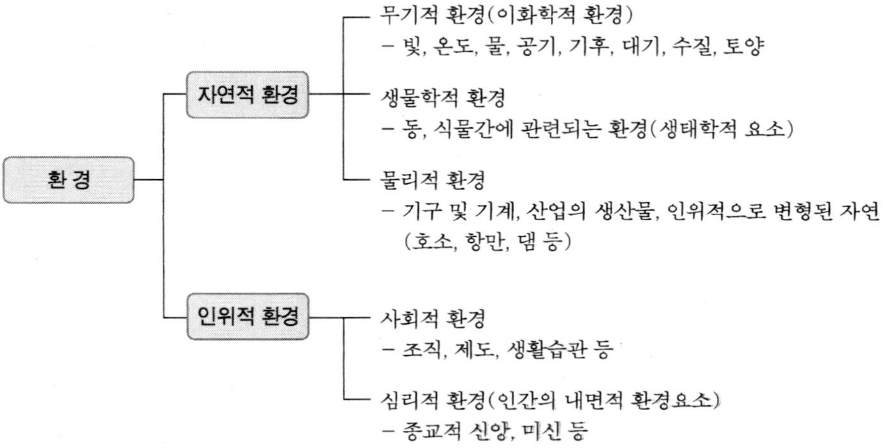

그림 1.2 **환경의 분류**

그리고 유엔환경계획기구(UNEP)에서는 그림 1.3과 같이 환경의 구성요소를 비교적 폭넓게 자연환경과 인간환경으로 분류하고 있다. 끝으로 환경영향평가서 작성시 사용되는 행정적 환경구성체계를 보면 자연환경, 생활환경 및 사회, 경제적 환경으로 분류하고 있는데 그 구성요소는 자연환경에 기후, 온도, 지형, 지질, 동・식물, 암석, 조류, 파도, 해안선 등의 요소를 포함시키고 있으며 생활환경에서는 토지이용, 대기질, 지표수, 지하수, 호소, 해양수, 하천수 등의 수질과 토양, 소음, 진동, 악취, 전파장애, 일조장애, 위락, 경관, 위생, 공중보건 등 광범위한 요소를 포함시키고 사회, 경제적 환경에는 인구, 주거, 산업, 교육, 교통, 문화재 등을 포함시키고 있다.

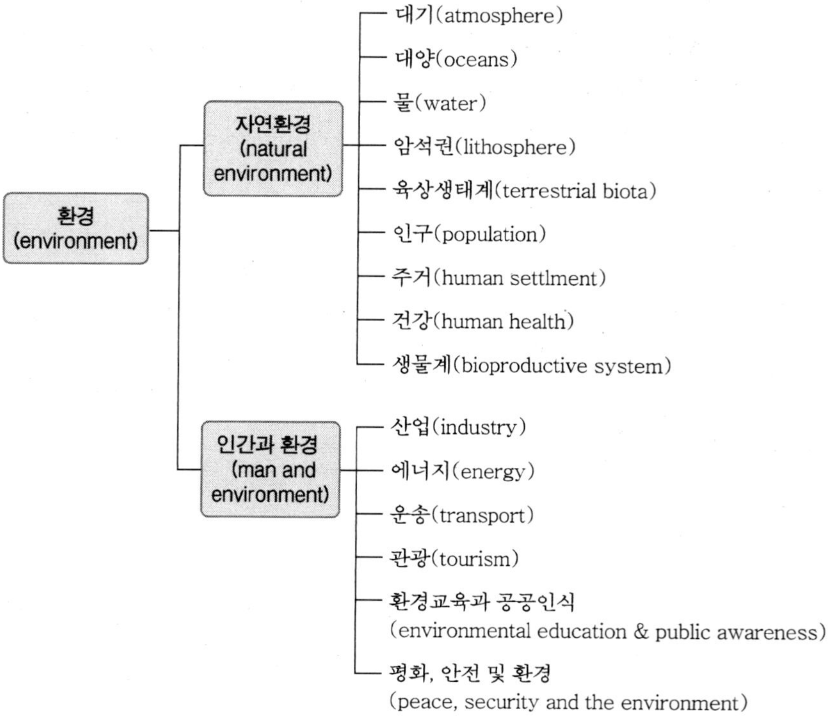

그림 1.3 ‖ **환경구성요소(UNEP 분류)**

1.2 인간과 환경

인간은 수 만 종의 동물 종의 하나로서 자연환경 즉, 생태계 속에서 가장 강력한 영향을 미치는 하나의 개체군이다. 그러나 인간은 다른 개체군과 마찬가지로 환경에 거의 위협을 주지 않는 존재로 생겨났다. 이것은 고대에서 인간과 자연을 동일시했다는 점에서 엿볼 수 있고, 동양인의 천(天) · 지(地) · 인(人) 합이론이나 불교의 자연관 즉, 일체 만상을 '나'(我)와 동일체로 보는 사상에서 찾을 수 있다. 이와같은 인간의 자연관은 산업혁명 이후 공업이 발달하면서 토지를 비롯한 모든 자연자원을 단순한 생산요소 또는 수단으로 전락시키는 등 자연환경에 큰 충격을 주기 시작하면서 경시되게 되었다. 최근의 급속한 공업화와 도시화, 인구의 증가 등으로 대량생산과 소비를 동반하고 이로 인한 비효용적 부산물 즉, 오염물이나 폐기물 등의 대량배출로 인하여 환경오염이 발생 되었다. 이로 인해 자연생태계가 파괴되고, 자원을 고갈시키고, 동력원을 부패시키며, 인간 노동력의 저하로 생산기반의 약화 등 뿐만 아니라 그들이 스스로 조성해놓은 인공적인 환경으로부터 영향을 받게 되었다.

인간은 보다 편리하고 행복하게 살고자 하는 욕구가 있어서 이와같이 경제성장을 추구해 왔고, 이를 실현해 온 것이 사실이다. 하지만 현재에 이르러서는 경제성장에 따른 폐해 즉, 환경파괴를 필연적으로 수반하게 됨으로써 경제성장과 환경보전의 조화문제로 갈등을 겪기에 이르렀다.

어떤 사람들은 경제성장이 가져다주는 경제적 이익보다 경제성장에 수반되는 환경오염으로 인한 사회복지적 손실이 더 크므로 경제성장을 중지하더라도 환경보전을 추구해야 한다고 주장하며, 어떤 사람들은 환경보전을 너무 강조하다 보면 경제활동에 부담을 주게 되어 어느 정도 오염되더라도 우선은 경제성장에 비중을 두어야 한다고 주장하는 것이다.

경제성장이나 개발을 추진하는 사람들은 늘 경제논리를 펴면서 경제성 혹은 경제적 타당성을 개발의 정당성으로 내세운다. 사실 일정규모 이상의 공공사업은 모두 경제적 타당성 분석을 거치게 마련인데 개발사업을 추진하는 사람들은 그 개발을 수행해서 얻는 경제적 이익이 경제적 손실보다 크기 때문에 그 사업의 시행이 국가적으로 타당하다는 식의 논리를 편다. 하지만 환경보전론자들은 이런 식의 논리를 무척 못마땅하게 생각하여, 그렇게 경제적 손익만 따져서 개발사업의 타당성을 생각하고 추진하다보니 우리의 환경이 엄청나게 파괴되었으니 경제성 이외에 환경성을 고려하여 개발사업의 타당성을 분석해야 한다고 주장하는 것이다.

개발사업으로부터 기대되는 이익을 보통 개발이익이라고 부르고 개발사업에 소요되는 비용을 개발비용이라 하는데 경제논리에 입각한 개발사업의 경제적 타당성은 통상 개발이익이 개발비용보다 큰가 혹은 적은가에 의해 판가름난다는 것이다. 즉, 개발이익에서 개발비용을 차감 한 값을 순이익이라고 하면 이 순이익이 0보다 큰 사업을 경제적 타당성을 가진다고 말하는 것이다. 그러나 여기서 간과해서는 안될 것이 있다. 흔히 경제성 검토라고 하면 금전적인 것이나 또는 금전화 된 것만 고려한다는 것이다. 우리의 자연환경을 구성하는 요소들 중에는 어떤 것은 시장에서 공개적으로 거래됨으로써 금전화 된 것도 있으나 그렇지 않은 것 역시 많은 비중을 차지한다. 참된 경제논리에 입각한 경제성 검토라면 당연히 금전화 되지 않은 부분에 대하여도 충분히 고려해야 할 것이다.

흔히 우리가 손익계산을 할 때 손실의 항목에 포함시키는 것은 인건비, 자재비 등의 비용에 관한 것들이다. 어느 산에 관광위락 시설을 건설한다고 하자. 건설에 소요되는 인건비, 자재비 등의 비용은 사회적 손실의 항목에 포함된다. 왜냐하면 관광위락 시설의 건설에 투입된 노동력이나 자재물자들을 다른 용도 즉, 복지시설(서민주택의 건설 등)에 투입했더라면 다른 형태의 사회적 이익이 발생했을 것이므로 복지건설에 투입하지 않고 관광위락 시설의 건설에 투입했으므로 복지건설로 인해 생겨날 사회적 이익을 포기한 것에 따라 사회적 손실이 발생하기 때문이다. 뿐만 아니라 또 다른 사회적 손실의 발생도 생각할 수 있다. 이 산의 산림으로부터 발생되는 산소, 산림이 제공하는 수자원 및 토양영양물질 함양기능과 수질정화기능, 자연경관, 과학적 연구대상으로서의 동·식물의 가치 등 수많은 사회적 이익을 포기하게 되는 것이다.

특히, 개발이라는 것은 한 번 이루어지면 다시 자연상태로 전환하는 것이 거의 불가능하다. 우리의 일상생활에서도 돌이킬 수 없는 결과에 이르게 하는 결정은 극히 신중을 기하듯이 국가 차원에서도 경제개발을 촉진한다는 명분 아래 개발이익을 위해서 자연환경을 파괴하게 되는 사업의 결정은 신중에 신중을 기해야 할 것이다.

선진국들은 지구환경보호의 차원에서뿐만 아니라 국제경제에서도 자국의 산업을 보호하기 위해 환경문제를 무역규제법으로 무기화하고 있으며, 소비자들 역시 환경문제를 그들 생활의 질과 직결되는 심각한 문제로 인식하게 되어 기업으로서는 이른바 환경친화적 경영을 하지 않고는 존폐의 위기에 내 몰릴 수 밖에 없는 현실이다.

이와 같이 소비자들의 환경관련 요구와 정부의 규제, 환경오염의 책임이 거론될 때 기업은 환경오염의 주범으로 불리면서 기업활동에 제약을 받게 된다. 그러나 장기적으로 볼 때 환경경영의 추진은 반드시 기업활동의 위축을 가져오는 것은 아니며, 오히려 새로운 이윤추구를 위한 동기를 부여하기 때문에 기업으로서는 환경문제를 이미지 제고와 함께 새로운 사업의 기회로 활용할 수 있도록 적극적으로 대처해야 할 것이다.

이처럼 인간은 개발 등의 이유로 인하여 자연과의 조화를 잃어 가고 있지만 자연을 벗어나서 살아갈 수는 없다.

그러므로 인간은 중세기 기독교 사상에서 보는 인간은 자연의 일부가 아니라 자연의 이상자 즉, 우월자가 되어 자연 위에서 군림하는 그런 자세를 버리고 동양이나 불교사상에서 나오는 자연관 나(我)가 일체라는 생각으로 자연과의 조화를 회복하고 유지해 나가며 공존해야 한다.

CHAPTER 02

환경보건학의 개념

2.1 환경보건학의 정의

모든 생물들 중에서 특히, 인간들은 이 지구상에서 각종 자연현상(natural phenomenon)이나 자연환경(natural environment)에 여러가지 형태로 영향을 미치거나 받으면서 끊임없이 다른 생물들과 경쟁하며 살아가고 있다.

더구나 사람은 정치 · 경제 · 종교 및 교육 등의 사회환경(social environment)의 지배를 받으면서 상호간에 연계하며 살고 있으므로, 여기에서 파생되는 각종 환경변화나 이에 따르는 환경요인을 조정 내지는 개선해 나가기 위해서는 꼭 필요한 학문이 곧 환경보건학(environmental health)인 동시에 환경위생학(environmental hygiene)인 것이다.

본래 위생이란 용어는 sanitation에 그 본 뜻을 두고 있기 때문에, 위생학은 곧 위생과학인 환경보건이지만, 이것을 역사적으로 고찰해 보면 그리스의 신화에서 거론되는 아폴로신의 아들인 Aesculapius의 딸 Hygiea(건강의 神)에 그 어원이 있는 것이며, 기원전 2세기에 이탈리아의 의학자 Galenus가 처음으로 위생학(hygiene)이란 용어를 사용한 것으로 그 유래를 찾을 수 있다.

따라서 환경보건학은 인간의 건강증진을 위하여 우리 주위 모든 환경조건을 인간주체와 환경과의 상호관계라는 과정에서 과학적으로 측정하고 개발하여 합리적이고 쾌적한 생활을 영위할 수 있도록 부적합한 환경을 개선하고 파악하려는 학문이다.

이것은 세계보건기구(WHO)의 환경위생전문위원회(Expert committee on environmental sanitation)에서는 "Environmental sanitation means the control of all those factors in man's physical environment which exercises or may exercise a deleterious effect on his physical development, health and survival" 즉, 「환경위생은 인간의 신체발육·건강 및 생존에 유해한 영향을 미치거나 미칠 가능성이 있는 인간의 물리적 생활환경에 있어서의 모든 요인을 관리하는 것」이라고 정의를 내리고 있는데서 그 의미를 찾을 수 있다.

그러므로 현재의 환경보건학에 있어서 중요한 문제는 인간이 창조하는 인위적 환경면에서의 공해·산업발전 및 도시화 현상에 따르는 이화학적인 환경변화가 인간생활 중에서 특히, 인체의 생리기능에 미치는 영향을 연구하는데 있을 것이며, 환경보건학에서 취급되는 이화학적 환경은 그 자체의 연구라기 보다는 그것이 인간의 생활기능에 어떻게 작용하는가를 연구하고 나아가 그 개선방안을 연구 실천하는데 있다고 보아야 하겠다.

2.2 환경보건학의 범위

각종 학문의 기초적인 원리나 방법을 토대로 하여 환경보건학이 연구되고 또 각종 작업에 착수한다.

가령, 인체의 건강유지나 질병 발생과의 상관성이 있는 의학적 내지는 생물학적 원리를 기초로 하여서 분뇨를 처리한다든가, 또는 먼지나 상·하수의 처리 그리고 냉·온방의 시설이나 환기 및 유해한 환경의 제거 등과 같은 일을 할 때 파생되는 각종 조건을 조절, 개선하기 위해서 환경위생공학적인 원리나 기술이 필요하게 된다. 그리고 쥐나 위생해충 기타 식품이나 유육류(乳肉類)에 대한 대책을 세우는데는 곤충학, 약학, 미생물학, 물리화학 및 수의학(獸醫學), 생명과학 등의 학문적인 기초 위에서 이루어지는데 이에 따르는 각종 설비나 시설 및 기기 등의 개선을 위해서는 결국 공학적인 기술과 이론을 동원해야만 완전한 해결이 이루어지는 것이다. 즉, 인간의 건강과 안녕에 영향을 미칠 수 있는 인간환경의 조건과 관계되는 학문으로 그 영역이 생활환경보건과 식품위생, 산업보건, 환경오염 등이라 하겠다.

CHAPTER 03

생활환경보건

3.1 공기보건

3.1.1 | 공기의 조성

공기는 영어로 에어(Air)이며 에어(Air)가 옥외(outdoor)에 있으면 대기라고 하고, 옥내(indoor)에 있으면 공기라고 한다.

우리가 살아가는 데 절대적으로 필요한 공기는 지구를 둘러싸고 있는 대기권의 하층부분으로 평균 지상으로부터 11km 높이까지의 대류권을 말하며 이 대류권 내의 공기는 다음 표 1.1과 같이 조성되어 있다.

이 도표상의 공기조성도는 어디까지나 표준상태의 공기조성도이다. 그러나 일반적으로 지역적조건, 인구밀도, 교통기관의 배출가스, 산업지대의 매연과 각종 분진 등으로 공기는 크게 오염되어 공중보건상 극히 해로운 지역이 많아 여러가지 환경질환을 일으키고 있다.

물론 대기자정작용에 의해서 어느 정도 오염된 공기는 정화되는 것이 사실이지만 일단 공기가 오염된 지역에서는 집단질환의 발생가능성으로 크게 문제시되고 있다. 수질이 오염된 경우는 오염수질을 사용 않으면 크게 문제시될 일이 없으나 누구나 하루 550~600l의 공기를 호흡해야 하므로 멀리 그 오염지역을 떠나지 않는 한 환경질환을 벗어날 수 없는 일이다.

이러한 오염공기도 허용기준을 초과하지 않으면 대기자정작용에 의해 정화되어 인간활동 영역에 해를 끼치지 않는다.

대기자정작용(自淨作用, selfpurification)이란 대기의 화학조성은 여러가지 환경요인에 의하여 변화되고 있으나 대기 스스로 자체정화작용이 부단히 계속되어 대기가 스스로 맑아지는 현상을 말하는데, 화학조성에 큰 변화를 초래하지 않으며, 이에 관여하는 인자는 다음과 같다.

(1) 바람에 의한 공기희석작용
(2) 강우와 강설에 의한 유해성가스 및 먼지의 세정작용
(3) 산소나 오존, 과산화수소 등에 의한 산화작용
(4) 자외선(ultraviolet ray) 등 햇빛에 의한 살균작용
(5) 식물에 의한 탄소동화작용

그리고 공기 중에는 공기이온(+, −)이 대전하고 있으며 여기에는 유리전자, 원자이온, 경이온, 중간이온, 중이온 등 5종류가 있다. 이 중에서 경이온의 양은 공기오염도에 반비례하기 때문에 실내공기 위생면에서 문제되는 이온이며, 양이온은 자극작용, 음이온은 진정작용이 있다.

표 1.1 ‖ **건조한 대기의 화학적 구성**

구성물질	부피분율	부피ppm	무게분율
N_2	0.7809	780,900	0.7552
O_2	0.2095	209,500	0.2315
Ar	0.0093	9,300	0.0128
CO_2	0.0003	300	0.0005
Ne		18.18±0.04	
He		5.24±0.004	
Kr		1.14±0.01	
Xe		0.087±0.001	
H_2		0.5	
CH_4		2	
N_2O		0.5±0.1	
NO		0.5	
O_3		0.01~0.04	
Air	1.0000	1,000,000	1.0000

3.1.2 | 실내공기의 변화

1. 군집독(群集毒, crowd poisoning)

다수인이 밀집한 실내공기는 물리적·화학적 조성의 변화를 초래해서 불쾌감, 두통, 권태, 현기증, 구기, 구토, 식욕부진 등을 일으키는 현상을 말하며 발생시기는 여름철 환기시설이 없는 만원극장이나 겨울철 밀폐된 실내에 다수인이 밀집되어 있을 때 발생된다. 이에 관여하는 유해 인자는 냄새, 온도, 습도, 기류, 연소가스(CO, CO_2, SO_2), 이온, 먼지 등이며 예방 및 치료법으로는 환기시키는 법이 이용되고 있다.

1) 냄새(odor)

군집독은 흡기 중에 CO_2나 유해물질이 너무 많이 함유되고 동시에 공기의 물리·화학적 조성의 변화와 더불어 입냄새와 몸냄새가 혼합되어 발생된다.

2) 실내온도(room temperature)

평상시 인간의 체표온도는 36.5℃이다. 체온의 정상범위는 36.1～37.2℃로 42℃ 이상에서 신경조직이 마비되어 기능마비가 일어나서 사망하고, 30℃ 이하에서는 회복불능상태에 빠진다. 따라서 인간이 가장 생활하기 알맞은 실내온도는 인체의 신진대사에 의해서 다량의 열에너지가 생산(주로 근육에서 생산)과 방출(주로 피부를 통하여)의 평형상태를 이루었을 때는 생리작용이 순조로워 지고 동시에 쾌감마저 느낄 수 있는 온도로 이를 쾌감온도, 쾌적온도 또는 보건학적 온도라고 하며 18±2℃(건구온도)이다.

3) 실내습도(room humidity)

밀폐된 실내에 다수인이 집합하면 습도가 상승하게 된다. 실내에서 쾌감습도 즉, 보건학적 습도는 40～70%이다.

4) 실내기류(air movement)

실내에서는 인간이 감지하거나 감지하지 못할 정도의 바람이 늘 일어나고 있다. 그 종류를 보면 0.2～0.5m/sec 기류를 불감기류, 0.1m/sec 이하를 무풍이라고 하고, 쾌적한 기류는 실내에서 0.2～0.3m/sec, 외기 중에서는 1m/sec 전후의 기류가 최적기류이다. 가장 쾌감을 주는 기류는 무풍, 안정시, 보통 착의 상태일 때다.

5) 산소(O_2)

정상 성인이 안정상태에서 1일 호흡하는 공기의 양은 12~13kl이며, 체내에서 소실되는 산소는 약 5%이므로 1시간에 필요한 공기량은 약 500l이고, 이 중 성인의 1일 산소 요구량은 약 600l($500l \times \frac{5}{100} \times 24 = 600l$)이다. 공기 중의 산소변동범위는 15~27%(일반적으로 21%)이나, 일반적으로 공기 중 산소농도가 18% 미만이 되면 산소결핍상태 즉, 저산소증을 초래하며 가장 먼저 영향을 받는 것이 뇌세포이다. 고농도 산소에서는 산소중독이 온다. 만약 실내산소량이 10%이면 호흡곤란이 오고, 7% 이하면 질식사의 위험이 초래된다.

표 1.2 ‖ **호흡시의 공기조성**

호흡 \ 공기	산소(%)	탄산가스(%)	질소(%)	수증기
흡기	20.93	0.03	78.10	대기와 동일
호기	16.00	4.00	79.00	포화상태

6) 일산화탄소(CO)

CO가스의 발생은 물체가 연소할 때 불완전연소시 주로 발생한다. 발생시기는 연소초기와 말기 즉, 타기 시작할 때와 꺼질 때 많이 발생한다.

CO가스는 무색, 무미, 무취, 무자극성이며 Hb과 결합능력(친화력)이 산소에 비해 250~300배(또는 약 210배)나 강하여 CO의 2중작용을 일으켜 인간의 목숨을 빼앗아 간다.

일산화탄소의 2중작용(二重作用)이란 CO는 Hb에 대한 결합력이 산소에 비해 강해서 Hb이 O_2와 결합하는 것을 방해하여 혈중의 산소농도를 저하함으로써 조직세포에 공급할 O_2의 부족(저산소증)을 초래하게 되는데, 이를 CO의 2중작용이라고 한다. HbCO양과 중독 증상을 살펴보면 HbCO 농도가 10% 이하에서는 무증상, 20% 이상에서는 임상증상출현, 40~50%면 두통・허탈, 60~70%면 의식상실, 80% 이상이면 사망을 초래하게 된다.

CO중독은 특히, 산소부족에 대하여 저항력이 약한 심장・뇌・신경 조직에 작용하여 신경증상, 시야협소 등이 나타나 치료 후에도 후유증이 심하다.

중독환자가 발생하면 현재로서는 고압산소요법(CO가스와 Hb 해리 촉진법 : HbCO →

Hb+CO)이 가장 좋은 치료방법인데, 이때 5% CO_2를 함유한 산소를 흡입시키는 것이 가장 효과적이다.

7) 탄산가스(CO_2)

사람과 동・식물의 호흡이나 연료가 탈 때 발생하며, 환기불량한 실내에 다수인이 모일 때에는 CO_2는 증가하게 된다.

탄산가스는 무색・무취인 가스로 약산성을 나타내며 소화제(消火劑), 청량음료, 드라이아이스(dry-ice) 등에 사용되고 실내공기오염의 지표 또는 환기상태(良・否)를 결정하는 척도가 된다. CO_2가 공기 중 3% 이상에선 불쾌감, 5% 이상이면 호흡수 증가, 7% 이상이면 호흡곤란, 10% 이상이면 사망을 초래한다. 실내공기질 유지기준은 1,000ppm이하다.

또한, 이산화탄소는 산소독성과 질소마취작용을 증가시켜 관절장애(bends) 현상을 일으킨다. 그리고 CO_2는 대기 중에 증가하게 되면 온실효과를 일으켜 기온상승을 초래한다는 설도 있다.

8) 질소(N_2)

공기 중에 약 78%를 차지하고 있으며, 호흡할 때 단순히 기도를 출입할 뿐 생리적으로는 불활성인 기체이다.

그러므로 인체에 대하여 직접적인 영향은 주지 않지만 산소농도에 다소간 관여하고 있을 뿐이다.

그러나 이상기압일 때 발생하는 급격한 기압강하로 오는 급격기압강하증(rapid decompression sickness)이나 고기압상태에서 정상기압으로 갑자기 복귀할 때 체액 및 지방조직에 발생되는 질소가스가 주원인이 되어 발생되는 잠함병(caisson disease) 등을 발생시킬 수도 있다. 특히, 이 잠함병을 예방하기 위해서는 적성검사, 신체이상자 등을 미리 조사하여 예방하여야 하며, 주증상으로 동통성관절장애를 일으킨다. 또한, 질소는 이상고기압하에서 인체에 영향을 미치는데 3기압에서 자극작용을 일으키고, 4기압 이상이 되면 마취작용이 시작되며, 10기압 이상에서는 전신기능이 손상되어 사망하게 된다.

9) 오존(ozone, O_3)

지상 12km 이상의 성층권에는 오존층이 있어 지구를 감싸고 있어 태양에서 강하게 내려 쬐는 자외선(ultraviolet ray)를 일정하게 막아주고 있으므로 지구상에 존재하는 모든 생물들의 생명을 보호하고 있다. 오존은 해상이나 삼림의 공기 중에 비교적 많이 존재하나 그 양은 0.7ppm에 지나지 않으며 정상적일 때는 도시나 주택가의 공기 중에서 존재하지 않아야 함이 원칙이다.

오존은 어떤 특별한 경우에 한하여 유효할 경우도 있겠지만 산화작용(광화학적 산화물, photochemical oxidant)이 심한 까닭에 자극성이 크며 1.0ppm인 미량에서도 기침과 권태감을 느끼게 한다. 특히, 상기도에 손상을 주어 폐렴(pneumonia)을 유발시킬 수가 있으며 고농도오염에서는 폐충혈이나 폐기종을 유발시키기도 한다.

또한, 오존은 탈취 및 살균효과(20ppm, 2시간 이상)가 큰 반면에 이러한 효과를 나타낼 정도의 O_3 농도는 오히려 인체에 대하여 극히 해로운 농도이므로 실제로 거실의 살균이나 탈취용으로 이용될 수는 없다.

오존을 극히 미량 함유하는 공기는 공기청정의지표가 되기도 한다.

10) 공기이온(air ion)

공기이온이라 함은 앞에서 기술한 바와 같이 부유입자상물질 중에서 (+) 혹은 (−)로 대전되어 있는 것을 총칭하는 것으로서 지표에 가까운 대기중에는 경이온과 중이온이 존재한다고 보는 것이다.

도시공기 중의 경이온은 부유먼지나 연기 등에 흡착되어 감소되며 운동의 정도가 작은 중이온의 형태로 남게 된다. 즉, 신선하고 부유입자상 물질이 적은 공기일수록 경이온이 많아지며, 반대로 오염된 공기에서 적어지는 경향이 있다.

한편, 실내에서는 의복에 흡착하거나 호흡에 의해 감소된다. 이 현상은 실내온도 및 습도의 상승, CO_2 등의 증가보다도 예민하므로 실내공기오염의지표가 될 수 있는 것이다. 다시 말해서 경이온의 양은 공기오염도에 역비례하기 때문에 공기위생면에서 문제시 되는 것은 역시 경이온이라고 하겠다.

공기이온의 생리작용으로서 (+)이온은 자율신경계의 교감신경에 대하여 자극작용을 하며 때로는 불면증, 두통, 불쾌감, 혈압항진 등의 작용이 일어나는 한편, (−)이온은 반대로 부교감신경에 작용하여 대체로 진정작용을 함으로써 최면, 진통, 진해 및 혈압강하 등의 작용을 하기 때문에 (−)이온은 (+)・(−)이온이 모두 소실될 때에는 신체에 대하여 (+)이온의 작용과 비슷한 나쁜 영향을 미친다.

11) 먼지

(1) 먼지의 정의

지상의 물체가 외력에 의해서 파쇄되어 생긴 미립자로서 1μm 이하의 미세한 입자로부터 육안으로 볼 수 있는 500μm 정도까지 달하는 것을 말한다. 공중에 부유하는 먼지는 호흡기로 침입하여 폐에 침착하여 진폐증을 일으키고, 흡수되어 중독증을 일으키거나 그 밖의 병변을 나타낸다.

(2) 먼지의 종류

① 진폐증성 먼지

5μm 이하의 먼지로 폐에 들어가 섬유증식·결절형성의 증상을 나타내며 폐의 산소섭취능력을 방해하여 폐결핵증을 병발하기도 한다(유리규산, 석면, 활석, 흑연 등 광산지대의 먼지).

② 알레르기성 먼지

알레르기성 천식이나 피부병을 일으키는 먼지(꽃가루, 나무가루, 작은 털 등 삼림지대 및 전원도시의 먼지)

③ 중독성 먼지

중추신경계통, 콩팥이나 조혈장기 등에 작용하여 갑자기 급만성장해를 일으키는 먼지(납, 수은, 카드뮴, 안티몬, 망간, 베릴륨 등의 금속성먼지와 비소, 인, 셀레늄, 유황 등의 화합물 등으로 산업장에서 일어나는 먼지)

④ 자극성 먼지

눈, 호흡기, 소화기 등의 점막과 피부 등을 자극하고 염증 또는 궤양을 형성하고 치아 등을 부식시키는 먼지(산, 알카리, 불화물, 크롬산 등의 생산·사용지역의 먼지)

⑤ 불활성 먼지

다량의 입자를 흡입하지 않는 한 특별한 유해작용이 일어나지 않는다고 보는 먼지(석탄, 석회석, 시멘트 등을 생산하는 광산지대의 먼지)

(3) 먼지의 크기

호흡기로 흡입되는 먼지의 양은 주로 그 크기에 달려있으나 밀도, 모양 및 습도의 영향도 크게 받는다.

폐포에 들어가 축적되는 먼지의 크기는 미세먼지(PM10)와 초미세먼지(PM2.5)로 그 입경이 대부분 0.1~10μm 인데 특히, 폐포침착율이 높은 것은 0.5~5.0μm 이다.

(4) 진폐증의 종류

① 규폐증(silicosis)

규폐증은 유리규산(SiO_2)의 먼지흡입으로 폐에 만성섬유증식을 일으키는 대표적인 진폐증이다. 규폐증은 서서히 장애의식 없이 진행되어 폐의 기능장애를 가져오는 질환으로 납중독, 벤젠 중독과 함께 3대 직업병의 하나이다. 이 병은 금속광산, 금속제련소, 탄광, 토석채취업 등 광산관계업종에서 수십년의 폭로로 발병하며 보통 3년 이상에서 발병한다. 진폐증의 일반적인 예방대책으로는 설비개선 및 시설의 개량과 노무 및 의무관리를 철저히 하는 것이 필요하다.

② 석면폐

소화용제, 절연체, 내화직물 등에 사용되는 석면을 다루는 근로자에게 석면폐가 발생하며, 근무 4~5년이면 발생된다고 한다. 석면의 크기가 2~5μm 인 석면섬유가 가장 유해하며, 작고 가는 기관지에 부착하여 그 부위의 섬유증식이 생긴다. 증상은 규폐증과 비슷하며 초기에 체중감소가 나타난다.

③ 활석폐

활석채굴, 도료, 리놀륨, 고무, 화장품제조 등의 활석분사용 작업장 근로자에게 발생되며, 증상은 석면폐와 비슷하다.

④ 기타 진폐

위 세 가지 이외에도 만성육아종과 섬유증식을 일으키는 berylium폐와 철폐, 시멘트폐탄폐, 석회폐 등의 진폐증이 있다.

⑤ 금속열(metal fume fever)

Zn, Cu, Mg, Pb, Mn 등 금속산화물의 증기를 다량 흡입했을 때 일시적인 발열이 생기는데 이 발열현상을 금속열이라 한다. 흡입 후 2~8시간에 발열하며 오한과 전율을 수반하고 백혈구증가증(leucocytosis)이 생겨서 해열 후까지도 계속된다.

(5) 먼지 흡입에 대한 인체의 방어 기전

호흡기를 통하여 인체 내에 흡입된 먼지는 코 및 상기도 점막에서 분비되는 점액에 포착되며, 이 점액은 소기관지에 이르기까지 기관지의 섬모운동에 의해 위쪽으로 운반(3~4cm/h)되어 밖으로 배출되거나 위 속까지 삼켜버린다. 먼지의 흡입량이나 점액의 분비량이 너무 많을 때에는 소기관지의 연동과 기침 또는 재채기 반사작용에 의하여 밖으로 배출된다. 폐포에까지 이른 먼지는 대식세포에 먹혀서 림프선으로 운반된다.

(6) 먼지의 허용 농도

건강한 근로자가 30~40년간 매일 반복해서 먼지를 들여마시면서 일하는 경우 근로자의 1% 정도가 진폐증에 걸리게 되는 것을 기준으로 삼은 먼지량이다. 세계 각국에서 나름대로 허용농도를 정하고 있지만 미국의 산업위생전문가협의회(ACGIH)의 TLV(threshold limit values)가 가장 많이 사용되고 있다. 우리나라는 대기환경기준과 실내공기질유지기준에서 미세먼지와 초미세기준을 정하여 관리하고 있다.

(7) 먼지의 측정내용과 측정방법

① 측정내용

㉠ 농도
㉡ 입도분포
㉢ 물리화학적 성질
㉣ 먼지농도의 시간・공간적 분포

② 측정법의 종류

㉠ 부유측정법

공기중에 부유하고 있는 먼지를 직접 측정하는 법으로 광학적 측정법과 최근에 개발된 압전식측정법(piezobalance)이 있다. 광학적측정법이 많이 활용되나 연기까지 측정되는 결점이 있다.

㉡ 포집측정법

포집원리가 다양하고, 포집한 먼지의 정량법도 현미경측정방법과 화학천칭 측정방법이 있다.

(8) 먼지측정계의 종류

① 디지털먼지계
② 압전식측정계(piezobalance)
③ 여과지먼지계
④ 유리섬유여과제
⑤ 섬유성 먼지의 포집

2. 건물증후군(SBS : Sick Building Syndrome)

사람이 일하고 있는 건물 안의 공기로 인하여 질병에 감염될 수도 있다. 최근 밀폐된 건물이나 학교교사 및 신축아파트와 주택에서 근무하거나 생활하는 사람들에게 발생되는 신종실내공기오염질환으로 건물증후군(Sick Building Syndrome : SBS), 학교건물증후군(Sick School Syndrome : SSS)과 새집증후군(Sick House Syndrome : SHS)등이 중요한 사회문제화되고 있다. 미국환경보호청(EPA)은 실내공기오염은 인간이 처한 환경오염문제 중의 하나라고 밝혔다. 1970년대 석유산유국(OPEC)이 석유수출을 금지하며 미국을 배척했을 때, 석유 가격은 폭등하게 되고 모든 국가들이 에너지를 구할 방법을 모색하게 되었다. 그 중에 한 방법이 겨울에는 열이 보존되고 여름에는 시원한 공기가 유지되는 밀폐된 건물을 건설하는 것이었다. 이런 빌딩들은 건물의 내부와 바깥 사이로 공기가 통할 수 없었다. 그 결과 합성물질로 된 카페트에서 나오는 폼알데하이드와 같은 오염물질이 건물 안에서 발생되었으나 밖으로 방출될 수 없어서 건물안에 쌓이게 되었다.

외부공기와 내부공기가 순환되지 않자 에어콘이나 공기정화기 속에 더 많은 곰팡이류가 발생되었다. 곰팡이류는 알레르기반응과 건초열과 같은 증상을 유발한다.

때때로 오염된 건물에서 일하는 사람들은 더 위험에 처하게 된다. 즉, 살충제에 중독이 된다. 곤충을 죽이기 위해 살충제를 살포하면, 환기가 잘 이루어지지 않으므로 살충제가스는 건물에 남게 된다.

대체로 건물이 오염되면 그곳에서 일하는 사람들에게서 여러 증상들이 발생되는데 주 증상으로 하부기도감염, 상부호흡기도 · 눈 · 코의 자극과 건초열, 두통, 구토, 피곤함, 만성질병, 시각장애, 두드러기 증상 등이 나타난다. 건물을 오염시키는 화학물질에 장기간 동안 노출되었을 때 암과 같은 질병발생이 우려되고 있다.

이러한 증후군은 치료보다는 예방이 최선책이다. 난방, 에어콘 등 환기 장치를 적당하게 가동하면서, 깨끗한 공기가 건물 안으로 충분히 공급되도록 하는 것이 건물의 실내공기를 오염시키지 않는 가장 확실한 방법이다. 습도조절기와 에어콘을 정기적으로 청소하면 곰팡이를 없앨 수 있다. 건물의 실내공기가 오염되었을 때 합성카페트와 같은 오염물질을 없애는 방법도 문제 해결책의 하나이다.

1) 건물증후군의 정의

건물증후군(Sick Building Syndrome : SBS)이란 건물 내의 오염물질과 자극물질이 원인이 되어 눈, 코, 목구멍을 자극하거나 메스꺼움, 알레르기반응, 감기 등을 유발시키는 증상이다. 이외 학교교사 및 신축아파트, 주택에서 근무하거나 거주하는 사람들에게 일어나는 용어로 학교건물증후군(Sick School Syndrome : SSS)과 새집증후군(Sick House Syndrome : SHS)등이 사회적인 문제로 대두되고 있다.

2) 건물증후군의 발생원인

1970년대 이후의 건물은 에너지절약을 위해 밀폐식으로 건물을 지었고, 열과 냉난방장치에 이용된 공기는 건물 안에 갇히게 되었다. 이로인해 건물이나 주택 안의 실내오염물질은 밖으로 방출될 방법이 없고, 실내에 습기가 차면서 곰팡이류가 자라게 되는데 이것들이 알레르기반응을 일으키는 원인이 된다.

3) 원인물질과 피해

(1) 폼알데하이드와 유기화합물

합성물질로 만든 새 카페트는 폼알데하이드 가스를 방출한다. 이외에도 가구나 실내장식품 및 단열재에도 폼알데하이드와 유기화합물(벤젠, 톨루엔, 에틸벤젠, 자일렌, 스티렌 등)이 방출된다. 이 가스는 눈, 코, 목구멍을 자극하여 기침, 가려움증, 알레르기 반응 등을 일으킨다. 동물에게 폼알데하이드는 암을 유발시킬 수 있으나 인간에게 암을 유발시키는 것에 대해서는 분명하지 않다.

(2) 세균, 곰팡이류

습도조절기나 공기정화기의 기능이 나쁘면 세균, 곰팡이류가 카페트에서 자라게 된다. 세균은 질병을 유발하고, 곰팡이류는 알레르기반응의 주 원인균이다.

욕실 바닥을 검게 만드는 미생물인 흑군균(Aspergillus niger) 곰팡이류는 냉난방장치의 도관을 감염시켜서 건물증후군을 일으킨다. 이 미생물은 작은 포자를 만들면서 번식하며 호흡할 때 폐 속으로 들어간다. 사람이 이런 포자에 자주 접하게 되면 감수성이 예민해지거나 히스타민이라는 화합물질이 체내에 생성하게 된다. 히스타민은 상기도의 충혈, 콧물흘림, 건초열 등의 증상을 일으키는 원인이 된다.

(3) 담배연기

담배연기는 실내공기오염의 주범으로 연기가 건물 밖으로 빠져 나갈 수 없는 밀폐된 건물에서 더욱 심하며, 건물증후군 발생을 가중시킨다. 담배연기 속에는 폼알데하이드, 암모니아, 톨루엔, 아황산가스, 페놀 같은 독성물질 및 발암물질과 염색체 손상을 일으킬 수 있는 돌연변이 물질같은 4,700개에 이르는 화합물이 들어 있다. 호흡기 질환을 일으키는 추가 요인인 담배연기를 비흡연자가 흡입하게 되면 폐암이 유발되기도 하고, 심장질환의 위험한 원인이 되기도 하며, 어린이들은 폐렴이나 기관지염에 잘 걸리게 된다.

(4) 농업용화학물질

살충제나 농업용화학물질은 농부에게만 영향을 미치는 것이 아니라 가정에서도 살충제에 의해 사람들이 중독될 수 있다. 미국의 환경보호청에 의하면 매년 6,500톤의 살충제가 미국의 가정과 정원에 사용되었다고 한다. 살충제는 단기간에 질병을 일으키며, 암 이외의 건강문제와도 관련이 있다.

(5) 가정용품

가정에서 쓰는 많은 물건들 즉, 오븐세척제, 화장실과 배수구세척제, 가구광택제, 식기세척제, 누수방지제 등에는 많은 종류의 유해물질들이 함유되어 있다. 그 예로서 페인트에 들어있는 화학물질 중의 하나인 "염화메틸렌은 위험한 발암물질"이라고 미국의 소비자안전위원회(U.S Consumer Product Safety Commission)가 밝혔다.

(6) 라돈

라돈은 무색이고 눈에 보이지 않는 공기보다 무거운 방사능 기체인 위험한 가정오염물질로, 담배연기 다음으로 간접적으로 폐암을 유발하는 물질이다. 라돈은 암석과 흙 속에 매장되어 있으며, 화강암과 흑혈암에 많이 들어있으므로 미국 북동부와 같이 이런 암석이 많은 지역이 라돈에 오염되기 쉽다. 건물 지하의 바위 틈새로 라돈이 들어가서 지하에서부터 가정으로까지 스며들어 간다.

(7) 석면

석면은 발암물질로 알려져 있으며, 건축물의 단열재나 천장과 바닥 및 집벽면에 타일을 붙일 때에 사용된다. 타일이나 벽면에 있는 석면은 다른 곳에 있는 것보다 안전한데 이것은 타일과 벽면에 갇혀서 공기 중으로 배출되지 않기 때문이며, 단열재가 닳아서 찢어지거나 재건축 할 때 석면이 갈라지거나 깨지면 더 위험해진다. 석면이 단열재로 사용되면 미세한 섬유 상태로 공기와 혼합되므로 폐에 들어가 폐암을 일으킬 수 있다. 그러므로 석면가루는 석면을 제거하거나 캡슐에 싸 넣어야만 공기로 배출되지 않는다.

(8) 납

오래된 집을 단장할 때 사용되는 페인트와 낡은 배관, 구리관 등에 사용되는 납땜에는 독성을 지닌 급속납이 함유되어 있다. 수도관의 납땜이 물에 의하여 부식되면 납이 물속에 녹게 되어 사람이 마시게 되어 납중독이 되는데, 경수보다 미네랄이 적게 녹아 있는 연수에는 더 잘 발생된다.

(9) 화석연료의 연소물질

집을 오염시키는 주 오염물질 즉, 황산화물, 질소산화물, 탄화수소 등은 난로를 잘못 사용하거나 가정집 차고에서 차 시동을 걸 때 배출되며 이 오염물질은 눈, 코, 목구멍을 자극하고 두통, 무기력, 현기증 등을 일으킨다. 일산화탄소의 농도가 높아지면 매우 위험하게 되며, 매년 많은 한국인이 일산화탄소 중독에 의해 사망한다.

3. 실내공기오염

도시의 인구집중과 토지이용의 극대화를 위한 지하역사, 지하도상가 등 지하시설이 날로 확대 증가하는 추세에 있어, 이들 지하생활공간에서의 공기오염이 사회문제로 대두되었다.

드디어 1989년 9월에 미국, 일본 등 선진국의 실내공간관련기준을 참고하여 각 지하시설별 즉, 지하역사, 지하도 상가, 터널 등으로 구분하여 먼지 등 항목에 대한 지하공간환경기준권고치를 마련하였다.

표 1.3 **실내공기질 유지기준**

<table>
<tr><th>오염물질 항목</th><th>미세먼지 ($\mu g/m^3$)</th><th>이산화탄소 (ppm)</th><th>폼알데하이드($\mu g/m^3$)</th><th>총부유세균 (CFU/m^3)</th><th>일산화탄소 (ppm)</th></tr>
<tr><td>지하역사, 지하도상가, 여객자동차터미널의 대합실, 철도역사의 대합실, 공항시설 중 여객터미널, 항만시설 중 대합실, 도서관, 박물관 및 미술관, 장례식장, 목욕장, 대규모점포, 영화상영관, 학원, 전시시설, 인터넷컴퓨터게임시설제공업영업시설</td><td>150 이하</td><td rowspan="3">1,000 이하</td><td rowspan="3">100 이하</td><td>-</td><td rowspan="2">10 이하</td></tr>
<tr><td>의료기관, 보육시설, 노인요양시설, 산후조리원</td><td>100 이하</td><td>800 이하</td></tr>
<tr><td>실내주차장</td><td>200 이하</td><td>-</td><td>25 이하</td></tr>
</table>

※ 비고 : 도서관은 영화상영관, 학원, 인터넷컴퓨터게임시설제공업영업시설 중 자연환기가 불가능하여 자연환기설비 또는 기계적 환기시설을 이용하는 경우에는 이산화탄소기준을 1,500ppm 이하로 한다.

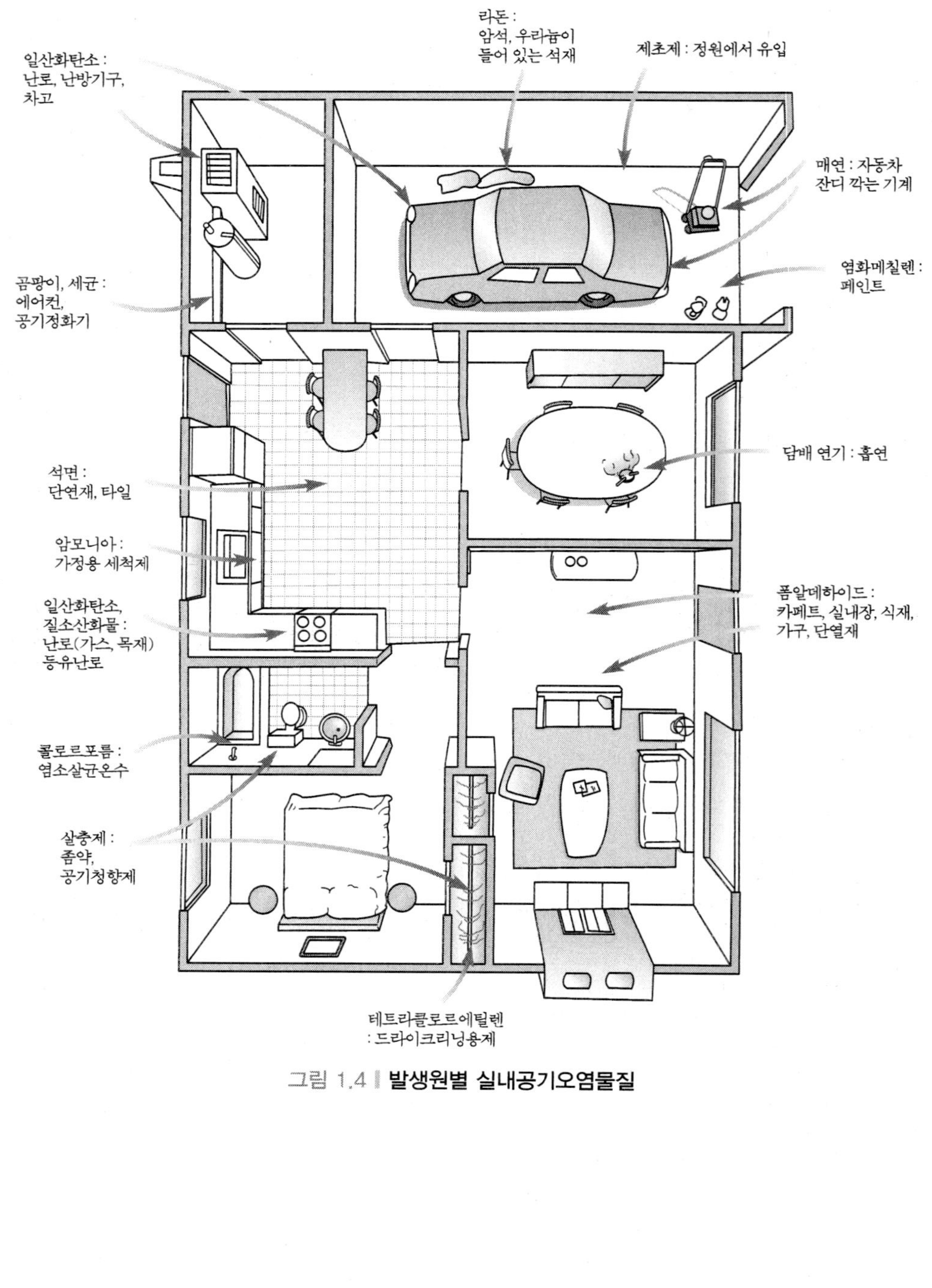

그림 1.4 ‖ 발생원별 실내공기오염물질

표 1.4 ‖ **실내공기질 권고기준**

<table>
<tr><th>오염물질 항목</th><th>이산화질소 (ppm)</th><th>라돈 (pCi/ℓ)</th><th>총휘발성 유기화합물 ($\mu g/m^3$)</th><th>석면 (개/cc)</th><th>오존 (ppm)</th></tr>
<tr><td>지하역사, 지하도상가, 여객자동차터미널의 대합실, 철도역사의 대합실, 공항시설중 여객터미널, 항만시설 중 대합실, 도서관, 박물관 및 미술관, 장례식장, 목욕장, 대규모점포, 영화상영관, 학원, 전시시설, 인터넷컴퓨터게임시설제공업영업시설</td><td>0.05 이하</td><td rowspan="3">148 이하</td><td>500 이하</td><td>0.01 이하</td><td rowspan="2">0.06 이하</td></tr>
<tr><td>의료기관, 보육시설, 노인요양시설, 산후조리원</td><td></td><td>400 이하</td><td rowspan="2"></td></tr>
<tr><td>실내주차장</td><td>0.30 이하</td><td>1,000 이하</td><td>0.08 이하</td></tr>
</table>

※ 비고 : 총휘발성유기화합물의 정의는 「환경분야시험 · 검사 등에 관한 법률」 제6조 제1항 제3호에 따른 환경오염공정시험기준에서 정한다.

표 1.5 ‖ **신축공동주택실내공기질 권고기준** (단위 : $\mu g/m^3$)

오염물질 항목	폼알데하이드	벤젠	톨루엔	에틸벤젠	자일렌	스티렌
100세대 이상 신축 공동주책	210 이하	30 이하	1,000 이하	360 이하	700 이하	300 이하

표 1.6 ‖ **건축자재에서 방출되는 오염물질**

오염물질은 폼알데하이드와 휘발성유기화합물로 하되, 아래 표의 구분에 따른 방출농도 이상인 경우로 한다.

<table>
<tr><th rowspan="2">오염물질 종류</th><th colspan="2">폼알데하이드</th><th rowspan="2">총휘발성 유기화합물</th><th rowspan="2">톨루엔</th></tr>
<tr><th>2010년까지</th><th>2011부터</th></tr>
<tr><td>접착제</td><td rowspan="5">0.5</td><td rowspan="5">0.12</td><td>2.0</td><td rowspan="5">0.080</td></tr>
<tr><td>페인트</td><td>2.5</td></tr>
<tr><td>실란트</td><td>1.5</td></tr>
<tr><td>퍼티</td><td>20.0</td></tr>
<tr><td>일반자재</td><td>4.0</td></tr>
</table>

※ 비고 : 1. 위 표에서 오염물질의 종류별 단위는 $mg/m^2 \cdot h$를 적용한다. 다만, 실란트에 대한 오염물질별 단위는 $mg/m^2 \cdot h$를 적용한다.
2. "일반자재"란 건축물 내부에 사용되는 건축자재 중 접착제, 페인트, 실란트, 퍼티를 제외한 건축자재를 말한다.
3. 총휘발성유기화합물의 범위 및 산정방법은 「환경분야 시험 · 검사 등에 관한 법률」 제6조 제1항 제3호에 따른 환경오염공정시험기준에 따른다.

그러나 이들 환경기준권고치만으로는 지하공간공기질의 적정관리가 어렵고, 현행법에서 정하는 관리대상기준의 차이 등 제도상의 미비점과 공기질관리업무의 체계적 관리의 어려움 외에도 각 시·도별 지하생활공간의 시설관리 실태조사결과 조사대상 시설의 약 20%가 지하공간환경기준권고치를 초과하는 등의 문제점이 제기됨에 따라 1996. 12. 30 지하생활공기질관리법이, 2004. 5. 30 다중이용시설 등의 실내공기질 관리법이, 2005. 12. 30에는 새집증후군의 주요원인 물질인 폼알데하이드, 휘발성유기화합물 등에 대한 합리적인 실내공기질권고기준인 신축공동주택의실내공기질 권고기준이 제정되어 100세대 이상 규모의 신축공동주택 대상으로 2006. 1. 1부터 시행하므로 본격적인 지하생활공간공기질관리가 가능하게 되었다.

3.2 기후와 보건

3.2.1 기후와 기상

기후(climate)란 "정상 상태에서의 지구를 둘러싼 대기의 종합적인 현상"이라고 말할 수 있겠지만 엄밀하게 구별하면, 매우 짧은 기간의 대기현상을 종합하여 천후(天候, all weather)라 하고, 어떤 일정한 장소에서 일정시간 동안의 기상상태를 천기(天氣, weather)라고 한다. 그리고 맑음, 구름, 눈, 비, 바람, 고기압, 저기압 및 태풍 등 대기 중에서 일어나는 자연현상을 특히, 기상(氣象, atmospheric phenomenon)이라고 총칭한다.

따라서 기후의 중요한 요소로서 기온, 기습, 기류, 기압, 풍향, 풍속, 강우, 구름량 및 일조량 등이 있으며, 이 중에서 특별히 기온, 기습 및 기류를 기후의 3대요소라고 한다.

한편, 이러한 기후요소(climate elements)에 영향을 미쳐 기후변화를 일으키는 기후인자(climate factors)로서 위도, 해발, 위치, 지형, 수륙분포 및 해류 등이 있다. 결국 이상의 기후요소와 기후인자가 결부되어 여러가지 기후형태를 조성하게 된다.

그리고 기후의 성질에 따라서 대륙성기후(continental climate), 해양성기후(oceanic climate), 사막성기후(mountain climate) 등으로 구별할 수도 있으며 또한, 태양복사량에 따라서 같은 기후현상이 나타나는 연속지역을 구별하여 기후대(climate zone)라고 하는데, 여기에는 지구면적의 40%를 차지하고 평균온도 20℃ 이상인 열대(torrid zone)와 0~20℃인 면적 52%의 온대(temperate zone) 그리고 8% 면적에 해당하는 0℃ 이하인 한대(frigid zone)가 존재하고 있다.

사람에 따라 다소 차이는 있지만 기후가 좋고 나쁨에 따라서 기분이나 쾌적감도 달라지기 마련이다. 그리고 여름에는 이질, 장티푸스, 일본뇌염, 콜레라, 폴리오 및 결핵 등이 많이 발생되어 감염되기 쉬우며, 가을에서 겨울에 걸쳐서 디프테리아, 성홍열, 봄에는 천연두, 감기 등의 감염이 많다.

한편, 사망률(mortality)의 월별 변동을 보면 여름에는 사망률이 적어지고 겨울에 많아지는 경향이 있으나, 최근에는 그러한 계절적 차도 줄어들고 있는 경향이 있는 반면에 중추신경계의 혈관손상과 심장질환 및 고혈압, 폐렴, 기관지염 및 위장염 등이 많이 발생되는 추세이다.

3.2.2 | 인체의적응과 순화

인간과 동·식물을 포함한 모든 생물은 외부환경 주로 기후(기후의 4요소 : 기온, 기습, 기류, 기압)의 변동에 대하여 각 생물체 자신의 내부환경을 유지하려는 항상성(homeostasis)을 가지고 있다. 항상성은 크게 두 가지 형태에 의해서 유지되며, 환경변동에 대한 인체의 적응형태(adaptation)와 주위환경에 대한 인체의 순화형태(acclimatization)이다.

전자는 일시현상으로 환경변동이 미미하거나 일시적일 경우에 이에 따른 체내의 변화를 보였다가 원상으로 복귀하여 항상성을 찾는다. 순화형태의 경우는 외부환경 변화가 장기간 지속되는 상황에서 일어나는 현상으로 고원지대에 사는 원주민에서 볼 수 있다. 일반적으로 고원지대는 산소가 희박하여 호흡곤란을 느끼게 되므로, 이런 생활환경에 알맞도록 체내변화를 일으킨다. 즉, 폐활량이 커진다든가, 적혈구수가 많아져서 산소이용률이 높아지고 체내의 산소운반능력도 높여준다. 이 순화형태는 설령 그런 환경에서 벗어난다해도 곧 사라지는 것은 아니고 장기간 지속된다.

3.2.3 기후와 보건

1. 온열조건(溫熱條件, thermal condition)

사람은 항상 폭넓은 온열조건하에서 생활하고 있으며, 항온동물(homeothermal animal)로서 4계절을 통하여 주위환경의 온열조건의 현저한 변화에도 불구하고 항상 체내에 일정한 열을 생산하거나 체외로 열을 방산하여 체온조절(regulation of body temperature)을 함으로써 36.5℃의 평균체온을 일정하게 유지하고 있다.

따라서 기온, 기습, 기류, 복사열 등의 4인자로 이루어지는 외계 환경조건은 이학적인 체온조절로서 방열반응에 영향을 미치고 있다. 이들 네 가지 인자를 총칭하여 온열요소 또는 온열인자(thermal factor)라고 하며, 이들 온열인자에 의해 형성되는 것을 온열상태 또는 온열조건(thermal condition)이라고 한다.

이상적인 온열조건을 지적온도(optimum temperature)라고 하며 여름은 21~22℃, 겨울은 18~21℃인데, 겨울의 지적온도가 낮은 이유는 인체의 순화(馴化)현상 때문이다. 그런데 온열조건이 변화해도 체온이 유지되는 이유는 체온조절 현상 때문이다.

1) 기온(temperature)

대기온도를 기온이라고 하며 우리가 보통 기온이라고 하면 실내에서는 지상 1.5m, 실외에서 1.2~1.5m 높이에서의 건구온도(dry bulb termperature)를 말하며, 하루의 최저기온은 아침 해뜨기 전에, 최고기온은 오후 2시경이다. 대개 습도는 오후 2시경이 가장 낮다.

일반온도 측정에는 수은온도계(측정 시간 2분), 이상저온 측정에는 알코올(alcohol) 온도계(3분간 측정), 측정장소의 접근이 곤란할 때는 구부가 큰 온도계로 15분 이상 측정하며, 측정회수는 보통 1일 6회(오전 2시 · 6시 · 10시 · 오후 2시 · 6시 · 10시)이나 1일 3회(오전 6시 · 오후 2시 및 10시) 혹은 1일 1회(오전 10시) 측정하는 수도 있다.

그리고 실제기온을 측정하는 데는 아스만(Assman) 통풍온도계를 사용한다.

(1) 이상고온에 의한 영향

평균기온보다 높은 주거환경이나 작업환경 하에서는 이상고온으로 인하여 이상증상이 나타나는 건강장해의 총칭을 열중증이라고 하며 다음과 같은 종류가 있다.

① 열중증의 정의

고온 또는 고습환경 내에서 활동하는 경우에 환경의 영향을 심하게 받으면 열방산이 적은 조건 하에서 비교적 급격하게 활동능력이 소모되고 심하면 졸도하게 되는 건강장해의 총칭을 말한다.

② 열중증의 원인

㉠ 고열, 고습, 무풍, 복사열에 기인한다.

㉡ 작업자체질과 예비적조건에 기인한다.

ⓐ 고열에 의한 장해 : 체온조절의 부조화, 순환기계기능이상, 식염・수분상실

ⓑ 예비적 조건 : 수면부족, 위장장애, 과로 등

③ 종류

㉠ 열성발진(heat rash)

습난한 기후대에 머물거나 끊임없이 고온다습한 대기에 폭로될 때 발생한다.

㉡ 열경련(heat cramps)

장시간의 고온환경 폭로 후에 오며, 체내수분과 대량의 염분상실을 동반한 발한 과다 때문에 발생하고 주로 사용한 근육에 호발한다.

㉢ 열피로(heat exhaustion) 혹은 열허탈증(heat collapse) 또는 열소모증

고온환경에서 육체노동에 종사할 때 순환기계기능이상 즉, 주로 말초순환기계이상으로 허탈상태에 빠지는 것을 말하며 신규채용자 및 미경험자에게 호발한다.

㉣ 열사병(heat stroke) 혹은 울열증(heat retension)

체온조절의 부조화 때문에 생기는 중추신경마비를 말하며 어지러움, 오심, 두통이 있고 발한정지로 피부는 고온건조상태가 되며 체온은 42℃ 이상으로 계속 상승한다.

㉤ 열쇠약(heat prostration)

고열에 의한 만성체력소모 즉, 만성울열상태를 말하며 특히, 고온작업에 의한 비티민 B_1의 결핍이 중요원인의 하나인 만성열중증이다.

(2) 이상저온에 의한 영향

기온이 평상기온보다 떨어지면 공기냉각력이 커지고, 이러한 외계에 노출된 인체는

자연히 외계환경으로 인하여 많은 열을 빼앗기게 된다. 이에 따라 인체는 상온을 유지하기 위하여 화학적, 물리적 변화를 일으키게 되는데 체내의 산화를 왕성케 한다든가, 사지를 위축시켜 체표면적을 적게 하여 체내의 열 산출을 왕성케 하기 위한 생리적 반응을 보인다. 저기온은 체내 불필요한 에너지 손실을 가져오기 때문에 말초신경이 마비되어 신체일부가 동상을 입게 되고, 심할 경우 동사하게 된다.

증상으로는 류마티스, 신경염, 말단체표부위의 신경마비 등이 나타나며, 여성의 경우 월경장애를 수반하기도 한다. 겨울철의 옥외작업과 냉동작업근로자에게서 이런 질환자가 자주 발생한다.

① **전신체온강하**(general hypothermia)
장시간 한냉폭로와 체열상실에 따라 발생하는 급성중증장해며, 진정제 복용과 음주는 체온하강의 위험을 더욱 증대시킨다.

② **동상**(frostbite)
동상은 실제로 조직이 동결되어 세포구조에 기계적 파탄이 일어나기 때문에 발생하며, 증상은 3도로 분류되는데 1도는 발적, 2도는 수포형성, 3도는 조직괴사가 일어난다.

③ **참호족**(trench foot), **침수족**(immersion foot)
직접 동결상태에 이르지 않더라도 한냉에 계속해서 장기간 폭로되고 동시에 지속적으로 습기나 물에 잠기게 되면 참호족 또는 침수족이 발생한다. 이것은 지속적인 국소의 산소결핍 때문이다.

2) 기습(air humidity)

기습이란 일정온도의 공기 중에 포함될 수 있는 수증기상태를 말하며 포화습도, 절대습도, 비교습도 등이 있다. 포화습도는 일정 공기가 함유할 수 있는 한계를 넘어선 그 때의 수증기량(g) 또는 수증기장력(mmHg)이고, 절대습도는 현재 공기 $1m^3$ 증기에 함유된 수증기량 또는 수증기장력, 비교습도($=\frac{\text{절대습도}}{\text{포화습도}} \times 100$)는 현재 공기 $1m^3$가 포화상태에서 함유할 수 있는 수증기량의 비를 %로 표시한 것이다. 절대습도는 비교습도의 상승에 비례하고, 비교습도는 그 지방의 기온 변화에 반비례한다. 적당한 온도에서 실내외의 쾌감습도(보건적 습도)는 40~70%이다. 즉, 15℃에서는 70%, 18~20℃에서는 60%, 21~23℃에서는 50%, 24℃ 이상에서는 40%에서 쾌적감을 느낀다.

3) 기류(air movement)

우리가 감지하지 못하는 0.5m/sec 이하의 기류를 불감기류(insensible air movement)라하며 실내와 의복 내 불감기류는 방열작용을 도와 신진대사를 촉진시킨다. 기류의 강도를 풍속 또는 풍력이라 하며, m/sec 또는 feet/sec로 표시한다. 풍속계로는 Dines tube anemograph, Robinsons's aneomometer, Vane anemometer 등이 있으며, 실내기류처럼 풍향이 일정하지 않고 풍속이 1.4m/sec 이하일 경우에는 Kata 한란계로 측정(측정범위 0.06~1.5m/sec)한다.

4) 복사열(radiation heat)

복사열은 곧 적외선에 의한 열이라고 보며, 태양에너지의 약 50%를 차지한다.

복사열의 영향범위는 거리의 제곱에 비례해서 온감이 감소한다. 일반적으로 발열체 주위에 가까이 있을 때는 실제온도보다 온감을 더 느낀다. 복사열을 측정하는 기구로는 흑구온도계(globe thermometer), 열전퇴 또는 열전추식복사계(thermopile radiometer)가 있다.

2. 감각온도(effective temperature)

Houghton과 Yaglou(1923)에 의해서 고안되었으며 피검자들에 의해 그들이 느끼는 기온, 기습, 기류의 3인자가 종합적으로 인체에 작용하여 얻어지는 온열감각을 기초로 하여 얻어지는 온감을 그 공기의 감각온도(effective tepmerature) 또는 등감온도, 실효온도라고 말하며 기온 t°F, 기습 100%, 무풍상태를 기본으로 하고 기류의 여러가지 조합상태에서 이와 똑같은 온도감각을 주는 상태를 감각온도(t°F)로 정하였다. 예를 들면 대기환경의 기온이 18℃라면 습도 100%의 무풍일 때 그 감각온도는 18℃이다.

우리가 체온을 일정하게 유지하려면 열생산과 발산이 균형을 유지하여야 가장 적당한 온감과 쾌적감을 느낀다. 이것을 최호적감각온도라 하는데 겨울에는 60~71°F, 여름에는 64~76°F로 다소틀리나, 대체적으로 안정・보통 복장시 가장 쾌적한 쾌감대는 66°F(겨울 : 19℃)~71°F(여름 : 21.7℃)의 범위이다.

최호적감각온도의 조건은,

① **주관적최호적감각온도** : 쾌적이며 이상적인 것,

② **생산적최호적감각온도** : 정신작업(55~65°F)은 근육작업(53~63°F)에 비하여, 경

작업은 중노동작업에 비해 각각 고온을 요하며,

③ **생리적최호적감각온도** : 생체가 최소한 생명을 유지하고, 최고 활동능력을 발휘할 수 있는 온도(18±2℃)이다. 그리고 감각온도로서 66～71°F의 범위를 쾌감대(快感帶 : comfort zone)라고 하고 온도와 습도의 관계에서 가장 쾌감을 느낄 수 있는 점(온도 17～18℃, 습도 60～65%)을 쾌감점, 이 점에서 온도와 습도에 의해서 이루어진 곡선을 쾌감선이라고 한다.

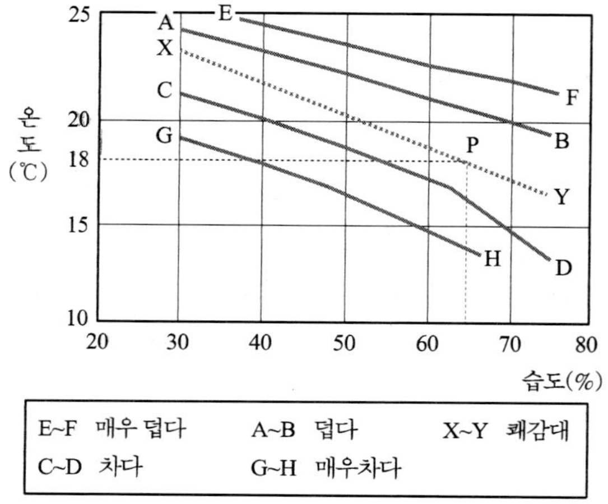

그림 1.5 **쾌감대**

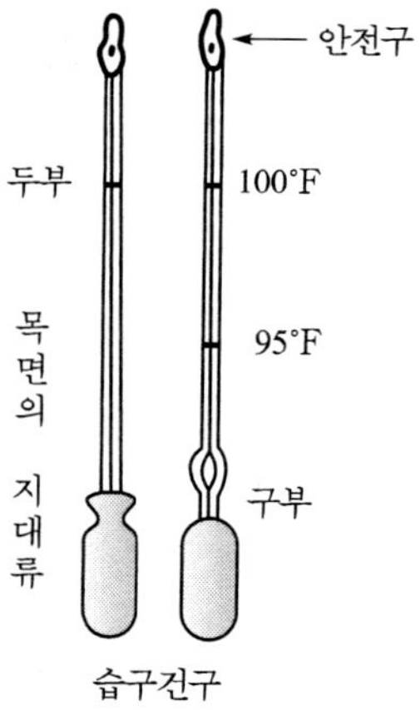

그림 1.6 **Kata온도계**

3. 등온지수(等溫指數, equivalent warmth)

Bedford(1906)는 기온 · 기습 · 기류에 복사열을 가해서 습도 100%, 무풍, 주위 물체가 기온과 동일 온도로 되었을 때(이는 등온 감각을 주는 상태)를 등온지수라고 한다.

4. 불쾌지수(不快指數, discomfortable index)

원래 기후변화에 따른 공장과 사무실 등에서 전력소모를 알기 위하여 사용했던 것이 E. C. Tham에 의하여 제창되어, 1959년 이후 미국에서 불쾌지수로 이용되었다. 불쾌지수는 습도와 온도의 영향에 의하여 인체가 느끼는 불쾌감을 숫자로 표시한 것인데, 기류 및 복사열이 고려되어 있지 않아 감각온도에 차이가 있을 수 있는 모순점이 있기 때문에 실내에만 적용된다.

DI = (건구온도℃ + 습구온도℃) × 0.72 + 40.6
　 = (건구온도°F + 습구온도°F) × 0.40 + 15

DI ≧ 70 : 10% 주민이 불쾌감
DI ≧ 75 : 50% 이상 주민이 불쾌감
DI ≧ 80 : 거의 모든 사람이 불쾌감
DI ≧ 85 : 93%의 사람이 불쾌감
DI ≧ 86 : 견딜 수 없는 상태

3.2.4 | 이상기압

1. 이상기압 환경

지구표면의 공기압력은 평균 1kg/cm^2(14.71 bs/ in^2)이며, 이를 가리켜 1기압(atmosphere absolute rate) 또는 1대기압이라고 한다. 이는 수은주로 환산하여 760mm, 또는 760 Torr에 해당하며, 제곱센티미터당 1킬로그램이상 기압을 이상기압이라 한다.

수면 아래에서 압력은 10m 깊어질 때마다 1기압씩 더 높아져, 수심 30m의 수중에서 작업할 때는 4기압의 압력을 받게 된다. 대기압을 포함한 압력을 절대압, 대기압을 포함하지 않은 압력을 작용압이라고 한다. 고압작업에서는 통상 게이지(gauge)압으로 그 장소의 기압을 표시한다.

해발 5,600m 고도에서 기압은 해면 높이에서 대기압의 약 1/2, 10,000m에서 약

1/4, 16,000m에서는 1/10 정도로 감소한다.

공기 중에서는 땅 속에 들어갈수록 압력이 증가한다. 따라서 광산갱내, 해저작업, 터널작업시에는 고기압현상을 받게 된다.

이상기압 특히, 고기압에서 정상기압상태(또는 저기압)로 갑자기 복귀할 때는 잠함병(caisson disease) 또는 감압병에 걸리기 쉽다.

해발 3,000m 이상 지대에서는 저기압현상이 일어나며, 산소가 희박하므로 인간이 살 수 있는 최고높이는 해발 5,000~5,500m이다.

2. 이상기압의 인체작용

인간은 실질적으로 어떤 기압의 상태에서 생활하고 있지만 이 기압을 여러 방향에서 받기 때문에 이를 감지하지 못할 따름이다. 그러나 이상기압의 상황에 처하게 되면 인체에 여러가지 영향이 미친다. 여러 상황과 환경에서 어떤 영향이 미치는가 알아보기로 하자.

1) 고압환경(high pressure environment)

고압작업을 하는 근로자에게 고압환경은 인체에 커다란 작용을 한다. 생체 내 공기와 환경과의 사이에 기압차이로 인한 기계적작용인 1차적가압현상(primary pressure phenomenon, 또는 기계적장해라고도 함)과 대기 중에 있는 각종 가스독성 때문에 일어나는 현상인 2차적가압현상(secondary pressure phenomenon, 또는 화학적장해라고도 함)으로 나눌 수 있다.

특히, 2차적가압현상은 다음 원소별로 각각 다른 반응을 일으킨다.

(1) 질소

4기압 이상의 공기에서는 질소가스가 마취작용을 일으키기 때문에 작업능력저하와 기분변환 등의 현상을 일으키며, 10기압 이상에는 마치 알코올중독과 같은 증상인 질소취증(窒素醉症, nitrogen narcosis)을 나타낸다.

(2) 산소

산소분압이 2기압을 넘을 경우 산소중독증상을 일으켜서 손발마비, 시력장애, 환청, 정신혼란, 안면경련, 오심, 어지러움 등의 증상을 보이며 심할 경우 간질증상을 보이기도 한다. 그러나 고압가스의 폭로상태가 중지되면 다시 원상을 회복하는 특징이 있다.

(3) 이산화탄소

산소의 독성과 질소의 마취작용을 증가시켜 동통성관절장애(감압통 ; bends) 현상을 발생시킨다.

이 외에도 고기압 폭로시에 질소에의한 장해를 예방할 목적으로 이산화헬륨(HeO_2)이 사용됨으로써 어지러움, 구토감, 구토 등의 증후군이 생기는데 이것을 고압신경증후군(high pressure nervous syndrome)이라고 한다.

2) 감압환경(decompression environment)

폐가 압박을 받는 경우와 이와 반대로 물 속이나 감압실에서 나올 때 느끼는 폐 속의 공기가 팽창하는 환경이다. 특히, 고기압에서 저기압으로 감압할 때 체액 및 지방조직의 질소기포형성은 순환기장애와 조직장애를 일으켜서 잠함병 또는 감압병(decompression sickness) 증상을 나타내기도 한다.

감압에 따른 기포 형성량은 조직에 용해된 가스량, 혈류변화, 감압속도에 따라 영향을 받는다. 감압병은 터널굴착, 교각건설, 건물기초·댐건설, 잠수작업 등에 종사하는 사람에게 다발하며, 주 증상으로 관절 및 근육동통(bends), 피부소양감, 흉통 및 호흡곤란, 중추신경장애 등이 나타난다.

3) 저압환경(low pressure environment)

고압환경의 반대 개념이며 고공증상과 폐부종(pulmonary edema) 현상이 나타난다. 전자는 해발 5,000m 이상의 고공에서 일어나는 산소부족현상(저산소증, hypoxia)으로 의식을 잃게 되며 신경장애, 공기전색, 항공치통, 항공중이염, 항공부비강염, 고산병 등이 일어날 수 있다.

후자는 어른보다 아이들에게 많이 나타나는 현상으로 기침과 호흡곤란 등의 증상이 나타나든지, 폐동맥혈압상승 증상이 나타난다. 그리고 반복 증상이 나타나는 것이 특징이며 정상환경에 폭로되면 정상을 되찾는다.

3. 감압병예방대책

적성검사를 실시하여 부적합자를 가려내야 하며, 감압시에는 서서히 감압시키고 고압환경에서 작업시간을 제한한다. 감압이 끝날 무렵 순수산소를 흡입시켜 예방효과와 감압시간을 단축(약 25%)시키고, 고압환경에서 작업할 때 질소를 헬륨으로 대치한 공기를 호흡시킨다.

4. 저압환경 또는 고고도(高高度)대책

압력을 가함과 동시에 산소를 흡입시키며 가압량은 기내 고도(cabin altitude)에 따라 다르다.

5. 이상기압에 대한 종합예방대책

잠함작업시에 반드시 기기(콤프레서, 송기관, 공기청정기, 압력계 등)를 점검하고, 잠수시에도 기기(콤프레서, 공기통로, 공기청정기, 유량계 등)를 점검해야만 하며, 가압환경과 감압환경을 신중히 고려하여 반드시 작업시간규정을 지켜야 한다. 그리고 작업시에 장해 발생 예상자(20세 이하 청소년, 50세 이상자, 여자, 비만자, 고막이상자 등)를 제외시켜야 하며, 연 2회 정기건강진단을 실시하여야 하고 이상기압 환경에서 작업할 때는 만일사태에 대비할 증빙서(성명, 직종 등)를 언제나 휴대하여야 한다.

3.2.5 | 유해광선

지구상의 전 생물체가 생존하기 위한 에너지 근원은 모두 태양광선에너지이다. 태양광선작용은 그 파장에 따라 다르다. 즉, 380nm(3,800 Å) 이하의 자외선은 화학작용을 하고, 약 380~780nm의 가시광선은 시각작용, 780nm 이상의 적외선은 열작용을 한다.

최근 전자공학과 광화학의 급속한 발달로 인하여 인체가 유해광선에 폭로될 기회가 상대적으로 급격히 많아졌다. 따라서 유해광선으로 인한 질환은 앞으로 커다란 공중질환의 문제로 대두될 것으로 사료된다.

1. 방사선

1) 전리방사선(Ionined rays)

(1) 전리방사선의 성질

방사성원소가 파괴될 때 방출되는 초고속의 입자 또는 방사에너지를 전리방사선이라고 하며, 이는 물질을 이온화하는 특성을 지니고 있다. 전리방사선의 상대적, 생물학적 효과는 표 1.7과 같다.

표 1.7 ‖ 전리방사선의 상대적 · 생물학적 효과

상대적	본태	주된선원	투과력	상대적 · 생물학적 효과
α선	고속의 helium핵	방사선원자핵	매우쉽게 흡수	10
β선	고속의 전자	방사선원자핵	쉽게흡수	1
γ선	전자파(광자)	방사선원자핵	비교적 투과력있음	1
X-선	전자파(광자)	X-선관	비교적 투과력있음	1
중성자	중성입자	핵분열 · 핵 변환반응	매우 강한 투과력	10

(2) 전리방사선의 생체작용

① 인체에 미치는 영향은 투과력, 전리작용, 피폭방법, 피폭선량, 조직감수성에 따라 다르다.

② 투과력의 크기 순서는 X-선, or $\gamma > \beta > \alpha$이고, 전리 작용은 X-선 or $\gamma < \beta < \alpha$이다.

③ 피폭방법에는 체외피폭, 표면오염, 체내피폭 세 종류가 있다.

④ 피폭선량은 일시에 그 선량을 받을 경우보다 분할해서 받는 쪽이 영향이 나타나기 어렵다.

⑤ 전리방사선에 대한 신체조직의 감수성이 큰 조직의 순서는 다음과 같다.

㉠ 골수, 림프조직, 생식세포(600～3,000rad 조사로 파괴)

㉡ 타액선, 피부 및 위 · 장관의 상피세포(6,000～3,000rad 조사로 파괴)

㉢ 골, 연골, 신경, 콩팥(3,000rad 이상 조사로 파괴)

⑥ 방사선장해를 일으킨다.

- ㉠ 피폭자의 신체장해
  - 급성장해
    - 전신장해–급성방사선 증후군(식욕부진, 구토, 구염)
    - 국소장해–급성방사선피부염
  - 만성장해
    - 전신장해–만성빈혈증 등
    - 국소장해–난치성궤양성 피부염 등
  - 방사능 중독(내부 피폭자)–라듐 중독 등
  - 만기장해
    - 악성신생물(백혈병 포함)
    - 백내장, 섬유증식증 등
    - 노화촉진, 수명단축 등
- ㉡ 후세대적장해
  - 태아장해, 기형발생
  - 유전적장해(염색체이상과 유전자변이)

2) 비전리 방사선

흔히 유해광선으로 알려져 있으며, 그 에너지 범위는 자외선 영역을 포함하여 이보다 에너지가 낮은 전자파를 총칭한다.

(1) 자외선(ultraviolet rays) – 일명 화학선

① 자외선의 성질

태양으로부터 지구에 도달하는 자외선의 파장은 2,920~4,000Å 이며 파장에 따라 진공자외선(1,600Å 이하), 원자외선(2,800Å 이하), 중자외선(2,800~3,200Å), 근자외선(3,200~4,000Å)으로 구분하고 특히, 2,800~3,150Å 파장을 가진 자외선을 도르노선(Dornoray)이라고 한다.

Dorno선은 일명 건강선이라고도 일컬으며 이는 소독작용, 비타민 D의 형성, 피부의 색소 침착 등의 작용을 하기도 한다.

② 자외선의 생물학적 작용

㉠ 광화학적 작용

공기 중의 NO_2와 olefin계 탄화수소와 광화학적 반응을 일으켜 오존과 같은 광화학적산화물질을 발생시키고, 염화탄화수소(chlorinated hydrocarbon)에 작용하여 독성이 강한 포스겐(phosgene : $COCl_2$)을 생성시킨다.

㉡ 생물학적 작용

2,600~2,900Å 파장의 자외선은 홍반작용을 나타내며, 2,800~3,200Å 파장의 자외선은 피부암을 발생시킬 우려와 피부비후, 색소침착 등을 일으킨다. 2,950Å 파장 이하의 자외선이 각막이나 결막에 흡수될 경우 눈물이 흐르고 결막염을 일으키기도 하며, 햇빛이 비치는 설원(雪原)이면 설맹·설안염으로 되고, 전기용접의 불꽃을 직접적으로 보고 있으면 전기(광)성 안염이 된다. 심할 경우에는 궤양·혼탁·수포형성·결막이나 안막부종을 일으키기도 한다. 오랜 동안 자외선을 조사하면 적혈구·백혈구·혈소판이 증가하고, 심할 경우 두통·흥분·피로·불면·체온상승 등의 2차적 현상이 일어나기도 한다. 그러나 Vitamin D를 형성하여 구루병을 예방하거나 살균작용이 있어 수술실·중환자실 등 소독용으로도 이용되고 있다.

(2) 가시광선(visible rays)

① 가시광선의 성질

가시광선은 표 1.8에서 보는 바와 같이 380~760nm(3,800~7,600Å)의 파장을 갖는 전자파이며 망막을 자극해서 광각(光角)을 일으킨다. 지표에 도달하는 가시광선의 강도는 지리적조건 이외에 시각, 계절, 일기, 대기오염에 따라 달라진다.

표 1.8 ▮ 복사선의 파장 비교표

종 류	파장(Angstrom, Å)
자외선	3,790 이하
가시광선	3,800~7,600
자색	4,000~5,000
청색	4,500~5,000
녹색	5,000~5,700
황색	5,700~5,900
적색	6,100~7,600
적외선	7,500 이상

② 가시광선의 생체 작용

주요한 가시광선 장해는 조명부족과 조명과잉으로 일어나는데, 조명부족으로 인한 장해시 근시, 안정피로, 안구진탕증 등과 조명과잉으로 인한 장해로서 시력장해, 시야협착, 망막변성과 황반부변성, 암순응의 저하와 광시(光視) 등이 있다.

③ 조명의 기준

작업을 원활하게 진행시킬 수 있는 데에 충분한 조도이면 안전 기준에 맞는 조명이라고 할 수 있으며 초정밀작업, 정밀작업, 보통작업, 기타작업의 조명기준은 각각 750 lux, 300 lux, 150 lux, 75 lux로 정해져 있다.

(3) 적외선(infrared rays) – 일명 열선

① 적외선의 성질

복사선 중에서 광파장이 가장 긴 것으로서 표 1.8에서 보는 바와 같이 750~12,000nm의 파장을 가진 전자파로서 절대온도 이상의 모든 물체는 온도에 비례해서 적외선을 복사한다.

적외선의 인체에 대한 작용은 가시광선에 비하면 조직의 심부로까지 침투하는 힘이 강하기 때문에 복사선 중에서 제일 강하고, 더욱이 파장이 짧을수록 그 피해는 격심해진다. 이 복사선은 자외선과 달리 피부색소나 유리(초자) 등에 흡수되지 않고 심부조직에 흡수되어 열을 발생함으로써 국소부위를 뜨겁게 하여 혈관의 확장 및 충혈을 유발함으로써 혈액순환이 촉진되어 신진대사 작용이 왕성해진다. 따라서 이 원리에 의해 혈액순환작용을 왕성케하여 상처(wound)에 대한 치유적 작용을 하는 반면에 이것도 지나칠 때에는 피부에 색소침착을 일으킨다.

그와 반대로 인체에 대한 유해작용으로서 적외선이 뇌조직에 흡수되기 쉽기 때문에 강렬한 직사광선에 폭로되었을 때는 앞에 언급된 바 있는 일사병에 걸리기 쉬운 이유의 하나가 곧 적외선의 뇌조직 침투에서 오는 상승작용(synergism)에 기인된다고 보는 것이 옳을 것이다.

② 적외선의생체작용

㉠ 피부 장해

적외선의 피부 투과성이 제일 강할 때 파장은 7,000~7,600Å이며 피부장해로는 충혈, 혈관확장, 괴사를 일으킨다.

㉡ 안구 장해

140nm 이상의 장파장 적외선은 각막 손상을 일으키며, 만성 폭로로 적외선 백내장(초차공 백내장)을 일으킨다. 이 백내장은 강한 적외선에 쪼이면서 일하는 유리공, 용광로의 화부들에게 후극성 백내장을 일으키는 것을 말한다.

㉢ 두부 장해

두통, 어지러움, 자극 작용이 있으며 강력한 적외선은 열사병을 일으켜 사망까지에도 이른다.

(4) 레이저광선(laser rays)

① 레이저광선의 성질

레이저(LASER)는 "유도방출에 위한 광선의 증폭-Light amplification by stimulated emission of radiation"의 약자이다. 즉, 원자와 분자가 지니는 특수 성질을 살려 순수한 광선을 방출하는 장치로부터 방출하는 전자이며 보통 광선과는 달리 단일 파장이고 강력하면서도 예리한 지향성을 가지고 있다.

② 레이저의 중요 용도

통신이용, 재료·가공·물질구조의 연구, halography, 의학·생물학적 이용, 우주선 추적, 지면의 융기상태 조사, 다이아몬드의 절단 등 다방면에 활용되고 있다.

③ 레이저광선의 생체작용

가장 민감한 표적기관은 눈으로 각막염을 일으키기도 하며(400nm 이하의 짧은 자외선, 1,400nm의 적외선), 백내장을 일으키기도 하고(700～1,400nm의 적외선, 300～400nm의 자외선), 고출력의 레이저는 열응고·괴사·탄화 등의 피부 화상을 일으키기도 한다.

④ 레이저광선에 대한 대책

레이저광선의 취급장치에 대해서는 격리, 차단, 차폐 등의 공학적 관리를 철저히 하여야하며 특히, 출력이 강한 발생장치가 있는 위치에서는 반드시 경고 표시를 하여야 한다.

(5) 마이크로파와 라디오파(microwave and radio frequency rays)

① 마이크로파와 라디오파의 성질

마이크로파는 10～300,000MHz의 전자파를 총칭하며 이를 가리켜 무선주파 또는 극초단파/RF라 하고 TV, 라디오, 일반 및 군용 레이더에 광범위하게 사용되서 피폭 인구가 많은 그 생체효과는 아직도 확실하게 알려져 있지 않다.

특히, 마이크로파와 라디오파를 다루는 근로자(자동차중공업, 식료품제조, 가죽제조, 목공, 그라스화이바공, 지류제조, 플라스틱 열접착, 고무제품제조종사자,

섬유제조업종사자, RF/마이크로파 응용장치 조작자 등)는 주기적인 체크를 받아야 한다.

② 마이크로파와 라디오파의 생체 작용

㉠ 열작용−150∼1,000MHz 열 발생, 10,000MHz 이상 온감 감지.

㉡ 눈에 대한 작용−백내장 발생

㉢ 중추신경 장해(300∼1,200MHz에서 민감)−두통, 불안, 불면, 피로, 지적능력저하

㉣ 혈액변화−백혈구증가, 망상적혈구출현, 혈소판감소

㉤ 유전 및 생식기능 장해−생식기능저하, 다운증후군 발생

③ 허용기준

ACGIH(American Conference of Governmental Industrial Hygienists, 미국정부산업위생전문가협의회)의 허용기준에 위하면 최대허용폭로량이 10 milliwatt/cm^{2}이며 전피폭 시간이 1일 8시간으로 제한하고, 10 milliwatt/cm^{2}에서는 전피폭시간 8시간 중 매시간 마다 10분보다 길지 않도록 조절하며, 25 milliwatt/cm^{2}를 초과할 때는 피폭을 허용치 않는 것으로 되어 있다.

2. 전기

1) 전기의 성질

전기손상의 정도는 전류종류, 통신시간, 신체 내부의 전기통로에 따라 달라진다.

① 교류는 직류보다 4배나 위험하다.

② 주파수는 50∼80Hz 경우가 치명상을 초래하기 쉽다.

③ 전압은 220∼250 V에서 가장 많이 중상을 일으킨다.

④ 생체의 전기저항은 주로 피부에 의한 것이며, 습기와 부위에 따라 1,000∼100,000Ω정도로 일정하다.

2) 생체에 주는 장해

① **질식사** : 전류가 지각을 자극하는 역치는 1mA 정도다.

② **지속성 호흡정지** : 전류가 호흡 중추를 통해서 흐를 때에만 일어난다.

③ **심실세동** : 심실이 확장기에 들어설 때 전기가 통하는 경우에만 일어난다.

④ **전격화상** : Joule 화상이라고도 하며 전류가 전도체를 통과할 때 열이 발산되는 원리와 같다.

⑤ **섬광화상**

⑥ **이차적 장해** : 전기성 협심증, 전기성 백내장, 색소 단백뇨, 신경학적 속발증 등이 발생한다.

3) 전자기장

(1) 생활환경에 노출된 전자기장

인간은 전기에 둘러싸여 있다. 사람이 사는 집, 일하는 건물, 어느 곳이던 보이지 않는 전류가 기계, 전구, 동력선을 타고 흐른다. 이런 전기는 전류가 방향을 바꾸거나 1초 동안 몇 번을 교류하기 때문에 교류 또는 AC 전류라 하며 1초 동안 60번 방향을 바꿀 때를 60헤르츠(Hz)라 하고, 이것은 낮은 주파수이다.

모든 전류는 전자기장을 형성한다. 이것은 에너지를 운반하는 보이지 않는 장소이다. 사람들이 가정에서 사용하는 전기는 극히 낮은 주파수의 전자기장(ELF)으로 전류가 매우 약해서 전기기구에서 몇 인치나 몇 피트만 떨어져도 사라진다. 그래서 이런 전자기장에는 계속 노출되지도 않으며 에너지도 거의 없다.

그러나 전자기장(ELF)이 매우 강한 고전압선이나 변전소에서는 강력한 전자기장을 형성한다.

학교나 집이 고압선이나 변전소 근처에 위치하는 경우가 있는데 이때 집에 있는 사람과 학교의 학생들은 하루 및 시간 이상을 이렇게 강한 전자기장에 노출되게 되는데 문제는 여기서 발생된다.

이런 고전압선과 변전소 근처의 학교나 부근에는 뇌암이나 백혈병 그리고 여러 종류의 암이 발생되는 빈도가 다른 지역보다 많다. 미국 코네티커트주의 길포드의 변전소 근처에는 뇌암환자의 발병률이 높다.

몬테시토와 캘리포니아에 걸쳐 있는 학교의 많은 어린이들이 백혈병이나 림프종이 많이 나타났는데, 그 학교 근처에 변전소의 동력선이 매몰되어 있었다.

어떤 과학자와 발전소의 관계자들은 이런 일이 발생하는 것은 자연스러운 것이며, 통계적으로 보면 반드시 일어나는 현상이라고 말한다. 전자기장(ELF)이 질병을 유발한다고 증명할 방법은 없지만 학부모들과 이웃의 주민들과 어떤 과학자들은 전기선과 변전소로 인해 질병이 발생된다고 믿고 있다. 그들은 전자기장이 뇌의 화학반응을 바꾸고, 종양을 유발시켜서 신체의 면역체계가 떨어진다고 주장한다.

현재는 어느 쪽도 확실치 않지만 고압선과 변전소의 위치 선정에는 신중을 기해야 할 것이다.

(2) 전자기장이 일으킬 수 있는 위험

전자기장이 암, 백혈병 같은 질병을 유발시키는 것에 관하여 활발히 연구되고 있다. 이온방사선은 암을 유발한다고 알려져 있지만 전기에 의해 전자방사선이 나오는지는 확실치 않지만 수많은 연구가 그것과 관련이 있는 것을 입증하고 있다.

전자기장은 전선이나 회로를 통해 전기가 흐르는 어느 곳에서나 존재한다. 가정용 전기기구에는 그 근처에 전기가 흐르기 때문에 전자기장이 있으나 전자기기에 흐르는 전류가 매우 적어서 전자기장은 매우 약하다. 매우 작은 주파수를 가진 전류 즉, 전자기장(ELF)은 1초 동안 60번을 앞뒤로 흐르고, 이것은 작은 회수로 60헤르츠(Hz)라 부른다.

발전소에서 전기가 만들어지면 가정에서 발견할 수 있는 저압전기보다 이곳의 고압전기가 먼거리를 보다 효율적으로 이동할 수 있기 때문에 변압기의 전압이 높이 올라간다.

고압동력선은 가정의 저압의 전자기기보다 더 강력한 전자기장을 만들어 낸다.

고압선 근처의 전자기장은 특히, 강력하다. 또 변전소 근처는 전기의 전압이 낮아질 때마다 강한 전자기장이 생기기 때문에 전자기장도 강하다. 그러나 전봇대의 변압기 근처의 전자기장은 강하지 않다.

동력선의 높은 전압은 가정에서 사용할 110볼트로 전환되어야 한다. 변전소에 있는 전압기는 높은 전압을 가정으로 보내기 위해 낮은 전압으로 바꾼다. 그러나 낮아진 전압은 여전히 가정에서 쓰기에는 너무 높으므로 전봇대의 변압기가 가정에서 쓸 수 있도록 110볼트의 전기로 바꾼다.

고압선이나 변전소 근처에 사는 주민이나 학생들은 뇌종양, 백혈병 같은 질병에 걸리기 쉽다. 그러나 전자기장이 이러한 질병을 유발한다고 확신할 수는 없지만 전자기장이 질병을 어떻게 유발하는가에 대한 한 견해에 따르면, 1초 동안 60번 진동하는 전자기장은 뇌의 화학반응을 변화시켜 암과 싸워 이길 면역체계를 손상함으로써 종양을 유발시킨다는 것이다.

3.3 먹는물

3.3.1 | 물의 개념

1. 물과 인류

물은 산소와 함께 인간을 비롯한 모든 생물체의 생존에 가장 중요한 물질로 인간은 물을 떠나서는 잠시도 살 수가 없다. 특히, 인체의 70% 정도가 물로 구성되어 있으며, 이중 1～3%가 부족하면 심한 갈증을, 5% 부족하면 혼수상태, 12% 부족하면 사망하게 되므로 물은 생명의 근원이자 생명 그 자체라고 할 수 있다. 성인의 경우 1일 약 2.5～3.0L 정도의 물을 마셔야 하고 또, 같은 양의 물을 배출함으로써 세포의 형태를 유지하고 대사작용을 도우며, 혈액과 조직액의 원활한 순환과 각종 영양소를 용해 및 이를 흡수·운반하여 세포로 공급해주고, 체내의 불필요한 노폐물의 체외배설 그리고 혈액을 중성내지 알칼리성으로 유지시킬 뿐만 아니라 체내의 열을 발산시켜 체온을 조절하는 등의 생명 유지에 필요한 중요한 역할을 한다.

그러므로 좋은 물을 마셔야 한다. 좋은 물이란 사용용도에 따라 차이가 있으며 획일적으로 정의하기는 어렵지만 기본적으로 깨끗한 물 즉, 다른 이물질이 포함되지 않은 자연그대로 오염되지 않은 순수한 물로서 물이 함유하고 있는 각종 성분뿐만 아니라 그 구조와도 관련이 있다. 자연에 존재하는 물은 5각형이나 6각형고려형 또는 사슬모양의 분자결합으로 존재하는데, 그 중 6각형 고리모양의 물이 가장 좋은 물로서 육각수라고도 약칭해 부르기도 하며, 육각수는 열용량이 크고 DNA나 RNA 같은 생체세포분자와의 친화성이 강하여 생명기능을 향상시킨다.

2. 물의 분류

물은 1771년 J. 플리스틀리가 수소와 산소를 혼합하고 전기 스파크를 일으키면 물이 생기는 것을 발견하였다. 물은 상태에 따라 3가지 기본형 즉, 얼음의 고체상태, 물의 액체상태, 수증의 기체상태가 있다.

물은 그 존재근원별로 분류하면 천수, 지표수, 지하수, 복류(伏流)와 해수로 구분된다.

천수(rain water)는 지표수와 해수가 태양에너지에 의해 증발된 후 응결된 것으로 증류수처럼 깨끗하며, 다른 자연수에 비해 무기염류의 함량이 적고 단물(연수 : soft

표 1.9 수질 및 수생태계 환경기준

가. 하천

(1) 사람의 건강보호기준(하천, 호소 동일)

항 목	기준값(mg/L)
카드뮴(Cd)	0.005 이하
비소(As)	0.05 이하
시안(CN)	검출되어서는 안됨(검출한계 0.01)
수은(Hg)	검출되어서는 안됨(검출한계 0.001)
유기인	검출되어서는 안됨(검출한계 0.0005)
폴리크로리네이티드비페닐(PCB)	검출되어서는 안됨(검출한계 0.0005)
납(Pb)	0.05 이하
6가크롬(Cr^{6+})	0.05 이하
음이온계면활성제(ABS)	0.5 이하
사염화탄소	0.004 이하
1,2-디클로로에탄	0.03 이하
테트라클로로에틸렌(PCE)	0.04 이하
디클로로메탄	0.02 이하
벤젠	0.01 이하
클로로포름	0.08 이하
디에틸헥실프탈레이트(DEHP)	0.008 이하
안티몬	0.02 이하
1,4-다이옥세인	0.05 이하
폼알데하이드	0.5 이하
헥사클로로벤젠	0.00004 이하

(2) 생활환경기준

등급		기 준								
		수소이온 농도 (pH)	생물화학적 산소요구량 (BOD)(mg/L)	화학적 산소요구량 (COD)(mg/L)	총유기 탄소량 (TOC)(mg/L)	부유물질량 (SS) (mg/L)	용존산소량 (DO) (mg/L)	총인 (T-P) (mg/L)	대장균군 (군수/100 mL) 총대장균군	대장균군 (군수/100 mL) 분원성대장균군
매우 좋음	Ia	6.5~8.5	1 이하	2 이하	2이하	25 이하	7.5 이상	0.02 이하	50 이하	10 이하
좋음	Ib	6.5~8.5	2 이하	4 이하	3이하	25 이하	5.0 이상	0.04 이하	500 이하	100 이하
약간 좋음	II	6.5~8.5	3 이하	5 이하	4이하	25 이하	5.0 이상	0.1 이하	1,000 이하	200 이하
보통	III	6.5~8.5	5 이하	7 이하	5이하	25 이하	5.0 이상	0.2 이하	5,000 이하	1,000 이하
약간 나쁨	IV	6.0~8.5	8 이하	9 이하	6이하	100 이하	2.0 이상	0.3 이하	-	-
나쁨	V	6.0~8.5	10 이하	11 이하	8이하	쓰레기 등이 떠있지 아니할 것	2.0 이상	0.5 이하	-	-
매우 나쁨	VI	-	10 초과	11 초과	8초과	-	2.0 미만	0.5 초과	-	-

※ 비고

1. 등급별 수질 및 수생태계 상태

가. 매우좋음 : 용존산소가 풍부하고 오염물질이 없는 청정상태의 생태계로 여과 · 살균 등 간단한 정수처리 후 생활용수로 사용할 수 있음.

나. 좋음 : 용존산소가 많은 편이고 오염물질이 거의 없는 청정상태에 근접한 생태계로 여과 · 침전 · 살균 등 일반적인 정수처리 후 생활용수로 사용할 수 있음.

다. 약간좋음 : 약간의 오염물질은 있으나 용존산소가 많은 상태의 다소 좋은 생태계로 여과 · 침전 · 살균 등 일반적인 정수처리 후 생활용수 또는 수영용수로 사용할 수 있음.

라. 보통 : 보통의 오염물질로 인하여 용존산소가 소모되는 일반 생태계로 여과, 침전, 활성탄 투입, 살균 등 고도의 정수처리 후 생활용수로 이용하거나 일반적 정수처리 후 공업용수로 사용할 수 있음.

마. 약간나쁨 : 상당량의 오염물질로 인하여 용존산소가 소모되는 생태계로 농업용수로 사용하거나, 여과, 침전, 활성탄 투입, 살균 등 고도의 정수처리 후 공업용수로 사용할 수 있음.

바. 나쁨 : 다량의 오염물질로 인하여 용존산소가 소모되는 생태계로 산책 등 국민의 일상생활에 불쾌감을 유발하지 아니하며, 활성탄 투입, 역삼투압 공법 등 특수한 정수처리 후 공업용수로 사용할 수 있음.

사. 매우나쁨 : 용존산소가 거의 없는 오염된 물로 물고기가 살기 어려움.

아. 용수는 당해 등급보다 낮은 등급의 용도로 사용할 수 있음.

자. 수소이온농도(pH) 등 각 기준항목에 대한 오염도 현황, 용수처리방법 등을 종합적으로 검토하여 그에 맞는 처리방법에 따라 용수를 처리하는 경우에는 당해 등급보다 높은 등급의 용도로도 사용할 수 있음.

2. 상태(캐릭터) 도안

가. 모형 및 도안요령

등급		색상		
		원	물방울	입
매우 좋음	Ia	검은색 (black, K) 15% :	파란색(cyan, C) 100～90% 빨간색(mazenta, M) 20～17% 검은색(black, K) 5%	빨간색(mazenta, M) 60% 노란색(yellow, Y) 100%
좋음	Ib		파란색(cyan, C) 85～80% 노란색(yellow, Y) 43～40% 빨간색(mazenta, M) 8%	빨간색(mazenta, M) 60% 노란색(yellow, Y) 100%
약간 좋음	Ⅱ		파란색(cyan, C) 57～45% 노란색(yellow, Y) 96～85% 검은색(black, K) 7%	-
보통	Ⅲ		파란색(cyan, C) 20% 검은색(black, K) 42～30%	-
약간 나쁨	Ⅳ		빨간색(mazenta, M) 35～30% 노란색(yellow, Y) 100% 검은색(black, K) 10%	-
나쁨	Ⅴ		빨간색(mazenta, M) 65～55% 노란색(yellow, Y) 100% 검은색(black, K) 10%	-
매우 나쁨	Ⅵ		빨간색(mazenta, M) 100～90% 노란색(yellow, Y) 100% 검은색(black, K) 10%	-

나. 도안모형은 상하 또는 좌우로 형태를 왜곡하여 사용하여서는 아니된다.

3. 수질 및 수생태계 상태별 생물학적 특성이해표

생물등급	생물지표종		서식지 및 생물 특성
	저서(底棲)생물	어류	
매우좋음 ~ 좋음	옆새우, 가재, 뿔하루살이, 민하루살이, 강도래, 물날도래, 광택날도래, 띠무늬우묵날도래, 바수염날도래	산천어, 금강모치, 열목어, 버들치 등 서식	- 물이 매우 맑으며, 유속은 빠른 편임 - 바닥은 주로 바위와 자갈로 구성됨 - 부착조류가 매우 적음
좋음 ~ 보통	다슬기, 넓적거머리, 강하루살이, 동양하루살이, 등줄하루살이, 등딱지하루살이, 물삿갓벌레, 큰줄날도래	쉬리, 갈겨니, 은어, 쏘가리 등 서식	- 물이 맑으며, 유속은 약간 빠르거나 보통임 - 바닥은 주로 자갈과 모래로 구성됨 - 부착조류가 약간 있음
보통 ~ 약간나쁨	물달팽이, 턱거머리, 물벌레, 밀잠자리	피라미, 끄리, 모래무지, 참붕어 등 서식	- 물이 약간 혼탁하며, 유속은 약간 느린 편임 - 바닥은 주로 잔자갈과 모래로 구성됨 - 부착조류가 녹색을 띠며 많음
약간나쁨 ~ 매우나쁨	왼돌이물달팽이, 실지렁이, 붉은깔다구, 나방파리, 꽃등에	붕어, 잉어, 미꾸라지, 메기 등 서식	- 물이 매우 혼탁하며, 유속은 느린 편임 - 바닥은 주로 모래와 실트로 구성되며, 대체로 검은색을 띰 - 부착조류가 갈색 혹은 회색을 띠며 매우 많음

4. 화학적 산소요구량(COD) 기준은 2015년 12월 31일 까지 적용한다.

나. 호 소

(1) 사람의 건강보호기준

가목(1)의 사람의 건강보호기준과 같다.

(2) 생활환경기준

등급		기 준									
		수소이온농도(pH)	화학적 산소요구량(COD)(mg/L)	총유기 탄소량(TOC)(mg/L)	부유물질량(SS)(mg/L)	용존산소량(DO)(mg/L)	총인(T-P)(mg/L)	총질소(T-N)(mg/L)	클로로필-a(Chl-a)(mg/m^3)	대장균군(군수/100 mL)	
										총대장균군	분원성대장균군
매우좋음	Ia	6.5~8.5	2 이하	2 이하	1 이하	7.5 이상	0.01 이하	0.2 이하	5 이하	50 이하	10 이하
좋음	Ib	6.5~8.5	3 이하	3 이하	5 이하	5.0 이상	0.02 이하	0.3 이하	9 이하	500 이하	100 이하
약간좋음	II	6.5~8.5	4 이하	4 이하	5 이하	5.0 이상	0.03 이하	0.4 이하	14 이하	1,000 이하	200 이하
보통	III	6.5~8.5	5 이하	5 이하	15 이하	5.0 이상	0.05 이하	0.6 이하	20 이하	5,000 이하	1,000 이하
약간나쁨	IV	6.0~8.5	8 이하	6 이하	15 이하	2.0 이상	0.10 이하	1.0 이하	35 이하	-	-
나쁨	V	6.0~8.5	10 이하	8 이하	쓰레기 등이 떠있지 아니할 것	2.0 이상	0.15 이하	1.5 이하	70 이하	-	-
매우나쁨	VI	-	10 초과	8 초과	-	2.0 미만	0.15 초과	1.5 초과	70 초과	-	-

※ 비 고

1. 총인, 총질소의 경우 총인에 대한 총질소의 농도비율이 7미만일 경우에는 총인의 기준을 적용하지 아니하며, 그 비율이 16 이상일 경우에는 총질소의 기준을 적용하지 아니한다.
2. 등급별 수질 및 수생태계 상태는 가목(2) 비고란 제1호와 같다.
3. 상태(캐릭터) 도안 모형 및 도안 요령은 가목(2) 비고란 제2호와 같다.
4. 화학적 산소요구량(COD) 기준은 2015년 12월 31일까지 적용한다.

다. 지하수

지하수환경기준항목 및 수질기준은 「먹는물관리법」 제5조 및 「수도법」 제26조에 따라 환경부령이 정하는 수질기준을 적용한다. 다만, 환경부장관이 고시하는 지역 및 항목은 적용하지 아니한다.

라. 해역

(1) 생활환경

항목	수소이온농도(pH)	총대장균군 (총대장균군수/100mL)	용매추출유분(mg/L)
기준	6.5~8.5	1,000 이하	0.01 이하

(2) 생태기반 해수수질기준

등 급	수질평가지수값(Water Quality Index)
Ⅰ(매우좋음)	23 이하
Ⅱ(좋음)	24~33
Ⅲ(보통)	34~46
Ⅳ(나쁨)	47~59
Ⅴ(아주나쁨)	60 이상

(3) 해양생태계 보호기준 (단위 : μg/L)

중금속류	구리	납	아연	비소	카드뮴	크롬(6가)
단기기준*	3.0	7.6	34	9.4	19	200
장기기준**	1.2	1.6	11	3.4	2.2	2.8

* 단기기준 : 1회성 관측값과 비교 적용

** 장기기준 : 연간평균값(최소 사계절 동안 조사한 자료)과 비교적용

(4) 사람의 건강보호

등급	항 목	기준(mg/L)	등급	항 목	기준(mg/L)
전 수 역	6가크롬(Cr^{6+})	0.05	전 수 역	다이아지논	0.02
	비소(As)	0.05		파라티온	0.06
	카드뮴(Cd)	0.01		말라티온	0.25
	납(Pb)	0.05		1.1.1-트리클로로에탄	0.1
	아연(Zn)	0.1		테트라클로로에틸렌	0.01
	구리(Cu)	0.02		트리클로로에틸렌	0.03
	시안(CN)	0.01		디클로로메탄	0.02
	수은(Hg)	0.0005		벤젠	0.01
	폴리로클리네이티드비페닐(PCB)	0.0005		페놀	0.005
				음이온계면활성제(ABS)	0.5

water)이 특징이다.

지표수(surface water)는 하천, 하수, 저수지 등에 존재하는 물이며 상수원수, 농업용수, 공업용수 등으로 사용되고 있고 수질이 계절이나 홍수, 감수기에 따라 차이

가 크며 지하수보다 알칼리도와 경도가 낮다.

지하수는 빗물이나 지표수가 토양층을 1년에 약 2m씩 침투, 여과하면서 흙 속에 함유된 미네랄을 함유한 물로서 비교적 깨끗해 정수처리없이 먹는물로 사용되어 왔으며 양질이어서 먹는물, 먹는샘물, 농업용수, 공업용수 등 유용하게 사용되고 있다.

복류수는 해수나 지표수의 주변에 위치한 모래, 자갈층을 통과할 때 이들의 여과와 이온교환능력에 의해서 깨끗하게 정화된 물이며 강변여과수(예 : 잠실의 서호나 동호)등이 있다.

해수는 수산업과 수산양식업에 대단히 중요하며, 물의 부존량순환에 크게 기여하고 있고, 물질순환계에서 물의 공급원이자 모든 생태계가 지구촌에서 생존할 수 있게 기후조건을 안정하게 조절해 주는 역할을 한다. 해수는 염분(NaCl) 등의 각종 용해성 성분이 다량 함유되어 있으나 현재 지표수 부족시 증류, 막분리시스템 등으로 담수화하여 생활용수와 공업용수로 이용되고 있으며, 장차 인류의 고단백질 식품의 생산지가 될 곳이 해수가 존재하는 바다이다.

또한, 물을 용도별로 상수, 하수, 중수, 용수, 폐수, 침출수로 분류한다.

3.3.2 상수도와 먹는물

우리가 일상적으로 사용하는 먹는물의 수원으로는 크게 지하수와 지표수로 나눌 수 있다. 심층부의 지하수는 오염도가 낮아 먹는물로 사용할 수 있으나, 지표수는 토양과 수질의 오염에 의해 바로 먹는물로 사용할 수 없다. 특히, 도시지역에서는 여러가지 여건상 오염되지 않은 지하수를 구할 수 없어서 경제적 손실을 감수하면서도 지표수를 인공정수(water treatment)하여 상수도로 급수를 받아 먹는물로 사용할 수 밖에 없다. 그러면 상수도는 어떤 과정을 거쳐 먹는물로 사용되는지, 이상적인 정수는 어떻게 확보하여 먹는물로 이용할 것인지를 살펴보기로 하자.

1. 상수도

도시지역에서 먹는물로 사용하는 물의 정수법(water treatment)은 크게 침전(sedimentation)·여과(filtration)·소독(disinfection)의 3단계를 거쳐 각 가정에 공급된다.

이를 자세히 살펴보면, 지표수를 취수탑이나 취수구에서 모아 → 침사지로 보내어 흙과 모래를 걸러 → 도수관을 통하여 침전지로 보낸다. 침전지에서는 유속의 조종이나 황산알루미늄 등의 응집제를 사용하여 오염물을 침전시켜서 여과지로 보낸다. 여과지에서는 침전지에서 침전시키지 못한 작은 입자물질을 여과시킨다. 물을 걸러서 먹는 여과법은 아주 옛날부터 있어 온 방법이지만, 근대적인 여과방법은 1893년경에 Mills와 Reincke에 의해 정립되었다(Mills Reincke 현상). 이처럼 여과시킨 물은 여과과정까지 거치는 동안 완전히 제거하지 못한 세균(약 10~15%)을 액체염소・차아염산나트륨・표백분 등을 사용하여 염소소독(chlorination)시켜서 → 정수지로 보낸다 → 정수지로 보내진 물은 배수지 및 배수 펌프로 보내져서 → 각 가정에서 먹는물로 사용하게 된다.

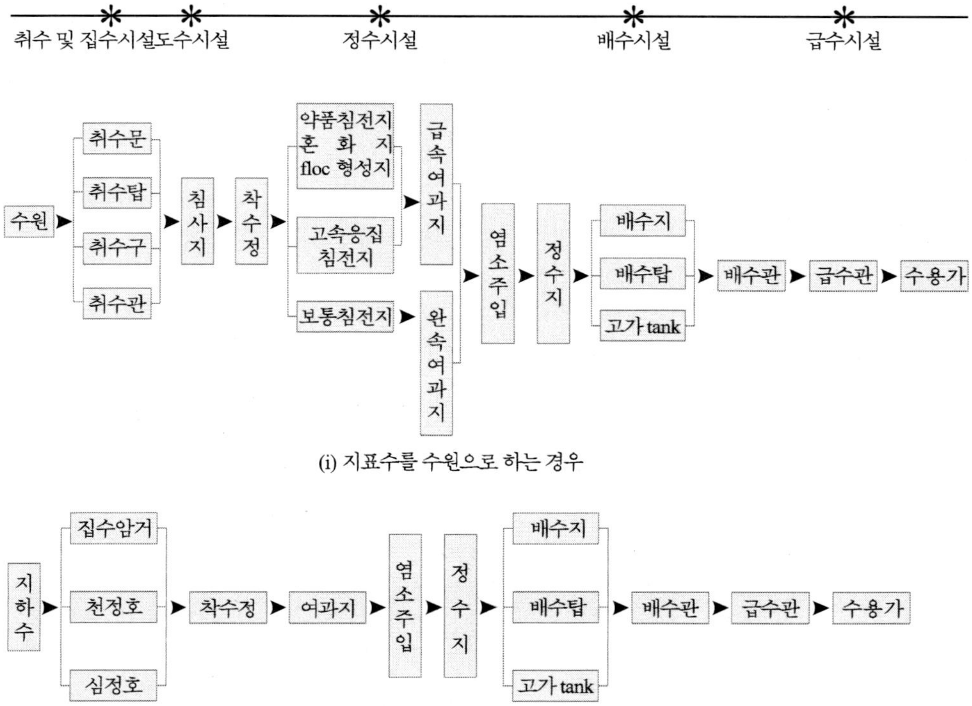

(ii) 지하수를 수원으로 하는 경우

그림 1.7 **수도시설계통도**

1) 물의 정수

물의 정수라 함은 불결하든가 또는 오염된 물을 위생적으로 깨끗하고 청결한 물로 만드는 것을 의미한다. 물의 정수 목적은 병원성세균을 제거하며, 유해하고 맛이 나쁜 원인이 되는 물질을 제거하는 것이다. 또한, 정수시에도 공기자정작용과 마찬가지로 물에서도 물리적작용(희석작용, 분쇄작용, 침전작용), 화학적작용(포기에 의한 산화작용, 자외선에 의한 살균작용), 생물학적작용(미생물에 의한 분해작용, 생물의 식균작용) 같은 물의 자정작용이 일어난다.

(1) 침전(sedimentation)

침전에는 응집제를 가하지 않고 수중미생물의 플러그(floc) 현상을 이용한 보통침전(plain sedimentation)과 화학적응집제(황산알루미늄 $Al_2(SO_4)_3$: 명반 $Al_2(SO_4)_3 \cdot K_2SO_4$, $24H_2O$)를 이용하여 응집한 후에 침전하는 약품침전(chemical sedimentation)이 있다. 보통침전은 침전 시간이 많이 소요되는 반면에 약품침전은 시간이 짧으므로 대도시에서는 주로 약품침전이 이용된다. 약품침전시 황산알루미늄은 일반적으로 5~35ppm을 사용하며 침전시간은 2~5시간이다.

(2) 여과(filtration)

혼탁도와 미생물을 제거하기 위하여 여과한다.

① 완속여과법(slow sand filtration)

영국식여과법이라고도 하는 이 방법은 혼탁도가 300ppm 이하인 생수(row water)에 대하여 응집제를 사용하지 않고 충분히 여과할 수 있으며, 광대한 저수지가 필요하다. 이 여과법에 의하면 유기물, 암모니아, 아질산 등이 감량되고, 98~99%의 높은 세균 제거율을 나타낸다.

② 급속여과법(rapid sand filtration)

미국식여과법이라고도 하는 이 법은 응집제를 사용하여서 급속히 여과시키는 방법인데, 응집제로는 황산알루미늄(황산반토)과 폴리염화알루미늄 등을 사용한다.

(3) 소독(disinfection)

물 속에 존재하는 병원균을 멸살하기 위한 방법이 소독(disinfection)이라 함은 주지의 사실이다.

상수도에 사용되는 여과층에서는 병원체를 완전히 제거할 수 없다. 비록 우물물 일지라도 여과함으로써 물의 탁도나 부유물질은 제거할 수 있어도 병원체 만은 완전 제거가 불가능하다. 따라서 외견상 깨끗해 보이는 물이라도 안전하다고 말할 수 없기 때문에 모든 음료수는 급수 전에 되도록 완전한 소독을 거쳐야 한다.

표 1.10 ‖ **완속여과법과 급속여과법의 비교**

구 분	완속여과법	급속여과법
방 법	영국식	미국식
침전법(예비처리)	보통침전	약품침전
여과속도	4～5m/day	120～150m/day
모래층두께	70～90cm	60～70cm
소제(세정)방법	상부사면대치	역류세척
1차사용일수	20～60일	12시간～3일
세균제거율	98～99%	95～98%
원수의 탁도・색도가 심하고 조류가 많을 때	-	양호하다.
수면이 동결되기 쉬운 장소	-	양호하다.
소요면적	광대한면적	좁은면적
비용	건설비 → 많이 든다.	반대
	경상비 → 적게 든다.	반대
전처리	불필요(탁도 15° 이하)	절대필요

물을 소독하는 데는 가열법, 오존법, 자외선법, 이온교환법, 염소처리법 등이 사용되나 이들 중 가장 흔히 사용되는 것은 소규모의 가열법과 대규모의 염소(Cl_2) 처리법이다.

① 가열법(heating method)

병원체는 대체로 75℃에서 10분 이상 끓이면 사멸하나, 물 속에 존재하는 병원체는 100℃에서 30분 가량 가열해야 살균된다(단, 무아포성 세균인 때에 한함). 가정용에서 음료수의 소독은 이 가열법이 사용된다.

② 자외선소독

광파장 2,800～3,200Å 사이의 것이 가장 살균력이 크다. 그러나 자외선(ultraviolet ray)은 투과력이 약하여 물이 혼탁 되어 있거나 색도가 있을 때에는 표면 이외에는 소독능력을 발휘하지 못한다. 그리고 소독 비용이 높아 사용가치성은 적은 편이다.

③ 물의 화학적소독방법

여러가지 방법이 있고 각종 화학약품이 사용된다.

㉠ 염소소독(chlorination)

상수도의 소독은 물의 정수과정에서 빼놓을 수 없는 중요한 조작이다. 침전이나 여과는 부유물질을 제거하여 깨끗한 물로 전환시키는 과정이기 때문에 때로는 청정수라면 생략할 수 있으나 소독은 필히 동반되어야 하는 과정이다. 소독방법으로는 주로 염소소독을 사용하나 표백분을 사용하는 경우도 있다.

염소는 0℃ 4기압하에서 액화시킨 액체염소를 사용하는데, 이 염소는 강한 산화력이 있어 유기물질이나 환원성물질에 접촉하면 산화력이 약화되므로 잔류염소(residual chlorine)가 필요하다. 잔류염소량은 평상시에는 수도꼭지에서 0.2ppm, 비상시는 0.4ppm 이상이 필요한데 송수, 배수, 급수 그리고 사용과정에 오염될 수 있는 미생물 살균작용에 유효하다.

㉮ 유리잔류염소(residual free chlorine) : 불연속점 이후 잔류염소

불연속점 이후 계속 잔류하는 염소(1기압, 20℃에서 7,160mg/l 정도 용해)를 유리잔류염소라 한다.

$Cl_2 + H_2O \rightleftarrows HCl + HOCl$ (차아염소산)

$HOCl \rightleftarrows H^+ + OCl^-$ (차아염소 이온)

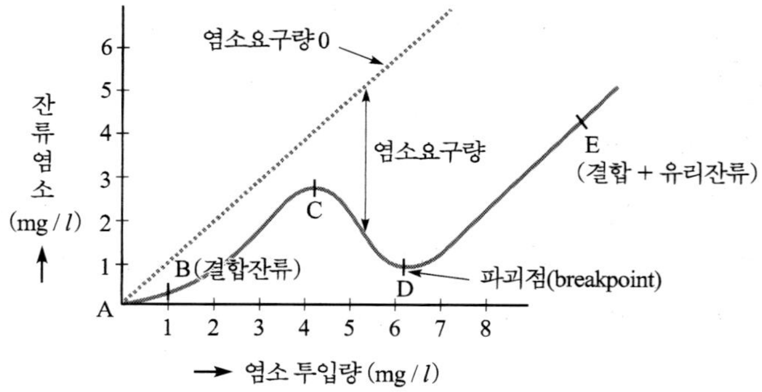

그림 1.8 **염소주입에 대한 잔류염소농도 곡선**

ⓐ AB구간 : 염소 주입에 따라 Fe^{++}, Mn^{++}, H_2S, Cr^{3+}, 유기물 등 산화 가능한 물질(환원제)들이 염소와 반응하여 잔류염소의 양이 없거나 극히 적다.
ⓑ BC구간 : 암모니아와 염소가 결합하여 chloramine이 형성, 염소 주입량에 따라 계속 증가한다.
ⓒ CD구간 : 주입된 염소가 chloramine을 NO, N_2 등으로 파괴시킴에 따라 잔류염소량이 급격히 감소한다.
ⓓ DE구간 : 더 이상 염소와 결합할 물질이 없으므로 주입된 염소량 만큼 잔류염소량이 증가한다.
ⓔ 염소요구량(chlorine demand) : 물에다 가한 일정량의 염소와 일정기간 후에 남아 있는 유리 및 결합 잔류염소와의 차이를 말함. 즉, 수중의 유기물질의 산화에 소요된 염소의 양(염소 요구량=주입염소량−유리 및 결합잔류염소량)이다.

수소이온농도(pH)에 따라 HOCl, OCl^-의 존재비율이 다르다. 즉, pH 5 이상이면 Cl_2로 존재하며, 낮은 pH에서는 HOCl이, 높은 pH에서는 OCl^-이 증가한다. HOCl이나 OCl^-은 어느 조건하에서도 살균력이 있으나 HOCl이 OCl^-보다 약 80배 정도 살균력이 크다. 염소소독효과는 pH 8.0 이상으로 증가되면 급격히 감소한다. 소독력은 Cl_2 자체와 HOCl, H^+, OCl^-도 살균력을 가지며 Cl_2를 직접 투입하는 것이 소독력이 강하다. 살균효과는 반응시간이 길수록, 온도가 높을수록, pH가 낮을수록, 잔류염소가 많을수록 살균력이 증가한다.

㉯ 결합잔류염소(residual combined chlorine) : 불연속점 이전 잔류 염소

수중에 암모니아가 존재하면 염소가 질소화합물과 결합하여 클로라민(chloramine)이 생기는데 이를 결합잔류염소라 한다. 결합잔류염소량은 pH, 암모니아양, 온도에 따라 달라진다.

$$Cl_2 + H_2O \longrightarrow HOCl + HCl$$

$$NH_3 + HOCl \xrightarrow[(pH=8.5)]{} H_2O + NH_2Cl\text{(monochloramine)}$$

$$NH_2Cl + HOCl \xrightarrow[(pH=4.5)]{} H_2O + NHCl_2\text{(dichloramine)}$$

$$NHCl_2 + HOCl \xrightarrow[(pH=4.4)\text{ 이하}]{} H_2O + NCl_3\text{(trichloramine)}$$

이들 chloramine 상태의 결합잔류염소는 유리잔류염소에 비해 살균작용이 약하고, 주입량이 많이 요구되나 소독 후 물에 맛과 냄새를 주지 않고 살균작용이 오래 지속된다.

㉰ 불연속점염소처리 또는 파괴점염소소독(break point chlorination)

물에 염소를 주입하면 주입량에 비례하여 잔류염소의 양도 증가하는데, 암모니아와 같은 물질이 함유된 물에서는 클로라민으로 형성되어 산화에 참여하므로(유기물 분해)써 잔류염소가 없는 상태에(거의 0에 가까운 점) 도달하는데 이를 불연속점 또는 파괴점(break point)이라고 하고, 이 점을 넘으면 다시 염소 주입량에 비례하여 잔류염소가 증가하는데, 이와 같이 암모니아성질소나 취미(臭味)의 원인이 되는 유기물을 분해하는데 필요한 양보다 많은 염소를 처리하는 법을 말한다.

㉣ 탈염소화

염소를 과다하게 주입하였을 경우 이 염소가 다른 물질에 장해를 주어 제거할 필요가 있을 경우 탈염소제(Na_2SO_3, $Na_2S_2O_3$, $KMnO_4$, 활성탄, SO_4가스)를 사용하여 탈염소화($Cl_2 + 2H_2O + SO_2 \rightarrow 2HCl + H_2SO_4$)를 행한다.

㉤ 염소소독의 장단점

염소소독의 장점은 소독력이 강하고, 잔류효과가 크며, 조작이 간편하고, 가격이 저렴하다. 단점으로는 염소 고유의 냄새와 독성이 있다.

㉥ 부활현상(after growth)

염소소독 후 상수의 세균이 일단 사멸되었다고 본 세균이 일정한 시간 후에 세균이 재증식 하는 현상을 말한다. 부활현상이 생기는 이유는 첫째, 수중의 세균을 포식하는 식균생물이 염소소독으로 사멸하여 남아 있는 미생물이 크게 증가하게 된다. 둘째, 수중의 조류가 사멸하면 남아 있는 세균이 죽은 조류를 영양원으로 하여 증가하게 되고, 셋째, 아포(spore) 형성균이 염소가 소실되면 다시 발아 증식하기 때문이다.

㉡ 오존소독

오존 1.5~5g/m^3의 양을 15분간 접촉시킴으로써 효과가 발생한다. 오존은 천연물질로는 불소 다음으로 강한 산화력을 갖고 살균, 냄새, 색, 맛, 망간, 철, 시안화합물 등 제거 및 페놀류의 분해제거, ABS 등의 거품제거, BOD・COD 제거, 기타 유해・무기물질의 무해화 등의 효과가 타 산화제보다 훨씬 좋다. 또한, 공기 또는 산소만 있으면 어떠한 장소에서도 수시 임의 양의 오존이 쉽게 생성되기 때문에 수송저장이 필요없으며, 수중에서 단시간에 자가분해하여 산소를 방출하므로 과잉첨가에 의한 2차오염 우려가 없다. 이외 관리의 자동화가 쉬운 장점도 있지만 잔류효과가 없고, 값이 비싸서 대중적이 못되며, 복잡한 오존발생장치가 필요한 결점이 있다.

㉢ 과망간산칼륨($KMnO_4$)소독

가축의 음료수소독이나 하수소독에 간혹 사용되나 잔류효력이 없는 결점이 있다.

2) 특수정수법

(1) 경수연화(softening of hard water)

안정한 물이란 부식성뿐만 아니라 결석(scale)을 형성시키는 성질이 없는 물, 통상 탄산칼슘($CaCO_3$)을 침전 또는 용해시키지도 않는 물을 말한다.

경수(hard water)란 경도의 원인이 되는 Ca, Mg, Fe, Mn, Cu, Zn, Pb 등의 이온이 물 속에 용해되어서 흔히 비누가 잘 안 풀리는 물을 말한다. 경수는 세탁, 목욕, 식수 등에 부적합하며 거친 피부, 보일러의 열손실, 설사의 원인이 된다. 경도는 칼슘 및 마그네슘 이온량을 이것에 대응하는 탄산칼슘($CaCO_3$)의 mg/ℓ로 환산하여 나타낸다.

① 일시경수(temporary hard water) : $Ca(HCO_3)_2$, $Mg(HCO_3)_2$, $MgCO_3$ 등을 함유하고 있는 경수는 끓이거나 소석회 $Ca(OH)_2$를 가하면 물에 난용성인 $CaCO_3$, $Mg(OH)_2$가 생겨 침전되므로 물은 부드럽게 되는데 이를 일시경수라 한다.

$$Ca(HCO_3)_2 \xrightarrow{\text{가열}} CaCO_3\downarrow + CO_2 + H_2O$$

$$Mg(HCO_3)_2 \xrightarrow{\text{가열}} MgCO_3\downarrow + CO_2 + H_2O$$

$$MgCO_3 \xrightarrow[H_2O]{\text{가열}} Mg(OH)_2\downarrow + CO_2\uparrow$$

$$Ca(HCO_3)_2 + Ca(OH)_2 \xrightarrow{\text{가열}} 2CaCO_3\downarrow + 2H_2O$$

$$Mg(HCO_3)_2 + 2Ca(OH)_2 \xrightarrow{\text{가열}} Mg(OH)_2\downarrow + CaCO_3\downarrow + 2H_2O$$

$$MgCO_3 + Ca(OH)_2 \xrightarrow[H_2O]{\text{가열}} Mg(OH)_2\downarrow + CaCO_3\downarrow$$

② 영구경수(permanent hard water) : $CaSO_4$, $MgSO_4$ 등의 황산염은 끓여도 별로 변화가 없기 때문에 이를 영구경수라 한다.

영구경수는 경도의 원인이 되는 이온을 전부 또는 일부를 석회소오다법과 지올라이트(zeolite)법을 이용하여 제거하는 방법이다.

석회소오다법은 석회를 사용하여 아래식과 같이 제거하는데, 탄산칼슘이나 수산화마그네슘은 용해도가 낮기 때문에 침전된다.

$$CaSO_4 + Na_2CO_3 \rightleftarrows CaCO_3\downarrow + Na_2SO_4$$

$$MgSO_4 + Na_2CO_3 + Ca(OH)_2 \rightleftarrows Mg(OH)_2\downarrow + CaCO_3\downarrow + Na_2SO_4$$

지올라이트(Zeolite)법은 칼슘이나 마그네슘 이온이 zeolite의 나트륨 이온(Na_2O · Z, Na_2 · Z, NaZ로 약칭)과 치환된다.

$$CaSO_4 + Na_2O \cdot Z \rightleftarrows CaO \cdot Z + Na_2SO_4$$

③ 일시적경수와 영구경수가 동시에 있을 경우 소석회($Ca(OH)_2$)와 탄산소오다(Na_2CO_3)를 가하면 연화된다.

$$CaSO_4 + Ca(OH)_2 + Na_2CO_3 \rightleftarrows Ca(OH)_2 \downarrow + CaCO_3 \downarrow + Na_2SO_4$$
$$MgSO_4 + Ca(OH)_2 + Na_2CO_3 \rightleftarrows Mg(OH)_2 \downarrow + CaCO_3 \downarrow + Na_2SO_4$$

(2) 불소주입법(fluoridation)

불소는 부족도 과량도 치아에 유해하다. 즉, 불소 과다면 반상치, 과소면 우치에 걸린다. 장기간에 걸친 만성과잉증인 불소침착증은 하루 20~80 mg의 불소를 수년간 섭취했을 때 일어나며 골격의 건강, 신장기능, 근육과 신경기능에 영향을 준다. 치아반점과 에나멜층의 무기질화 이상 등을 일으키는 치아불소침착증은 음료수의 불소함량이 2 mg/l을 초과할 경우나, 1일 불소 섭취량이 0.10 mg/kg 체중을 초과할 때 나타난다. 첨가되는 불소의 적당한 농도는 기온 등 외부조건에 영향이 있으며 보통 0.6~1.7 mg/l정도이다. 반대로 불소를 제거하는 방법에는 활성알루미나법이 있다.

(3) 조류관리법(algae control)

조류제거에는 황산동($CuSO_4 \cdot 5H_2O$)을 사용하는데 어류에 나쁜 영향을 줄 수 있기 때문에 세심한 주의가 필요하며 황산동의 주입량은 조류의 종류에 따라 다른데 대개 0.6~1.2ppm 정도다. 고인물에서는 햇빛를 차단하고, 유기물질 등의 유입방지와 주위 식물질을 제거하는 것도 한 방법이다. 이 밖에도 철과 망간 제거에는 포기법(aeration) 등이 이용되고 있다.

2. 먹는물

먹는물이란 먹는데 통상사용하는 자연상태의 물, 자연상태의 물을 먹기에 적합하도록 처리한 수돗물, 먹는샘물, 먹는염지하수, 먹는해양심층수 등을 말한다(먹는물관리법 정의).

인구의 도시집중화 현상으로 날이 갈수록 수돗물을 먹는물로 이용하는 인구가 증가추세에 있다고 하지만 아직도 상수도 시설이 갖춰지지 않은 산간지방이나 농어촌에서는 샘물(약수터 물 포함)이나 펌프수를 먹는물로 사용하고 있다. 따라서 날로 수질이 오염되어 가는 마당에 있어 먹는샘물(암반대수층 내의 지하수, 용천수 등 수질의 안전성을 계속유지 할 수 있는 상태의 물 즉, 샘물을 적합하도록 물리적 처리하는 등 방법으로 제조한 물)을 먹는물로 사용하는 주민을 제외한 대부분의 샘물 및 펌프수 이용 주민이 수인성질환에 이환될 소지를 근본적으로 안고 있다 하겠다.

가장 이상적인 샘물은 인구밀도가 낮은 산간지방의 옹달샘물이라고 하겠다. 옹달샘물은 언제나 흐르고 있어 부패할 염려가 없고, 방사선 낙진 등의 오염물질도 없고, 언제나 일광을 받아 자연 정수되며 물의 온도는 7～12℃(적온)를 유지하고 있기 때문이다. 샘물・펌프수 사용에 따른 세부사항은 다음과 같다.

1) 샘물을 팔 때의 주의사항

① 샘물을 파는 장소는 변소 또는 축사 등의 오염원보다 위에, 오염원으로부터 15～30m 이상 지점(샘물이나 지하수 상류에 오염원 있을 경우 30m 이상, 상류가 아닌 주변에 오염원이 있을 경우 15～20m)이 되는 곳을 선정할 것.

② 가급적 샘물을 깊게 파서 심층부의 오염되지 않은 물을 급수원으로 할 것

③ 시멘트관이나 도자기관을 사용하고 주위를 찰흙으로 다져서 오염된 지표수가 지하 3m까지 스며들지 않도록 할 것.

④ 샘물에 지붕과 뚜껑을 만들어 방사선 등의 낙진이나 유해물질이 들어가지 않도록 할 것.

2) 샘물 또는 펌프수 음료시의 주의사항

샘물이나 펌프수를 먹는물로 사용하기 전에 아무리 그것이 이상적인 샘물이나 펌프수라고 하더라도 반드시 소독해서 먹는물로 사용해야만 한다. 먹는물소독법으로 여과법・가열법・약품 소독법이 있으며, 이 중 소독효과가 가장 큰 것은 약품소독법(주로 표백분과 염소 사용)이지만 농어촌의 여러가지 사정으로 볼 때 약품소독법은 경제적 지출뿐만이 아니라 미숙한 약품소독으로 더 큰 화를 부를 수도 있다. 이상적인 소독법으로는 먹기 전에 끓여 먹는 가열법(5분 동안)과 각 가정마다 그림 1.9와 같은 간이여과기와 정수기를 준비하여 다시 여과하여 먹는 물로 활용하는 것이 좋다.

이상의 상수도나 샘물 또는 펌프수 등을 사용할 수 없는 섬지방에서는 빗물을 받아

먹는물로 이용하고 있는데, 빗물 속에는 각종 방사선 낙진과 유해한 화학적 미립자 먼지가 섞여 있어서 이에 대한 계몽이 필요하다. 뿐만 아니라 빗물을 먹는물로 이용하는 도서주민들이 간편하게 오염된 천수를 먹는물로 먹을 수 있는 여과장치를 고안, 널리 보급하여 도서 주민들의 보건을 살펴주는 것도 보건당국이 짊어진 과제이다.

3) 먹는물의 수질기준

먹는물의 수질과 위생을 합리적으로 관리하여 국민건강을 증진하는데 이바지하기 이하여 수질기준을 정하여 관리하고 있다.

먹는물의 수질기준은 인체에 미치는 영향을 고려하여 안전한 수준의 함량을 설정한 것으로 우리나라는 2013년 기준으로 일반세균 등 59개 항목을 운영(미국 97개, 캐나다 79개, WHO 92개)하고 있다. 먹는물의 수질기준을 초과하였다 하더라도 단기간 내에 건강상 영향을 미치는 것은 아니나 기준을 초과할 경우 수도사업자로 하여금 정수처리 등의 시정조치를 취하거나 다른 물을 공급하는 등의 조치를 취하도록 하는 의미를 가진다고 할 수 있다.

산업의 발달에 따라 상수원수 중에 존재할 수 있는 미량유해물질의 종류가 많아지고 농도 또한, 높아질 우려가 있다. 이에 따라, 유해물질은 물론 바이러스 등 병원성 미생물을 안전한 수준까지 처리하여야 할 필요성이 증가하고 있어 이에 적합하도록 지속적으로 정수처리기준을 개정 · 운영하고 있다.

(1) 미생물에관한기준

① 일반세균은 1mL 중 100CFU(Colony Forming Unit)를 넘지 아니할 것. 다만, 샘물 및 염지하수의 경우에는 저온일반세균은 20 CFU/mL, 중온일반세균은 5 CFU/mL를 넘지 아니하여야 하며, 먹는샘물, 먹는염지하수 및 먹는해양심층수의 경우에는 병에 넣은 후 4℃를 유지한 상태에서 12시간 이내에 검사하여 저온일반세균은 100 CFU/mL, 중온일반세균은 20 CFU/mL를 넘지 아니할 것

② 총대장균군은 100mL(샘물 · 먹는샘물, 염지하수 · 먹는염지하수 및 먹는해양심층수의 경우에는 250mL)에서 검출되지 아니할 것. 다만, 제4조 제1항 제1호 나목 및 다목에 따라 매월 또는 매 분기 실시하는 총대장균군의 수질검사 시료(試料) 수가 20개 이상인 정수시설의 경우에는 검출된 시료 수가 5퍼센트를 초과하지 아니하여야 한다.

③ 대장균 · 분원성 대장균군은 100mL에서 검출되지 아니할 것. 다만, 샘물 · 먹는샘물, 염지하수 · 먹는염지하수 및 먹는해양심층수의 경우에는 적용하지 아니한다.

④ 분원성 연쇄상구균 · 녹농균 · 살모넬라 및 쉬겔라는 250mL에서 검출되지 아니할 것(샘물 · 먹는샘물, 염지하수 · 먹는염지하수 및 먹는해양심층수의 경우에만 적용한다)

⑤ 아황산환원혐기성포자형성균은 50mL에서 검출되지 아니할 것(샘물 · 먹는샘물, 염지하수 · 먹는염지하수 및 먹는해양심층수의 경우에만 적용한다)

⑥ 여시니아균은 2L에서 검출되지 아니할 것(먹는물공동시설의 물의 경우에만 적용한다)

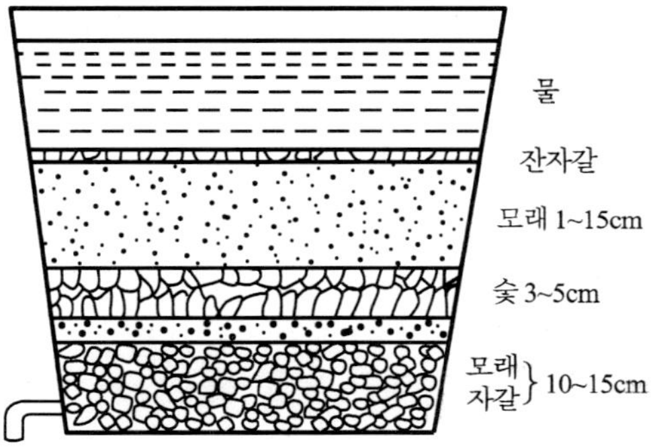

그림 1.9 가정용간이여과장치

(2) 건강상유해영향무기물질에관한기준

① 납은 0.01mg/L를 넘지 아니할 것

② 불소는 1.5mg/L(샘물 · 먹는샘물 및 염지하수 · 먹는염지하수의 경우에는 2.0mg/L) 를 넘지 아니할 것

③ 비소는 0.01mg/L(샘물 · 염지하수의 경우에는 0.05mg/L)를 넘지 아니할 것

④ 셀레늄은 0.01mg/L(염지하수의 경우에는 0.05mg/L)를 넘지 아니할 것

⑤ 수은은 0.001mg/L를 넘지 아니할 것

⑥ 시안은 0.01mg/L를 넘지 아니할 것

⑦ 크롬은 0.05mg/L를 넘지 아니할 것

⑧ 암모니아성 질소는 0.5mg/L를 넘지 아니할 것

⑨ 질산성 질소는 10mg/L를 넘지 아니할 것

⑩ 카드뮴은 0.005mg/L를 넘지 아니할 것

⑪ 보론은 1.0mg/L를 넘지 아니할 것(염지하수의 경우에는 적용하지 아니한다)

⑫ 브롬산염은 0.01mg/L를 넘지 아니할 것(먹는샘물, 염지하수·먹는염지하수, 먹는해양심층수 및 오존으로 살균·소독 또는 세척 등을 하여 음용수로 이용하는 지하수만 적용한다)

⑬ 스트론튬은 4mg/L를 넘지 아니할 것(먹는염지하수 및 먹는해양심층수의 경우에만 적용한다)

(3) 건강상유해영향유기물질에 관한 기준

① 페놀은 0.005mg/L를 넘지 아니할 것

② 다이아지논은 0.02mg/L를 넘지 아니할 것

③ 파라티온은 0.06mg/L를 넘지 아니할 것

④ 페니트로티온 0.04mg/L를 넘지 아니할 것

⑤ 카바릴은 0.07mg/L를 넘지 아니할 것

⑥ 1,1,1-트리클로로에탄은 0.1mg/L를 넘지 아니할 것

⑦ 테트라클로로에틸렌은 0.01mg/L를 넘지 아니할 것

⑧ 트리클로로에틸렌은 0.03mg/L를 넘지 아니할 것

⑨ 디클로로메탄은 0.02mg/L를 넘지 아니할 것

⑩ 벤젠은 0.01mg/L를 넘지 아니할 것

⑪ 톨루엔은 0.7mg/L를 넘지 아니할 것

⑫ 에틸벤젠은 0.3mg/L를 넘지 아니할 것

⑬ 크실렌은 0.5mg/L를 넘지 아니할 것

⑭ 1,1-디클로로에틸렌은 0.03mg/L를 넘지 아니할 것

⑮ 사염화탄소는 0.002mg/L를 넘지 아니할 것

⑯ 1,2-디브로모-3-클로로프로판은 0.003mg/L를 넘지 아니할 것

⑰ 1,4-다이옥세인은 0.05mg/L를 넘지 아니할 것

(4) 소독제 및 소독부산물질에 관한 기준(샘물·먹는샘물·염지하수·먹는염지하수·먹는해양심층수 및 먹는물공동시설의 물의 경우에는 적용하지 아니한다)

① 유리잔류염소는 4.0mg/L를 넘지 아니할 것

② 총트리할로메탄은 0.1mg/L를 넘지 아니할 것

③ 클로로포름은 0.08mg/L를 넘지 아니할 것

④ 브로모디클로로메탄은 0.03mg/L를 넘지 아니할 것
⑤ 디브로모클로로메탄은 0.1mg/L를 넘지 아니할 것
⑥ 클로랄하이드레이트는 0.03mg/L를 넘지 아니할 것
⑦ 디브로모아세토니트릴은 0.1mg/L를 넘지 아니할 것
⑧ 디클로로아세토니트릴은 0.09mg/L를 넘지 아니할 것
⑨ 트리클로로아세토니트릴은 0.004mg/L를 넘지 아니할 것
⑩ 할로아세틱에시드(디클로로아세틱에시드, 트리클로로아세틱에시드 및 디브로모아세틱에시드의 합으로 한다)는 0.1mg/L를 넘지 아니할 것
⑪ 폼알데하이드는 0.5mg/L를 넘지 아니할 것

(5) 심미적영향물질에 관한 기준

① 경도(硬度)는 1,000mg/L(수돗물의 경우 300mg/L, 먹는염지하수 및 먹는해양심층수의 경우 1,200mg/L)를 넘지 아니할 것. 다만, 샘물 및 염지하수의 경우에만 적용하지 아니한다.
② 과망간산칼륨소비량은 10mg/L를 넘지 아니할 것
③ 냄새와 맛은 소독으로 인한 냄새와 맛 이외의 냄새와 맛이 있어서는 아니될 것. 다만, 맛의 경우는 샘물, 염지하수, 먹는샘물, 및 먹는물공동시설의 물에는 적용하지 아니한다.
④ 동은 1mg/L를 넘지 아니할 것
⑤ 색도는 5도를 넘지 아니할 것
⑥ 세제(음이온 계면활성제)는 0.5mg/L를 넘지 아니할 것. 다만, 샘물・먹는샘물, 염지하수・먹는염지하수 및 먹는해양심층수의 경우에는 검출되지 아니하여야 한다.
⑦ 수소이온 농도는 pH 5.8 이상 pH 8.5 이하이어야 할 것. 다만, 샘물, 먹는샘물 및 먹는물공동시설의 물의 경우에는 pH 4.5 이상 pH 9.5 이하이어야 한다.
⑧ 아연은 3mg/L를 넘지 아니할 것
⑨ 염소이온은 250mg/L를 넘지 아니할 것(염지하수의 경우에는 적용하지 아니한다)
⑩ 증발잔류물은 수돗물의 경우에는 500mg/L, 먹는염지하수 및 먹는해양심층수의 경우에는 미네랄 등 무해성분을 제외한 증발잔류물이 500mg/L를 넘지 아니할 것
⑪ 철은 0.3mg/L를 넘지 아니할 것. 다만, 샘물 및 염지하수의 경우에는 적용하지 아니한다.
⑫ 망간은 0.3mg/L(수돗물의 경우 0.05mg/L)를 넘지 아니할 것. 다만, 샘물 및 염

지하수의 경우에는 적용하지 아니한다.

⑬ 탁도는 1 NTU(Nephelometric Turbidity Unit)를 넘지 아니할 것. 다만, 지하수를 원수로 사용하는 마을상수도, 소규모급수시설 및 전용상수도를 제외한 수돗물의 경우에는 0.5 NTU를 넘지 아니하여야 한다.

⑭ 황산이온은 200mg/L를 넘지 아니할 것. 다만, 샘물, 먹는샘물 및 먹는물공동시설의 물은 250mg/L를 넘지 아니하여야 하며, 염지하수의 경우에는 적용하지 아니한다.

⑮ 알루미늄은 0.2mg/L를 넘지 아니할 것

(6) 방사능에관한기준(염지하수의 경우에만 적용한다)

① 세슘(Cs-137)은 4.0 mBq/L를 넘지 아니할 것

② 스트론튬(Sr-90)은 3.0 mBq/L를 넘지 아니할 것

③ 삼중수소는 6.0 Bq/L를 넘지 아니할 것

3. 지하수

지하수란 지하의 지층이나 암석사이의 빈틈을 채우고 있거나 흐르는 물 즉, 생수를 말한다.

최근 생수의 시판이 허가됨에 따라 지하수 위생관리가 무엇보다 중요하다. 지하수의 적절한 개발·이용과 효율적인 보관·관리에 관한 사항을 정함으로써 공공의 복리증진과 국민경제의 발전에 이바지 할 목적으로 국가에서는 다음과 같은 지하수 시설의 설치기준과 허용기준을 따로 지하수법으로 정하였다.

생수(生水)에는 물 고유의 생명요소(生命要素)인 각종 "미네랄"과 용존산소(D.O)를 비롯하여 미생물을 함유하고 있다. 따라서 생수를 끓이면 유해세균을 살균할 수 있는 장점은 있어도 우리의 생명력에 유리한 "미네랄"이나 용존산소마저도 파괴되고 만다. 뿐만아니라 물속에 용해되어 있던 불순물(不純物)인 무기물질, 화학적오염물질 및 그 밖의 불쾌한 맛이나 냄새 등은 오히려 응축(凝縮)되기 마련이고, 이러한 물을 먹게 되면 체세포 내로 흡수되어 중추신경계에 축적하게 되며, 위장장애, 신장결석, 백내장 및 동맥경화 등의 병해를 초래한다. 뿐만아니라 죽은 세균들은 또 다른 미생물(세균)들의 영양분으로 재활용되어 번식을 증대시키게 된다. 그러니까 먹는물로서는 끓인 물 보다는 냉수(冷水)가 생리기능상 더 좋다는 결론이 된다.

요컨대, 생수(냉수)는 체세포 주변의 체액처럼 약알칼리성이며 화학구조상 그림에

서 보듯이 가열함으로써 6각고리형(ring form) 구조는 5개사슬형(chain form)이나 5각형고리형으로 변하고, 데운 물을 냉각시키면 다시 6각고리형물로 되돌아간다.

이러한 6각고리형물을 이른 바 육각수(六角水)라고 약칭해 부르기도 한다. 요컨대, “육각수”는 열용량이 크고, DNA나 RNA와 같은 생체 세포분자와의 친화성이 강하여 생명기능을 향상시키는데 활용되지만, 반대로 병변(病變)된 세포액에는 6각고리형으로 구조화되지 못한 5개사슬형이나 5각고리형 등의 물로 채워져 있음이 증명되고 있다.

1) 시설의 설치기준

(1) 지하수 개발 · 이용시설을 설치하는 경우

지표 또는 지하로부터 오염물질 유입을 방지하기 위해 다음과 같은 시설을 갖추어야 한다.

① 출수장치 · 유량계 등을 설치하여 지하수의 취수현황을 파악 할 수 있도록 한다.

② 지름 25밀리미터 이상의 수위측정관을 설치하여 지하수수위를 측정할 수 있도록 한다.

③ 지하수개발 · 이용시설을 설치하는 과정에서 굴착 등으로 인하여 깨어진 물질과 굴착시 사용된 물 등을 완전히 제거 한 후 소독한다.

④ 음용수를 개발 · 이용할 목적으로 설치하는 지하수 개발 · 이용시설의 자재는 한국산업규격이나 이에 상당하는 제품을 사용하여야 한다.

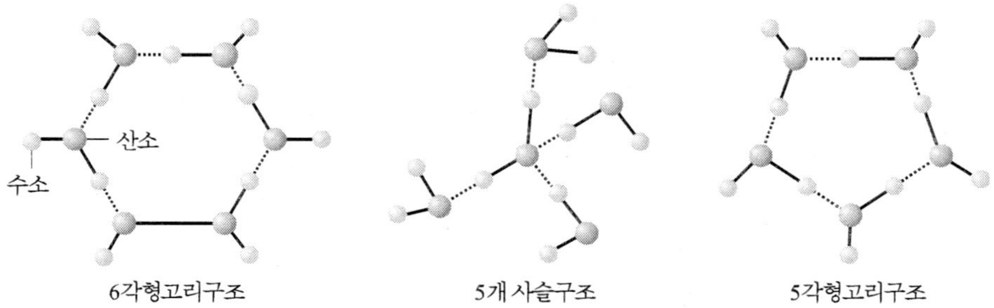

그림 1.10 ‖ 물의 화학구조

(2) 지하수개발 · 이용시설을 원상 복구하는 경우

오염물질의 유입이나 확산을 방지하기 위해서는 다음과 같은 방법으로 원상 복구하여야 한다.

① 지표하부에 설치되어 있는 보호벽이나 구멍이 많이 뚫린 관 등을 제거하여야 한다. 다만, 보호벽 등을 제거하기가 곤란한 경우에는 주변의 토양을 터파기한 후 지표로부터 깊이 1m이상 보호벽 등을 절단한다.

② 보호벽 등을 제거하거나 절단한 경우에는 당초에 굴착한 바닥부터 지표까지 시멘트슬러리 · 점토 등 물이 침투하기 어려운 재료로 되메움 한다. 다만, 지하수면의 하부에는 모래등 물이 침투하기 쉬운 재료를 주입할 수 있다.

㉠ 표준도(가형)

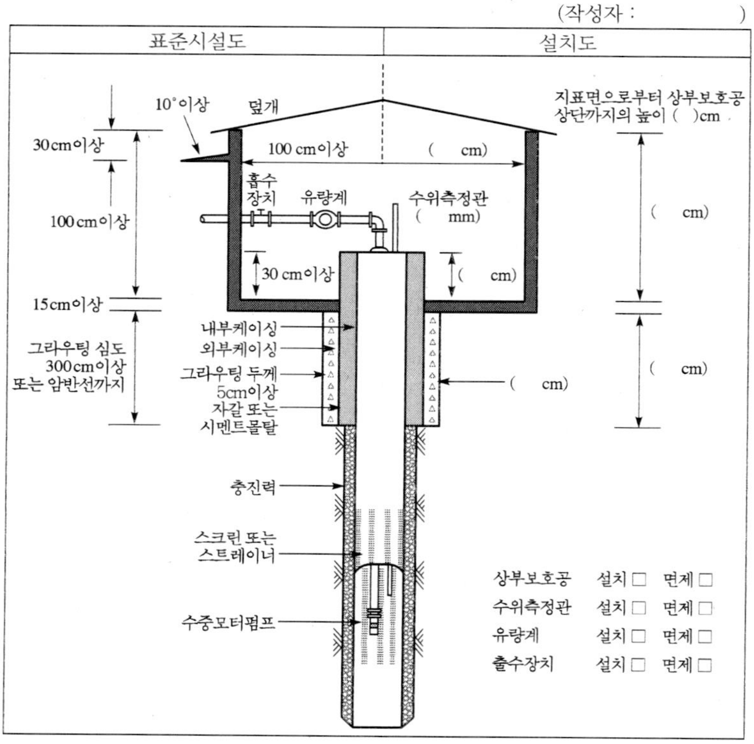

※ 가형 표준도는 스크린 또는 스트레이너를 설치하고 수중모터 펌프를 사용하는 경우의 표준도임.
※ 암반층 이하 깊이로 굴착하는 경우에는 설치도에 암반선을 표시하여야 함.
※ 설치도에 지표면의 위치를 표시하고 지표면으로부터 상부보호공 상단부까지의 높이를 기재하여야 함.
※ 이외 나형, 다형이 있음.

그림 1.11 ‖ **지하수개발 · 이용시설의 표준도**

(3) 지하수오염방지조치

지하수오염방지를 위하여 다음과 같은 지하수오염방지조치를 하여야 한다.

① 지하수개발 · 이용시설의 상부보호공 및 지표하부보호벽을 설치하고 지하수개발 · 이용시설의 주변에 일정한 경사도를 유지하여 지표 또는 다른 지하수개발 ·

이용시설로부터 오염물질이 유입되지 아니하도록 한다.

② 지하수개발 · 이용시설의 상부보호공안에 적산유량계 및 출수장치를 설치하여 지하수의 개발 · 이용량 및 수질을 측정할 수 있도록 한다.

③ 지하수개발 · 이용시설에 지하수 수위측정관을 설치하여 지하수 수위측정이 가능하도록 한다.

④ 정착된 동력장치를 이용하지 아니하는 농업용 또는 어업용 지하수개발 · 이용시설에 설치되는 토출관을 지표면으로부터 30cm 이상 높게하고, 그 토출량의 끝부분을 "ㄱ"자형으로 한 후 뚜껑을 씌워 오염물질이 유입되지 않도록 한다.

⑤ 기타 환경부장관이 지하수의 오염방지를 위하여 정하는 조치를 이행하여야 한다.

2) 지하수의 보전 · 관리

표 1.11 ‖ 먹는샘물 등 제조업자의 자가품질검사기준

구분	검사항목	검사주기	비고
먹는샘물 · 먹는염지하수	냄새 · 맛 · 색도 · 탁도 · 수소 이온 농도(5개 항목)	매일 1회 이상	
	일반세균(저온균 · 중온균) · 총대장균군 · 녹농균(4개 항목)	매주 2회 이상	3~4일 간격으로 실시
	분원성연쇄상구균 · 아황산환원혐기성포자형성균 · 살모넬라 · 쉬겔라(4개 항목)	매월 1회 이상	
	「먹는 물 수질기준 및 검사 등에 관한 규칙」 별표 1에서 정하는 모든 항목	매분기 1회 이상	
샘물 · 염지하수	일반세균(저온균 · 중온균) · 총대장균군 · 분원성연쇄상구균 · 녹농균 · 아황산환원혐기성포자형성균(6개 항목)	매주 1회 이상	
	「먹는 물 수질기준 및 검사 등에 관한 규칙」 별표 1에서 정하는 모든 항목	매분기 1회 이상	

주) 1. 샘물 · 염지하수에 대하여 매주 1회 이상 검사하는 미생물 항목 6개 항목의 어느 하나가 기준을 초과하는 경우에는 살모넬라 · 쉬겔라에 대한 검사를 3월간 매월 1회 이상 추가로 실시하여야 한다.
2. 먹는샘물 · 먹는염지하수 및 샘물 · 염지하수에 대하여 매분기 1회 이상 실시하는 검사항목 중 기준을 초과한 항목에 대하여는 6개월간 매월 1회 이상 검사해야 한다.
3. 염지하수의 방사능검사는 매년 1회 이상 실시하되, 수질기준을 초과한 경우에는 6개월간 매월 1회 이상 검사하여야 한다.

시 · 도지사는 지하수의 보전 · 관리를 위하여 다음 지역을 지하수보전구역을 지정하거나 그 지정을 변경할 수 있으며, 보전 구역 안에서 부당한 행위를 제한한다.

① 지하수를 이용하는 하류지역과 수리적으로 연결된 상류의 지하수함양지역

② 주된 용수공급원이 되는 대수층이 있는 지역

③ 대통령이 정하는 공공급수용 지하수개발·이용시설의 중심에서 대통령령이 정하는 반지름이내에 시설 설치제한에 해당하는 시설이 설치되어 수질저하가 우려되는 지역

④ 기타 지하수의 수량이나 수질의 보전에 필요한 지역

3) 지하수수질기준

음용수의 경우 먹는물관리법에 의한 먹는물수질기준에 준하며 지하수를 생활용수, 농업·어업용수, 공업용수로 나누는데, 각 경우의 수질기준은 표 1.12와 같다.

표 1.12 ‖ **지하수수질기준**

(단위 : mg/L)

항 목 \ 이용목적별		생활용수	농업·어업용수	공업용수
일반 오염물질 (5개)	수소이온농도(pH)	5.8~8.5	6.0~8.5	5.0~9.0
	대장균군수	5,000이하(MPN/100mL)	-	-
	질산성질소	20 이하	20 이하	40 이하
	염소이온	250 이하	250 이하	500 이하
	일반세균	1mL 중 100 CFU 이하	-	-
특정 유해물질 (15개)	카드뮴	0.01 이하	0.01 이하	0.02 이하
	비소	0.05 이하	0.05 이하	0.1 이하
	시안	불검출	불검출	불검출
	수은	불검출	불검출	불검출
	유기인	불검출	불검출	불검출
	페놀	0.005 이하	0.005 이하	0.01 이하
	납	0.1 이하	0.1 이하	0.2 이하
	6가크롬	0.05 이하	0.05 이하	0.1 이하
	트리클로로에틸렌	0.03 이하	0.03 이하	0.06 이하
	테트라클로로에틸렌	0.01 이하	0.01 이하	0.02 이하
	1.1.1-테트라클로로에틸렌	0.15 이하	0.3 이하	0.5 이하
	벤젠	0.015 이하	-	-
	톨루엔	1 이하	-	-
	에틸벤젠	0.45 이하	-	-
	크실렌	0.75 이하	-	-

3.3.3 ‖ 하수처리

인간의 일상생활 활동에서 발생하는 오수를 하수라고 하며 생활오수, 산업폐수, 우수(도시우수, 농경지 우수 등), 매립지 침출수 등을 말한다.

하·폐수 처리 방법은 크게 물리적, 화학적 및 생물학적 처리방법으로 구분할 수 있으며 일반적인 하수처리방법을 간략하면 다음과 같다.

- 예비처리 : 스크린·분쇄·침사·침전·여과·중화·응집 등
- 본처리(생물학적 처리)
  - 호기성 처리 – 활성오니법, 살수여상법, 산화지법, 접촉상법, 관개법 등 → CO_2발생
  - 혐기성 처리 – 부패조(septic tank)와 임호프탱크(im–hoff tank), 중온소화법 → CH_4발생
- 오니(찌거기)처리 : 육상투기, 해양투기, 소각, 퇴비화, 사상건조법, 소화법 등

1. 물리적 처리

1) 스크린(screen)

폐수처리시설의 예비적 첫 단계로서, 펌프 등 기계시설의 운전에 방해가 되는 물질을 제거하고 관이나 수로의 흐름을 양호하게 유지시켜 준다. 스크린은 망 눈의 크기에 따라 조망(coarse screen), 세망(fine screen)으로 구분하며, 구조상으로 봉(bar)형과 격자(rack)형으로 나눈다.

2) 침사(grit chamber)

폐수내에 모래와 같은 물질을 침전제거하여 기계의 마모나 다른 물질이 끼는 것을 방지한다. 아울러 관이나 수로 내에 협잡물의 침전방지와 포기조나 소화조의 수위상승을 방지한다. 침사지의 형태로는 수평형(horizontal–flow type), 포기형(aerated type), 사이크론형(cyclone type) 등이 있다.

3) 유량조정조(flow equalization tank)

시간의 변화에 따른 폐수의 유량 및 농도의 변화를 최소화하는 것이 목적이며 균등조 또는 혼화조라고 한다.

4) 침전지(sedimentation tank)

폐수내의 침전 가능한 물질을 침전제거 시키며, 보통 1차 침전지의 처리효율은 SS 50～70%, BOD 20～50% 정도이다. 2차 침전지는 포기조에서 합성된 미생물을 침전

제거시킨다. 침전지의 형상은 모양에 따라 원형, 장방형, 정방형으로 구분한다.

5) 부상지(flotation tank)

침전과는 반대로 물보다 비중이 적은 입자를 표면으로 뜨게 해서 제거하는 방법이다. 부상법에는 공기의 주입형태에 따라 공기부상(air-flotation), 용존공기부상(dissolved air flotation), 진공부상(vacuum flotation) 등이 있다.

6) 여과(filtration)

여과는 공극이 있는 매질층에 물을 통과시켜서 부유물을 제거하는 방법으로 여재로는 모래, 무연탄, 규조토 혹은 세밀히 짜여진 섬유 등이 사용된다. 일반적으로 여과방법은 완속여과, 급속여과로 구분한다.

2. 화학적 처리

화학적 처리방법으로는 중화, 응집, 산화 및 환원, 이온교환, 흡착, 추출, 살균 등이 있다.

1) 중화(neutralization)

폐수의 화학적 처리 중 일반적으로 쓰이고 있는 것의 하나가 중화이며 또한, pH조정이다. 중화한 산과 염기를 가하여 염과 물을 생성케 하는 반응을 말하며, 과도한 산성 또는 알칼리성을 반대물질의 약품으로 화학적으로 처리하여 제거하는 것을 말한다.

2) 응집(coagulation)

응집이란 폐수에 약품을 가해 플록(floc)을 형성시켜서 침전하기 쉬운 형태로 만드는 것이며, 이로 인해 부유물질이나 콜로이드 물질을 흡착이나 기계적응집으로 제거하는 것이다.

3. 생물학적 처리

유기성폐수의 생물학적 처리(본처리) 방법은 다음 표 1.13에서처럼 미생물의 조 내에 존재형태에 따라 부유성장(suspended growth)과 부착성장(attached growth)으로 대별되며 또, 산소공급의 유무에 따라 호기성처리와 혐기성처리로 나눌 수 있다.

표 1.13 ‖ 주요 생물학적 처리방법

처 리 공 법		
부유성장 (suspended growth)	호기성처리 (aerobic treatment)	재래식활성오니(슬러지)법(conventional activated sludge), 계단식포기법(step aeration), 점감식포기법(tapered aeration), 접촉안정법(extened aeration), 수정포기법(modified aeration), 고속포기법(highrate aeration), 순산소포기법(pure oxygen aeration), 호기성연못법(aerobic pond), 산화구(oxidation ditch), U-Tube법, Deep- Shaft법
	혐기성처리 (anaerobic treatment)	혐기성소화(anaerobic digestion), 혐기성연못법(anaerobic pond), 혐기성접촉법(anaerobic contact)
	호기-혐기처리 (aerobic-anaerobic treatment)	호기-혐기활성슬러지법(aerobic-anoxic activated sludge)
부착성장 (attached growth)	호기성처리 (aerobic treatment)	살수여상법(trickling filter), 회전원판접촉법(rotating biological contactor), 침지형생물막법(sub-merged biofilm process), 유동충생물막법(fludized bed biofilm)
	혐기성처리 (anaerobic treatment)	혐기성회전원판접촉법(anaerobic rotating bio-logical contactor), 상향류혐기성슬러지층 · 여상법(upflow anaerobic sludge blank- filter), 혐기성생물막유동층법(anaerobic biofilm fludized bed)

1) 살수여상법(trickling filter method)

침사지에서 흙 · 모래 등을 침전시키는 과정은 침전방류법과 같다. 다른 점은 침전지가 1단계 · 2단계 침전지로 나뉘어 있고 그 중간에 여상이 있어 고속으로 살수하여 침전물을 여과시키는 단계가 있는 점이 다르다.

2) 활성오니법(activating sludge method)

활성오니법은 하 · 폐수의 처리효과가 가장 큰 방법이다. 처리방법과 과정은 살수여상법과 거의 비슷하다. 다른 점이 있다면 1단계 침전지와 2단계 침진지 사이에 여상 대신에 포기조가 있는 것으로 2단계 침전지의 호기성 세균 즉, 활성오니를 포기조로 보내어 생물학적 처리를 하여 하 · 폐수 처리효과를 높인다. 활성오니를 또한, 소화조인 임호프탱크(imhoff tank)로 보내져서 오니의 소화를 촉진시킨다. 이 원리는 재래식 막걸리를 만들 때 기존의 막걸리를 술독에 부어 시간을 단축하는 원리와 같다.

이상을 각각 그림으로 표시하면 아래와 같다.

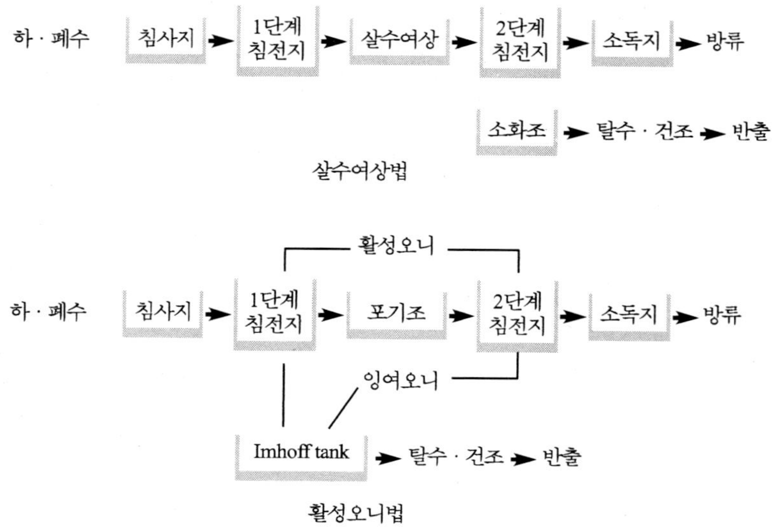

그림 1.12 **생물학적 주 하수 · 폐수 처리과정**

이때 폐수종말처리시설에서 방류되는 수질기준은 수질 및 수질 생태계 보전에 관한 법에서 규정하고 있다.

4. 무기유해물질의 처리

1) 구리(Cu)

구리의 처리법은 수산화물로 침전제거하는 방법이 사용되고 있으나 황화구리에 의한 회수처리와 이온교환수지에 의한 회수처리도 많이 보급되어 있다.

2) 아연(Zn)

아연의 대표적인 처리법은 수산화물로 침전제거하는 방법과 회수하는 방법이 있다. 이외에 이온교환법 등도 검토되고 있다.

3) 카드뮴(Cd)

카드뮴은 수산화물로 응집침전하는 방법이 가장 많이 사용되고 있다. 이론적으로는 탄산염이나 황화물 형성법이 효과적인 것 같으나 실제로는 미세콜로이드화 때문에 탈수가 어려워 사용하는 예는 별로 없다. 이외에 광산 폐수처리에는 크산틴염(xanthate) 처리에 따른 부상제거법이 쓰이고 있다.

4) 납(Pb)

납을 함유하는 폐수의 처리로 잘 이용되는 방법은 수산화물로 응집침전하는 방법과 이온교환법의 두 가지가 있으나 그 어느 경우에도 냉각수 등 다른 폐수와 혼합하지 않고 단독으로 처리하는 편이 건설비 및 유지관리비를 절약할 수 있다.

5) 크롬(Cr)

크롬 도금액이나 크롬산염 처리액 등에서 배출되는 폐수성분은 6가크롬의 크롬산이 대부분이다. 이러한 폐수는 응빕·침전 처리하여도 6가크롬은 거의 제거가 안된다. 우선 6가크롬을 3가크롬으로 환원시킨 후 중화하여 수산화물로 응집·침전하는 방법과 이온교환법이 흔히 사용된다.

6) 시안(CN)

시안처리에 대하여 많은 연구가 이루어졌으나 실제로 사용하고 있는 대표적인 처리방법은 다음과 같은 것이 있다. 알칼리염소 2단계처리, 전해법, 포기법(산성조건에서), 오존산화처리법, 이온교환법, 착염법, 생물처리법 등이 있으나 가장 널리 사용되고 있는 것은 알칼리 염소 2단계 처리법이며, 포기법, 전해법 및 착염법도 일부에서 사용하고 있다.

3.4 의복보건

3.4.1 의복의 정의

의복이란 신체의 표면과 의복의 대외 표면간을 구성하고 있는 한정된 공간으로, 여러 벌의 피복이 한 벌의 복장을 이루는 것을 말한다.

일반적으로 의복은 바지형의 북방계의복과 스커트형의 남방계의복으로 나누는 것이 보통이다. 북방계의복과 남방계의복은 이러한 외형적 특성 이외에도 북방계의복은 추위로부터 체온을 보호한다는 생존본능적 목적이 있고, 남방계의복은 자신의 신체 일부를 보호한다는 종족보존적 의미가 있다. 북방계의상의 색상이 단조로운 반면에 남방계의상은 색상이 상당히 원색적이고 다양하다. 이것은 남방계의 자연환경이 원색적이고 다양하기 때문에 보호색을 띄우기 위하여 다양하다는 이외에 바로 장식성 의상이라는 점에서 다양해졌다고 본다.

3.4.2 | 의복의 목적

인간이 의복을 입는 첫째 목적은 체온조절에 있으며, 두 번째 목적은 생식기의 보호에 있다. 추울 때 몸을 감싸 체온을 유지하고 더울 때 직사광선을 막아 더위를 피하는 생존본능의 목적으로 의복을 입었다. 또한, 인간이 직립보행을 함에 따라 생식기가 외부로 노출되자 이를 보호하여 종족을 보호하자는 종족보존의 본능 목적에서 의복을 입었다.

학자에 따라서는 오염된 환경으로부터 신체를 청결히 지킨다는 신체청결의 목적, 외상이나 해충 등으로부터 신체를 지켜준다는 신체에 대한 봉사(보호)의 목적, 작업복이나 제복처럼 사회적 신분을 나타내기 위한 사회생활목적 또는 수치스러운 곳을 가린다는 장식목적 등을 들고 있으나, 이들은 엄밀한 의미에서 목적이라기보다는 옷을 입음으로써 얻어지는 부차적 효과라고 보는 것이 타당하다.

3.4.3 | 의복의 조건

의복의 목적은 체온조절과 신체보호에 있다고 가정할 때, 의복과 보건과의 관계에서 과연 어떠한 옷을 입어야 할 것인가 또는 사회생활의 일환으로서의 옷은 어떻게 입어야 할 것인가를 고려해야 한다. 첫 번째 체온조절의 측면에서, 겨울철에는 보온능력이 뛰어나야(방한력 : 보통 작업복은 1 CLO, 방한화 2.5 CLO, 방한 장갑 2 CLO, 가장 좋은 것은 4 CLO로써 그 의복의 두께는 약 2.6cm 정도)하며, 열의 대류작용도 뛰어난 섬유여야 하고(대류성), 풍성하여 피부와 옷과의 일정 공간을 유지해야(함기성) 하는 동시에 피부의 촉감이 따뜻하고 부드러우며(촉감도), 지나치게 무겁거나 부피가 크지 말아야 한다(양질감).

여기서 CLO는 방한력을 표시하는 단위이나 이는 열차단단위로서 기온 21℃, 습도 50%, 기류 100 feet/min(5cm/sec)에서 신진대사율이 50kcal/m^2/hr로 피부온도가 33.3℃로 유지되어 쾌감을 느끼는 데 필요한 의복의 방한력을 1 CLO$\left(1\,\mathrm{CLO} = \dfrac{0.18℃}{\mathrm{cal/m^2/hr}}\right)$로 하고 있다.

여름철에는 공기나 바람이 잘 통할 수 있어야 하며(통기성), 땀이나 수분 등이 잘 흡수되고(흡수성), 가볍고 간편하며(간편성), 촉감이 까슬까슬하면서 시원해야 하고(촉감도), 세탁이 용이해야 한다(세탁용이도).

둘째로 신체보호의 측면에서, 피부에 손상을 주지 않는 섬유로서 피부질환을 일으키지 않으며 특수상황에서 신체를 보호해야 하는 섬유여야 하고, 활동이나 작업에 알맞아야 하고, 지나친 피복압이 없어야 한다.

셋째로 외관상의 측면에서, 신분, 연령, 직업 등에 알맞아야 하며 디자인, 색상, 계절감각과 활동 및 작업에 걸맞아야 하고, 신체조건과 시대감각에 알맞아야 한다.

이상 세 가지 측면에서 이상적인 옷의 조건을 살펴봤다. 앞의 체온조절의 측면과 신체보호의 측면에서 본 이상적인 의복의 조건은 착용자에게 알맞은 조건이고, 뒤의 외관상의 측면에서 본 의복의 조건은 그 의복을 착용한 모습을 보는 제3자의 입장에 본 조건이다.

외관상의 측면에서 본 의복은 환경보건과 직접 관계가 없다고 생각하기 쉬우나 제3자에게 혐오감을 주거나 불쾌감을 주어 정신적으로 피곤하게 하므로 환경보건상 무시할 수 없다.

의복 이외의 모자, 구두, 양말 등의 악세사리도 대강 의상조건과 같은 것이라면 별 무리가 없다.

이외에도 의복과 신체표면과의 사이에는 소위 의복에 의한 의복기후가 형성되며, 체온조절에 직접적인 영향이 있다. 즉, 공기의 열전달율은 아주 작아서 피복층 사이에 있는 공기의 두께가 약 1cm인 경우에 보온효과가 가장 크고, 1cm 이상일 때는 대류가 활발히 일어나 보온효과를 감소시킨다. 의복기후는 안정시 기온이 32±1℃이고, 습도는 50±10%, 기류 10cm/sec 이하인 경우에 쾌감을 느낄 수 있으며, 보행시에는 대체로 기온 30±1℃, 습도 45±10%, 기류 40cm/sec에 쾌감을 느낄 수 있다. 사람에 따라 다르지만 대체적으로 안정시에는 30℃ 이하에서는 냉감이, 34℃ 이상에서는 더운 감이 들며, 보행시(50m/분)에는 20℃ 이하에서 냉감이, 30℃ 이상에서 더운 감이 든다. 의복에 의해 체온을 조절할 수 있는 범위는 10~26℃로서 10℃ 이하에서는 난방을, 26℃ 이상에서는 냉방을 필요로 한다.

또한, 의복은 중량이 알맞아 경쾌해야 한다. 겨울철은 남자 6~7kg 여자 5~6kg,

여름철은 남자 3∼4kg 여자 2∼3kg 정도가 좋으며 전 중량이 5kg이 초과하면 활동이 부자연스러워진다.

그리고 의복은 신체 각 부위의 운동에 중요한 관계가 있어 항상 일부 국소에 작용하여 신체각부의 운동을 방해하며, 내장과 각 기관의 변위를 초래하고 생리기능에 영향을 줄 수 있으므로(corset, 혁대, 구두끈 등) 피복압을 일으키기 않도록 주의해야 한다.

3.5 주택보건

3.5.1 주택의 보건학적조건

특수한 지역이나 경우를 제외하면 일반적으로 인간은 최소한 하루 12시간 이상을 실내의 활동공간이나 주거공간에서 생활하게 되어 있다. 따라서 이러한 공간조건이 인체에 미치는 영향은 대단히 크므로 공간조건 여하에 따라 환경보건에 미치는 영향도 무시할 수 없다.

주거공간의 조건은 인간에게 육체적·정신적으로 지대한 영향을 미치게 되므로 주거공간은 잘 고려되어 건축하여야 한다. 특히, 주택의 경우 손쉽게 바꿀 수도 없는 일이요, 자신을 비롯하여 전가족의 생활의 터전인만큼 더욱 여러 면에서 고려되어야 한다. 더욱이 4계절이 뚜렷하고 그 기간이 같은 우리나라의 경우 이에 알맞도록 경제적으로 냉난방 시설을 교체할 수 있어야 한다.

주거·활동공간의 최적온도는 16∼18℃(취침시 14∼16℃, 온돌에서는 12∼14℃), 습도는 40%, 실내의 온도와 외부 온도와의 차이는 5∼7℃가 가장 위생적이며, 1인당 침실 면적은 $4m^2$, 기적은 $10m^3$가 적당하다.

3.5.2 이상적인 주거 및 활동공간

이상적이고 보건학적인 주거환경은 계절에 관계없이 체온을 유지할 수 있어야 하며 비, 눈, 바람 등을 피할 수 있어야 하고 활동과 주거생활에 경제적 부담이 적어야 하고, 모든 건축재료가 인체에 해가 없어야 하고, 활동 및 주거생활에 알맞는 공간이 확보되어야 하고, 천재지변을 가급적 피할 수 있어야 하고, 자체의 중압을 견딜 수 있도록 튼튼해야 하고, 활동 및 주거지의 교통조건이 좋아야 하고, 주위의 여러가지 환경 여건이 좋아야 하고, 경제적 가치가 떨어지지 않는 위치여야 하고, 미적인 구성을 유지하면서도 짜임새 있는 공간이어야 하고, 일조도가 우수해야 하고, 지하수위는 1.5m 이상 3m 정도이고, 좋은 수질의 먹는물을 얻을 수 있고, 하수의 처리가 편리하여야 한다.

3.5.3 | 주택환기(Ventilation)

환기란 오염된 실내공기를 신선한 실외공기와 바꾸어 인체 유해작용을 방지하는 수단이다. 환기는 자연환기와 인공환기 등의 방법이 있다.

자연환기는 자연환기의 원동력 즉, 실내·외의 온도차, 기체의 확산력, 외기의 풍속에 의하여 자연적으로 환기가 이루어지는 것을 말한다. 여기서 온도차에 의한 자연환기 현상을 중력환기(gravity ventilation)라고 하며, 방의 하반부에서 들어오는 공기와 상반부에서 나가는 공기의 압력이 영(zero)인 면을 중성대(neutral zone)라고 하며 중성대가 천정 가까이에 형성될수록 환기가 잘 된다.

인공환기는 자연환기가 불가능한 공장, 빌딩, 선박, 탄광 등에 인공적 즉, 동력으로 환기를 시키는 방법을 말하며 공기조정법, 배기환기법, 송기식환기법, 평형식환기법 등이 있다. 그리고 실내에서 1인당 필요한 표준소요환기량은 실내에 담배연기나 유해가스가 없을 경우 $17m^3/hr$, 일반위생에서는 $30m^3/hr$이다.

3.5.4 | 난방과 냉방

쾌적한 실내온도를 유지하기 위하여 인공적으로 난방 또는 냉방을 한다. 건강한 사람의 신체는 계절에 따라 변하는 기온의 차에도 적응이 가능하게 되므로 너무 난방과 냉방에 의존하는 것은 건강상 좋지 않을 뿐만 아니라 에너지절약 면에서도 바람직하지 않다.

1. 난방

이상적인 난방조건은 실내를 골고루 따뜻하게 하여야 하고, 유해가스 또는 매연을 발생시키지 않아야 하고, 습도가 떨어지지 않도록 해야 하고, 온도조절이 가능하여야 하고, 비용이 저렴하여야 하고, 화재의 위험이 없어야 한다.

난방방법에 국부난방 및 집중난방이 있으며, 집중난방은 비용이 들기는 하지만 안전하고 건강에 좋다.

난방시에는 너무 건조하지 않도록 주의해야 할 필요가 있으며 온도는 20℃ 정도가 적당하다.

2. 냉방

습도를 내린 만큼 또는 바람을 보내는 것으로도 감각온도는 내려가고 쾌적하게 느껴진다. 냉방의 온도가 낮고 바깥 기온과의 차이가 클 때(5~7℃가 적당) 또는 찬바람을 직접 계속적으로 맞게 될 때에는 냉방병에 걸리게 되며 복통, 설사, 요통, 신경통 등을 일으키고 감기에도 걸리기 쉬워진다.

3.5.5 | 햇빛과 채광성

채광이라 함은 자연채광을 말하며 주간의 태양광선에 의하여 실내의 밝기를 유지하는 것이다. 주거에 충분한 햇빛을 얻기 위해서는 원칙적으로 남향이 좋지만 동으로 18도, 서쪽으로 6도까지 무방하다.

1. 자연채광

자연채광의 소요량은 100~1,000 Lux 정도이며 그 이상은 불필요하다. 인공조명은 10~50 Lux이며 서한도는 10 Lux이다.

1) 천공광(sky light)

자연 광원인 태양에너지에 의한 빛으로 이것이 하늘에서 구름과 먼지 등으로 확산되어 교란하는 빛을 말한다.

2) 주광(day light)

태양의 직사광과 천공광 모두 합한 것을 주광(晝光)이라고 하며, 이것의 조도를 가리켜서 총도(總度, total light)라고 일컫는다.

3) 자외선(ultraviolet ray)

태양 복사광 중에서 파장이 280~400nm의 범위로 이 중에서 280~320nm(2,800~

3200 Å)인 것은 인체건강과 밀접한 관계가 있으며, 일명 Dorno선(건강선)이라고도 하며 살균작용을 한다. 자외선이 투과물을 투과할 경우, 투과물 종류와 상대에 따라 투과율이 다음과 같이 다르다.

표 1.14 | 자외선의 투과율표

재료	두께(mm)	투과율(%)	재료	두께(mm)	투과율(%)
보통유리	2.0	0	비닐판	2.0	40~70
Vita 유리	2.0	36	창호지	-	4.3~20
Corex 유리	2.3	90	셀로판	-	76

4) 적외선(infrared ray)

파장이 760nm 이상의 것으로 일명 열선이라고도 한다. 적외선은 조직의 심부까지 침투하고 태양이 복사광선 중 가장 강하다.

5) 가시광선(visible ray)

파장이 380~760nm 범위의 것으로 강력할 때에 시력장애, 시야협착 현상이 일어나고, 어두운 곳에서 순응능력이 저하되기도 한다.

2. 주택의 채광성

주택의 조건에서 태양광선은 살균작용, 신진대사의 촉진, 비타민 D의 합성, 자연난방 등 인간의 보건에 깊은 관계가 있다. 즉, 채광은 주택의 실내온도와 밝기에 밀접한 관계가 있으므로 주택의 실내온도가 쾌적하고 조명도가 밝으면 자연히 그곳에 거주하는 사람도 명랑한 가정생활 할 수 있다. 채광도가 떨어져 실내온도가 낮고 어두우면 그곳에 사는 사람이 우울하게 되며, 반대로 지나치게 덥다든지 밝으면 신경질적으로 변하게 된다. 지상에서의 태양조도는 약 100,000 Lux이고, 건물의 창 내측에서는 약 2,000 Lux이다.

흔히 남향 주택을 이상적으로 생각하는 것은 더운 여름에는 실내에의 채광도가 낮고 채광 면적이 좁아 시원하고, 겨울에는 반대로 채광도가 높고 채광면적이 넓어 깊숙이 채광되어 따뜻하고 밝기 때문이다.

채광면적은 창문의 위치와 크기 · 채광의 방법 등에 따라 다르지만 창문의 길이에 대한 변화율보다 창문의 높이에 따른 변화율이 더욱 크다. 일정공간에 대한 이상적인 창문의 면적은 방바닥 넓이의 1/7~1/5이 가장 이상적이고, 입사각 27°이상, 개각 4~5°이상이 적합한데 개각 1°의 감소를 입사각(앙각)으로 보충하려면 2~5°의 증가가 필요하다. 보통거실의 안쪽 길이는 바닥에서 창틀 윗부분의 1.5배 이하인 것이 좋다. 그리고 유리창이 청결하다 하더라도 10~15% 조도가 감소되며, 유리창을 깨끗이 닦은지 10일 후에는 35~40% 30일 후에는 80%가 감소한다.

창틀의 넓이는 일조량과 관계가 있으며, 동서로 난 창은 폭이 좁고 높아야 하고, 정남북향 창은 평등하게 하는 것이 좋다. 또한, 창은 보온과 방음을 위하여 2중창으로 하며, 2중창의 내・외창 간격은 5cm로 유지하는 것이 좋다.

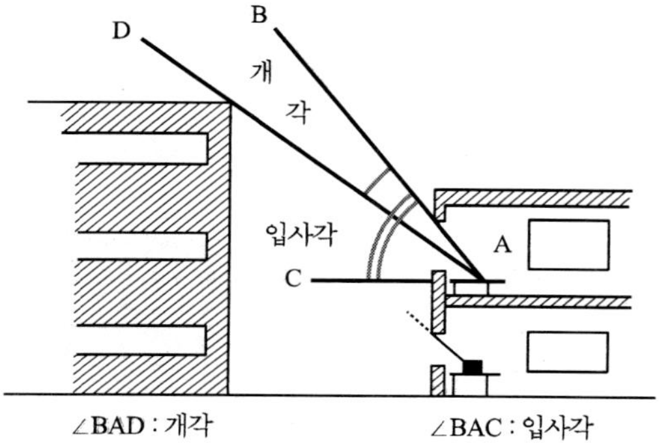

그림 1.13 **입사각과 개각**

3.5.6 인공조명

인공조명이란 인위적인 방법으로 밝기를 조종하여 채광효과를 내는 것을 말한다. 자연채광은 온도와 밝기, 피부건강 등에 관계가 있지만 인공조명에서는 밝기 이외에는 관계가 거의 없다는 점이 근본적으로 다르다.

1. 인공조명기구의 종류

1) 백열등

유리구 안에 필라멘트를 봉입하여 전류를 통하는 조명기구로 역사가 가장 오래며, 온도가 높아짐에 따라 백광(白光)이 되며, 전구의 광도가 증가한다.

2) 형광(방전)등

자외선을 방사하는 방정관의 관벽에 형광물질을 칠한 조명기구로 백색에 가까운 빛을 얻을 수 있다. 백열등·수은등보다 조명효율이 높아 1/3~1/4의 전력으로 백열등·수은등과 같은 조도를 얻을 수 있다. 형광물질의 교환에 따라 색상교환이 용이하고, 수명은 백열등의 약 7배나 된다.

그러나 전압이 낮으면 전기가 들어오지 않고, 보조기구가 필요하며, 빛이 흔들리고, 색상이 선명하지 않는(주로 적색계통) 단점이 있다.

3) 수은등

방전시의 수은증기압 여하에 따라서 저압수은등·고압수은등·초고압수은등으로 분류할 수 있다. 형광수은등은 일반수은등의 청색에 백색을 가한 것으로 조명도가 높아 야외 작업장, 운동장 등 넓은 장소의 조명에 주로 사용된다.

4) 나트륨등

나트륨증기를 넣은 방전등으로 조도는 높으나 광색이 등황색 이어서 색의 식별이 곤란한 단점이 있다.

이외에도 LED전등 등 여러가지가 이용되고 있다.

2. 인공조명방법

조명의 부위에 따라서 전체조명과 국소조명으로 나누며, 조명방법에 따라서 직접조명(조명기구에 직사광을 비치는 조명), 간접조명(조명기구에서 반사광으로 비치는 조명 : 이상적인 조명), 반간접조명(반사광과 직사광을 병행해서 비치는 조명)으로 분류한다. 그리고 기술에 따라서 일반조명과 특수조명이 있다.

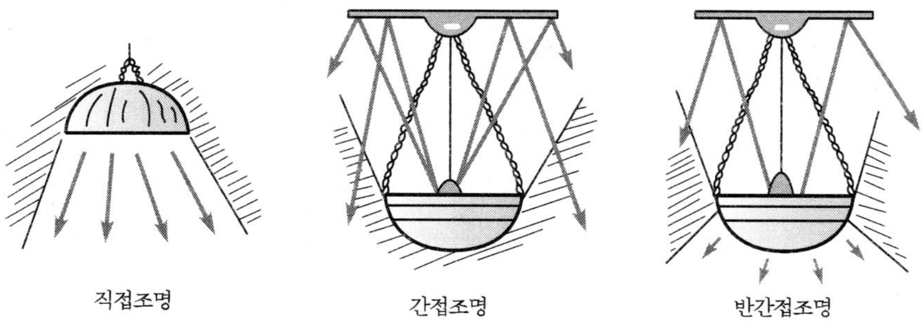

그림 1.14 ‖ 조명방법의 예

표 1.15 ‖ **작업방법에 따른 기준조명도**

작업구분	기준조명 Lux
초정밀작업	750 Lux 이상
정밀작업	300 Lux 이상
보통작업	150 Lux 이상
기타작업	75 Lux 이상

3. 인공조명시에 고려해야 할 사항

인공조명을 하고자 할 때 고려해야 할 것은 작업상 충분히 조도를 낼 수 있도록 할 것, 주광색에 가까운 광색으로 조도를 높여 줄 것, 조명시 유해가스가 발생하지 않을 것, 폭발 또는 발화성이 없고 취급이 간편하며 경제적일 것, 조명도를 균등히 유지하도록 해줄 것, 가급적 간접조명이 되도록 설치할 것, 작업방법과 장소에 따른 기준 조명도를 유지해줄 것, 빛은 작업자의 좌상방에서 비출 것 등이다.

4. 채광 및 조명과 환경보건의 관계

채광과 조명이 환경보건을 치명적으로 크게 해치는 경우는 거의 없다. 그러나 채광과 조명은 생활공간 및 주거공간에서는 명랑한 생활을 영위할 수 있느냐의 문제가 달려 있고, 작업장에서는 부적당한 조명으로 안구진탕증, 근시, 안정피로, 전광성안염, 백내장과 작업능률저하 및 재해발생 등 보건외적인 문제까지 발생한다.

앞에서도 간단히 언급했듯이 채광과 조명 사이에는 환경보건학적인 면과 심리적인 면에서 다르게 효과가 나타나므로 이의 선택에는 작업상의 능률과 환경보건학적인 측면에 대한 깊은 고려가 있어야 한다.

조도의 변화는 환경보건학적인 면보다 심리적인 면에 더 깊게 작용한다. 조도가 필요 이상으로 높든지 낮으면 심리적 변화를 가져온다. 그러므로 작업장에서의 조도는 작업능률적인 면에서 신중히 배려되어야 한다

그리고 조도가 필요 이상으로 높을 경우에는 심리적으로 불안정하여 모두가 흥분하기 쉽다. 운동경기장, 단순육체노동작업장, 무엇인가를 과시하기 위한 토론장이나 대회장 등에서는 기대이상의 효과를 얻을 수 있다.

반면에 조도가 필요이상으로 낮을 경우에는 주의 집중력은 높아지지만 심리적으로 위축되고 우울해진다. 진지한 토의장, 정신작업장, 도서실 등에서 큰 효과를 얻을 수 있다.

3.6 공공장소보건

3.6.1 수영장

1. 해수욕장

1) 해수욕장의 수질오염 원인

해양이 오염되는 주 원인은 분뇨투기로 인한 오염, 유입하천에 의한 오염, 연안배수로 인한 오염, 해수욕장 주변 공장이나 각종 작업장에서 일하는 사람의 몸에 부착된 유독 화학물질을 잘 씻지 않고 바닷물에 들어가 수영을 함으로써 해양을 오염시키는 수영장에 의한 오염 등이 있다.

2) 해수욕장의 수질기준

「해수욕장 수질기준 운영지침」의 규정에 따라 실시하는 해수욕장의 수질조사에 대하여, 표 1.16 조사항목별조사표에서 정하는 바에 따라 개별조사 항목의 조사결과에 해당하는 점수를 도출하고 이를 합산한다. 합산된 점수를 조사 기간별로 산술평균하여 해당 조사기간의 해수욕장의 수질상태를 대표하는 총점을 산출한다. 산출된 조사기간 수질이 해수욕에 적합한지 여부를 확인한다(표 1.17 해수욕장 수질 기준). 단, 조사기간 중에 조사된 대장균군수 평균이 1,000 MPN/100mL 이상인 경우는 산술평균된 점수와 상관없이 해수욕장의 수질로서 부적합한 것으로 한다.

표 1.16 ‖ **조사항목별 점수표**

점수	기 준			
	부유물질량 (mg/L)	화학적 산소요구량 (mg/L)	암모니아질소 (mg/L)	총인 (mg/L)
1	10 이하	1 이하	0.15 이하	0.03 이하
2	20 이하	2 이하	0.3 이하	0.05 이하
3	30 이하	4 이하	0.5 이하	0.09 이하
4	30 초과	4 초과	0.5 이하	0.09 초과

※ 적용특례 : 부유물질량에 대한 조사결과는 서해안에 위치한 해수욕장에 대하여는 아래표의 점수를 적용한다.

부유물질량(mg/L)	20 이하	30 이하	40 이하	40 초과
점수	1	2	3	4

표 1.17 **해수욕장수질기준**

수질기준	적합	관리요망	부적합
총점	4~8	9~12	13~16

2. 하천수영장

각종 유독성 공장폐수를 비롯하여 도시하수 및 분뇨 등이 직·간접으로 하천에 유입되어 오염되기 쉬우며, 이러한 물에서 수영을 함으로써 눈병이나 소화기계통의 수인성감염병 발생률이 높아질 수 있다. 특히, 하천은 상류지역보다도 하류지역에서의 오염도가 더 높을 뿐만 아니라 질병발생의 가능성도 높은 것이 상례이다.

3. 풀(Pool)장

1) 오염경위

풀장을 오염시키는 원인으로서는 크게 나누어 사용수 자체에 의한 오염과 수영자에 의한 오염을 들 수 있는데, 앞의 것은 수돗물이나 지하수에 의한다고 보기보다는 분뇨와 공장폐수 및 농업배수나 농약 등에 의하여 이미 오염된 하천수나 해수(海水)를 사용했을 때 문제가 되며, 다음 것은 수영자의 가래침, 분뇨, 땀, 콧물, 몸때를 비롯하여 심지어는 수영복에 부착된 각종 병원미생물에 의한 오염이 문제된다. 따라서 가래침에서는 결핵균이나 아데노바이러스(adenovirus)가 문제되며 피부로부터는 포도상구균, 연쇄상구균, 사상균 및 화농균 등이 오염될 수 있고 안질환자의 눈으로부터는 트라코마바이러스(trachoma virus)의 오염이 가능한 동시에 아데노바이러스(adenovirus)에 의한 유행성각결막염(keratoconjunctivitis epidemica) 등이 감염 발병될 수 있다.

2) 예방대책

위에서 언급한 바와 같이 각종 감염 기회가 많으므로 풀장 물의 철저한 위생관리에 힘써야 한다. 따라서 폴리오바이러스 유행의 가능성이 많을 때에는 풀장을 폐쇄할 필요가 있으며 특히, 풀장 물은 수량이 한정되어 있어 단시간 내에 오염되기 쉬우므로 항시 청결하게 하고 각종 위생관리에 철저해야 한다. 풀장의 소독에는 10~15%의 sodium thiosulfate가 적당하다.

3) 위생관리방법

풀장의 위생관리방법으로는 다음의 네 가지가 주로 사용된다.

(1) 환수식

풀장을 정화・소독할 때에 완전 환수를 함으로써 물리・화학적 수질오염의 청결문제는 해결될 수 있겠으나 세균학적 청정을 기대하기는 어려운 것이 단점이다. 요컨대 그러한 단점이 있다 해도 환수를 하면 위생적일 뿐더러 물의 정화가 가능하나 경제적 부담이 큰 것이 영업상 문제가 된다.

(2) 표백분수면살포법

표백분을 살포한 다음 10분간 0.1ppm의 잔류염소량이 소모되기 때문에 적어도 1시간마다 한번씩 표백분을 살포해 주어야 하므로 비경제적일 뿐더러 노력(인력)낭비의 단점이 있다.

(3) 주입식소독법

이 방법은 표백분이나 차아염소산나트륨 등을 사용하므로 조작하기가 간단한 동시에 세균학적 청정도 함께 기대할 수 있을 뿐만 아니라, 소독시설비와 유지비가 적게 들어 경제적인 반면에 물리화학적 오염의 청정이 어려운 점이 있으므로 적시에 환수할 필요가 있다.

(4) 순환식

이 방법은 순환여과와 소독을 병행하는 방법으로서 물리・화학적 오염과 물질의 세균학적 오염의 청정에는 좋은 방법이라고 평가되나, 시설과 유지비가 과다하여 비경제적인 것이 단점이라고 하겠다.

4) 수영장의 수질기준

수영장의 위생관리상 가장 중요한 일이라면 욕수수질기준을 엄수하는 일이다. 그러나 이것은 나라마다 다소의 차이점이 있으며, 우리나라에서 정해져 있는 수질기준은 환경정책기본법시행령에 의한 2등급 기준을 적용한다.

표 1.18 ‖ **수영장의 욕수수질기준**

항목	욕수의 수질기준
잔류염소(Cl)량	유리잔류염소 0.4~1.0mg/ℓ(잔류염소일 때에는 1.0mg/ℓ 이상) 단, 오존소독으로 사전처리를 하는 경우의 유리잔류염소농도는 0.2mg/ℓ 이상(잔류염소일 때는 0.5mg/ℓ 이상)
pH(수소이온농도)	5.8~8.6
탁도	2.8 NTU 이하
$KMnO_4$의 소비량	12mg/ℓ 이하
총대장균군	10mL의 시험대상 욕수 5개 중 양성이 2개 이하일 것
수상안전요원	감시탑에 2인 이상 배치하여야 한다.

3.6.2 ‖ 공중목욕탕

많은 사람이 모이는 대중목욕탕의 위생엄수는 수인성감염병을 비롯한 각종 감염병 만연을 방지하는데 매우 중요하다.

대중목욕탕에서 문제시되는 감염병으로는 성병, 피부병, 트리코모나스(Trichomonas)성 질염을 비롯하여 대장균이나 일반세균에 의한 감염도 염려된다. 특히, 대중탕에서의 탁도나 과망간산칼륨($KMnO_4$)의 소비량 등은 입욕인원수에 정비례하여 증가하는데, 이와같은 오염물질은 순환여과장치에 의해 처리한다면 불용성물질이 제거되어 청정이 가능하게 된다. 따라서 욕탕수의 관리와 목욕자의 관리는 목욕수의 청정을 위해서 절대적인 조건이라 하겠다.

그러므로 목욕수에 들어가기 전에 몸을 깨끗이 하거나 목욕탕 내에서 수건이나 몸을 씻지 말아야 위생적이다.

우리나라의 공중위생법에 정하는 목욕장업에서 원수와 욕수의 기준으로 중요한 사항을 열거하면 다음과 같다.

공중목욕탕의 원수 및 욕수수질기준은 다음과 같으므로 관리자는 항시 목욕수의 수질여하에 관심을 갖고 확인해야 할 것이며, 동시에 욕탕 내에 항시 온도계가 비치돼 있도록 해야 한다.

1. 원수

색도는 5도 이하, 탁도는 1 NTU 이하, 수소이온농도는 5.8 이상 8.6 이하, 과망간산칼륨소비량은 10mg/L 이하, 총대장균군은 100 mL에서 검출되지 아니하여야 한다.

2. 욕조수

탁도는 1.6 NTU 이하, 과망간산칼륨소비량은 25mg/L 이하, 총대장균군은 1mL 중에서 1개 이하, 온도는 42℃ 이상이어야 한다.

그리고 오수를 욕조에 혼입하거나 유입시켜서는 아니되며, 원수의 수질검사는 연 1회 이상, 욕조수의 수질검사는 6월마다 1회 이상 공공시험기관에 의뢰하고, 그 검사결과서를 업소 내에 비치하여야 한다. 다만, 원수를 수돗물로 사용하는 경우에는 원수에 대한 수질검사를 하지 아니할 수 있다.

발한실(증기실 또는 건열실을 말한다)의 상부온도는 그 구조가 습식일 경우에는 섭씨 60도 내외로, 그 구조가 건식일 경우에는 섭씨 80도 이상으로 유지하여야 하며, 발한실의 안팎의 벽면에 온도계와 발한방법, 이용시 주의사항 등에 관한 게시문을 붙여 놓아야 한다.

3.7 위생동물과 해충

위생동물이라 함은 쥐 종류(鼠族)와 곤충류를 총칭하는 것이며, 이것의 관리는 결국 감염병예방의 목적에서 비롯되는 것이다. 즉, 콜레라, 장티푸스, 이질 등의 예방을 위하여 쥐나 파리를 구제하고, 발진티푸스의 예방을 위해서는 이를 구제하는 것 등이 방역대책의 일환으로 실시되고 있는 것이지만 선진국에서는 보기 드믄 일들이다.

이러한 위생동물들의 근본적 구제나 해결책으로는 먼지, 쓰레기, 분뇨처리 등의 위생처리와 하수도나 기타 환경의 정화를 꾀하는 일이 급선무이다.

그러나 만일 이들의 발생 대책에 미처 손을 쓰지 못하였을 때는 결국 약제(살서제나 살충제)를 살포하는 것인데, 이로 인한 사람에게로의 피해와 직결되는 일이 많으므로 환경보건상 문제점이 아닐 수 없다. 특히, 살충제를 사용했을 때 생체 내나 식품

중에 잔류하는 약제 독성분에 대해서 각별히 주의해야 한다.

따라서 위생동물의 관리에 있어서 최상의 방책은 환경보건의 개선에 의한 감염병 관리에 있어서도 중요한 위치를 차지하는 것이다.

3.7.1 | 쥐

우리나라의 통계에 의하면 과거에 쥐가 1년에 곡식을 먹어치우는 총량이 약 100만 톤 정도가 된다고 하니 놀라지 않을 수 없으며 이 밖에도 의류, 가구 및 가재에 대한 경제적 손실도 막대하다. 특히, 쥐는 약 35종 정도의 각종 병원균을 매개하여 사람에게 감염병을 발생시킬 수 있다.

1. 쥐(rat)가 매개하는 주요 감염병

1) 세균성 감염병

페스트, 와일씨병(Weil's disease), 방사균증, 서교증(鼠咬症), 이질 및 쥐의 분뇨로 인한 음식물의 오염으로 오는 살모넬라증(salmonellosis) 등이 있다.

2) 리케티아(rickettsia)에 의한 감염병

발진열, 쯔쯔가무시병, 리케티아성 두창 등이 있다.

3) 바이러스성 감염병

신증후군 출혈열(유행성 출혈열) 등이 있다.

4) 기생충성 감염병

선충증, 흡충증, 조충증 및 선모충증 등이 있다.

5) 원충성 감염병

아메바성 이질(ameboid dysentery) 등이 있다.

이 밖에도 먹이가 부족할 때에는 광폭해져서 취침중인 사람을 물며 특히, 젖먹이 유아를 교살했다는 보고가 있을 정도이다.

2. 쥐의 구제

구서법(驅鼠法)으로서 쥐덫에 의하는 방법과 독먹이(rodenticide, 살서제)에 의하는 방법 및 훈증법과 같은 직접적인 구서법이 있는가 하면, 주택에 쥐방지장치(防鼠裝置)를 설치하거나 혹시 침입한다 해도 생활할 수 있는 서식장소가 될 만한 곳을 청소하고, 음식물을 잘 간수한다든가 하는 간접구서법도 있다.

3.7.2 | 모기

모기가 매개하는 감염병으로는 말라리아(malaria), 바이러스성인 뎅기열(dengue fever)·황열(yellow fever), 상피병(elephantiasis)의 원인이 되는 사상충증(filariasis) 및 바이러스성 일본뇌염(Japaness B encephalitis) 등을 들 수 있다.

모기를 방지하는 대책으로서 유충을 없애는 방법, 성충을 없애는 방법 및 모기의 발생 장소를 없애는 방법 등이 있는데 특히, 유충이나 성충의 구제에는 Paris green과 같은 약제 구충이 효과가 있다.

3.7.3 | 파리

파리(flies)의 매개로 발생하는 사람의 감염병은 주로 대순환법(분뇨 → 야채 → 파리 → 음식 → 입)과 소순환법(분뇨 → 손 → 음식물 → 입)에 의해 발생한다. 그리고 이들은 모두 소화기계통 감염병을 유발할 수 있다. 이 밖에도 호흡기계통, 기생충성, 화농성 감염병 및 한센병(leprosy)이 파리의 매개로 전염된다. 특히, 결핵이나 디프테리아(diphtheria)와 같은 감염병은 호흡기계통의 감염방식을 따라 발생하는 수가 있다.

파리구제법으로 주로 이용하는 방법은 음식물차폐로 파리의 접근을 방지하는 것이며 유충일 때 구제하는 것이 이상적이고 그 방법으로는 박멸·유살(誘殺) 및 포살(捕殺) 등의 이학적 방법과 접촉제, 분무제, 독살제 및 훈증제 등을 사용하는 화학적 방법을 사용한다. 다음으로 발생방지를 위해 구제법에 앞서 발생장소인 분뇨·먼지의 완전처리, 변소의 개량, 비료처리 사용 및 거리청소 등이 우선 되어야 할 때가 있다.

3.7.4 | 벼룩

벼룩이 전파하는 감염병으로 세균성페스트와 리케티아발진열이 있으며 이것은 사람벼룩, 개벼룩 및 고양이벼룩 등이 매개하는 질병이다.

벼룩의 구제법으로 유충이 서식하는 장소의 청소와 쥐의 구제와 같은 환경개선 방법을 사용한다.

3.7.5 | 이

이(lice)에 의해 발병되는 것으로는 병원체인 Rickettsia prowazeki에 의한 발진티푸스, 재귀열(relapsing fever), 참호열(trench fever) 등이 있다.

이를 구제하는 데는 머리이와 사면발이나 몸이 등은 약품소독으로 죽이거나, 몸이는 의류를 증기소독하여 구제하는 방법도 좋다.

3.7.6 | 빈대

사람이 빈대(bed bugs)에 물리면 리케티아성 회귀열 등이 문제된다고도 하나 그 밖에 교상(咬傷)이나 흡혈을 통하여 발적, 소양감, 2차적 염증 및 수포형성 등이 생기며 빈대의 극성으로 인한 불면증이나 불쾌감 등의 정신적 피해를 준다.

3.7.7 | 진드기

진드기(Acrina속)에는 참진드기(tick)와 좀진드기(mites)가 있는데 이들에 의한 병원성은 별개의 것이다.

1. 참진드기(큰진드기 : ticks)에 의한 감염병

바이러스성인 앞의 일본뇌염과는 달리 한대지방의 산림지대에 유행이 많은 진드기뇌염(tick encephalitis)을 비롯하여, 인축에 감염되는 리케티아성 감염병의 일종인 Q열과 록키산홍반열 등도 감염시킨다.

2. 작은진드기(mites)에 의한 피해

일본이 주 발생지가 되지만 우리나라의 하천 중·하류에서 리케티아병원체를 매개하여 발생되는 쯔쯔가무시병(tsutsugamushi disease, 일명 scrub typhus라고도 함)을 비롯하여 특히, 우리나라 38선 근방이나 북한 휴전선 근처에서 1950년 이후에 발생 보고가 많은 바이러스성인 신증후군출혈열(epidemic hemorrhagic fever)의 매개 감염은 유명하다.

진드기의 구제법은 벼룩에 대한 방법과 거의 같지만, 쯔쯔가무시병(양충병)이나 출혈열의 경우에는 유행지역의 들쥐와 집쥐를 박멸하는 일이 급선무이다.

3.7.8 바퀴벌레

이른바 옛날에는「돈 벌레」라고 했던 일도 있지만, 오늘날과 같이 난방시설이 잘되어 있는 실내에서 바퀴벌레의 극성은 더욱 심해지고 있다. 이 벌레에는 네 가지 종류가 있는데, 그것은 Periplaneta속인 먹바퀴·일본바퀴·이질바퀴 및 Blatella속인 독일바퀴 등이다.

이들 바퀴는 야간 활동성이 있고, 주로 전분이나 우유를 함유한 음식물이나 밀가루 그리고 기름끼 있는 식품을 좋아하므로 기생하여 악취를 내고 세균을 전파하며, 일반 가정의 부엌이나 여관 및 음식점에서 위생적으로 문제시된다.

또한, 이들은 잡식성이기 때문에 모든 음식물을 침해하며 분변, 가래(객담) 등 불결한 곳을 이리 저리로 헤치고 다니므로 각종 세균성 이질, 콜레라, 장티푸스, 살모넬라증, 결핵, 기생충성 회충증 및 폴리오(poliomyelitis) 등을 전파하므로 식생활위생상 중요시된다.

바퀴벌레를 구제하려면, 흔히 붕산(boric acid)에다 설탕이나 식빵 가루를 6 : 4 비율로 잘 섞어 물을 적신 다음에 바퀴벌레의 통로에다 분산 방치하면 인축에게 피해가 적으면서도 구제 효과는 특효이다. 이 독이처리법은 처치 후 24~28시간만에 가장 큰 효과를 얻을 수 있다.

이 밖에도 장소에 따라 훈증법으로 유황·CS_2 및 클로로피크린(chloropicrin) 등이 응용되지만 동물이나 식물에 대한 독성 피해가 있을 뿐만 아니라 붕산처리법 보다는 효과가 적다.

3.7.9 | 독나방

독나방(yellow moths)은 일생을 야산에서 지내다가 민가의 등불에 뛰어 들다 꼬리나 날개에서 떨어지는 독침털(毒針毛)이 사람의 몸에 접촉하면 심한 소양과 통증을 일으켜 피부염을 발생하는 경우가 많다.

독나방의 구제법으로는 유충에 대하여 3%의 BHC 분말을 10^3m^3당 2kg의 비율을 살포하고, 주택지의 공원이나 정원에서는 산발적 발생을 막기 위하여 린넨(lindane)의 유제(乳劑)를 20배로 희석하여 분무해 주면 효과적이다.

3.7.10 | 살서제와 살충제

살충제(germicides)와 살서제(rodenticides)의 독성 및 피해정도와 그의 조제 사용법을 다음 표 1.19, 20에서 설명하겠다.

표 1.19 | **살서제의 독성과 사용법**

약제명	독성	사용법
황인(P)	쥐의 치사량은 1～5mg/100g 체중. 사람에게 맹독성이 있어 피부로 흡수될 위험성이 있다.	황인 제제 450g+밀가루 10.7kg+물8l 비율로 혼합하여 경단을 개당 1g정도로 만들어 쥐구멍에 넣음.
무수아비산 (As_2O_3)	LD_{50}은 138mg/kg 체중. 만일 소생된 쥐라면 기피함.	찐고구마나 모밀가루 100g+As_2O_3 1.5g+물 적당량 혼합하여 경단을 만들어 쥐구멍에 넣음.
Alpha Naphthyl Thio Urea(ANTU)	쥐에 대한 LD_{50}은 6.9mg/kg 체중의 독성이 독하나, 인체에 대한 해는 거의 없다.	모밀가루 180g+ANTU 3g+설탕 소량+물 적당량 혼합하여 경단을 만들어 쥐구멍에 넣음.
불화초산나트륨(1080) $F.CH_2 \cdot COONa$	쥐에 대한 치사량은 LD_{50}으로 0.22mg/kg 체중이고, 사람(70kg)은 350mg임. 특히, 개는 0.1～0.2mg/kg으로 치사할 정도로 저항성이 약함. 따라서 실내쥐에는 사용불가하고 들쥐에 사용.(본 약제는 신경계통 침해독)	프라톨(fratol) 100g+찐고구마 3.75kg+모밀가루 2l+물로 반죽하여 4g정도의 경단을 만들면, 1,500개를 얻을 수 있다.
와파린(Warfarin) 〈3-acetonylbenzyl-4-hydroxycoumarin〉	warfarin은 쥐가 먹고난 수일후에 죽으므로 독이성을 알아차리지 못하는 이점이 있고, 살서율이 매우 높다. 인축은 4일 이상 연속 오식하지 않는 한 안전하다.	warfarin 0.5～0.255+전분·쌀겨·밀가루 등 99.5% 또는 99.975%를 혼합하여 물로 반죽하여 경단을 만들어 매일 1개씩 6일간 연속사용해야 유효함.

표 1.20 **살충제의 독성과 사용법**

화학성	살충제명	독성	살충작용 효과
유기성 염소계 살충제	γ-BHC (γ-benzene Hexa chloride, Lindane) ($C_6H_6Cl_6$)	불용성으로 유기용제에 용해, γ-BHC를 90% 이상 함유한 것을 lindane이라 함. LD : (mg/g 체중) 집파리 {♂ 3.0, ♀ 2.0} 열대숲모기 {♂ 3.5, ♀ 3.0} 빈대 6.0	접촉독 · 음식독(食毒) · 호흡독(呼吸毒)으로서 모든 곤충에 대하여 살충작용을 함. 살충력은 DDT(사용금지)의 수배~수십배이며, 속효성이나 지속적 잔류효과는 적고 옥외에서의 유효기간은 5~7일 정도이다.
	dieldrin, aldrin, 혹은 endrin	인축에 대한 독성은 BHC보다 크나, 잔류효과가 크므로 지속성이 있다.	작용범위가 넓으며, 위생해충 등의 발육과정에 유효하다. 파리에 대해서는 장시간 접촉하지 않으면 효과가 적다. 바퀴에는 단시간 접촉해도 유효하다.
	O-dichlor benzol	구데기에 특히, 독성이 있다.	살충용으로 상용되고 있다. 염소제로서 50~70% 함유된 유제의 올소디클로르벤젠은 유충(蛆)에 대해서는 피부로 강하게 침입하여 속효성이 있으므로 구데기 구제에 널리 사용된다. 모기, 파리의 성충구제에는 효과가 적다.
	파라티온 (parathion, TEPP)	인축에 대하여 독성이 강하고, 건강한 피부에 흡수되므로 중독환자의 발생이 많다.	농약으로서 이화명충의 구제에 사용된다.
	피레스린 (pyrethrin)	제충국(除蟲菊)의 유효성분이다. 살충작용이 극히 속효성이고, 인축에 대한 독성이 적으므로 가정에서 잘 이용된다.	접촉독이므로 곤충의 흉복부의 기문(氣門)으로부터 침입하여 중추신경계를 마비시킨다. 가정용으로 0.03%의 석유제가 잘 사용된다. 효력 증강제로서 piperonyl butoxide가 사용되기도 한다.
	다이아지논 (diazinon)	살충력이 파라티온 정도이고, 독성은 γ-BHC에 버금간다. 즉, 흰쥐 LD_{50}은 53mg/kg 체중이므로 극약으로 취급된다. 인축에 대한 독성은 비교적 강하다.	비교적 속효성이 있고 잔류효과도 상당히 크므로 파리 · 바퀴 · 장구벌레 등 광범위하게 옥외잔류분무의 주요 약제로 사용된다. 특히, 파리 구제력이 월등하고 구데기에 대해서는 다른 어떤 살충제보다도 강하다. 0.5% 유제가 사용된다.

마라티온 (malathion)	유기인제 중에서 살충력이 낮은편이고 지속성이지만, 인축에 대한 독성은 현저히 낮은 것이 특징이므로 동물체에 직접 살포할 수 있는 이점이 있다.	닭 날개의 진드기 구제에 널리 사용된다. 제제로는 1.5%의 분제, 20%의 유제등이 사용된다.
디클로로보스 (dichlorovos, DDVP)	독성은 몰모트의 경우 경구적으로 LD_{50}은 70mg/kg 체중으로 퍽 강한 편이다. 호흡 및 접촉독성이 있다..	물에 불용성이고, 속효성이 극히 우수하며, 살충력이 크므로 미량으로도 유효하다. 연무제로서 옥내의 파리·모기·바퀴 등의 구제에 사용

3.8 소독

일반적으로 소독(disinfection)이라함은 표적이 되는 병원미생물만 대상으로 하여 멸살시키는 일을 뜻하며 모든 미생물을 멸살하는 멸균(sterilization)과 구별된다.

한편 소독이나 멸균에 있어서 경우에 따라서는 방부(防腐, asepsis)와 제부(制腐, antisepsis)로 구분하여 외과병원에서나 식품보존에 응용되고 있다. 이 밖에도 「sanitizing」이란 용어를 사용할 때가 있는데, 이것은 주로 식기류나 조리용 기기에 부착한 미생물의 오염을 줄이기 위한 물리적 또는 화학적 조치를 취할 때 사용된다. 그리고 소독은 고압증기나 방사선 등의 물리학적 방법을 사용하는 것이 가장 이상적이라고는 하지만, 이것은 개방된 공간에서 적용할 수 없을 뿐 아니라 피소독물에 손상을 끼치기 때문에 화학적 제제(製劑)를 일반적 소독 목적에 사용하고 있으니 이것이 곧 소독제(disinfectants)이다.

3.8.1 소독제의 살균기전

소독제는 대별하여 산과 알카리, 석탄산(phenol)과 그 유도체, 계면활성제, 알코올, 알데하이드(aldehyde)류, 할로겐(halogen) 화합물, 중금속류 및 알킬(alkyl) 화합물로 구별된다.

소독제의 소독효과는 그 농도, 작용시간, pH, 온도, 소독제를 희석하는데 사용되는 물의 경도 및 유기물의 오염정도에 따라 크게 차이가 있다.

화학약품에 의한 살균기전은 산화작용(과산화수소, 오존, 과망간산칼륨, 염소 유도체), 가수분해작용(강산, 강알카리, 열수), 균체단백응고작용(산, 알카리, 크레졸, 알코올, 석탄산, 중금속염), 균체효소의 불활작용(알코올, 석탄산, 중금속염), 세포막의 삼투성변화작용(염화물, 석탄산, 중금속염), 염의 형성작용(균체 단백+중금속염, 중금속염), 이상의 복합작용 등이 있다.

1. 산과 알카리

강산이나 강알카리 같은 무기산의 살균력은 pH가 높을수록 강하여 H^+ 및 OH^- 이온으로의 해리정도에 비례한다. 그러나 유기산은 해리정도나 무기산에 비해 약하나 분자 자체가 직접 세균에 작용함으로써 살균력을 나타낸다.

특히, pH가 12.0 이상일 때는 소독력이 강하여 바이러스나 아포형성균 그람(Gram) 음성균에 유효하다. 그리고 산과 알카리 등은 다른 소독제와 혼합 사용하면 더욱 소독효과를 증진시킨다.

2. 석탄산(C_6H_5OH)과 그 유도체

석탄산이나 이의 유도체는 균 전체의 단백질을 변질, 세척시켜 균체세포막을 용해하거나 효소(enzyme)의 작용을 저해한다. 이것의 살균력은 안정하고 유기물이 있어도 약화되지 않는 장점이 있다.

한편, 메틸화(methylation)된 석탄산(phenol)이나 할로겐화석탄산은 순수석탄산보다 더 강력한 소독력이 있으나 수산화석탄산인 레조르시놀(resorcinol)의 소독력은 석탄산만큼 못하다. 그리고 핵사클로로펜(hexachlorophene)은 비누와 혼합하여 사용하면 소독력이 증가될 뿐만 아니라 더욱 지속성을 나타낸다. 비치오놀(bithionol)은 물에 잘 용해되지 않으나 알카리나 유기용매에는 용해되며 석탄산 보다 소독력은 높지만 충분한 소독효과를 얻기 위해서는 작용시간을 연장시켜야 하는 단점이 있다.

석탄산류를 소독제로 사용할 때에는 가능한 한 석탄산계수(phenol coefficient)에 적합한 것을 선택하는 것이 이상적이다.

3. 계면활성제

일명 세척제(세정제, detergents)로서 약용비누라고도 하며, 여기에는 음이온 세척제로 지방산의 Na^+ 또는 K^+ 염인 비누류 및 알킬황산염(alkyl sulfate) 등과 4급 암모늄제제(QAC)인 양이온세척제, 그리고 비이온세척제인 폴리에테르폴리글리세롤(polyetherpolyglycerol) 등 세 종류가 있다.

따라서 비누의 살균작용은 극히 제한적이며 엄밀하게 따진다면 소독제로 볼 수 없지만, 이것들은 병원미생물의 지질성분비물이나 지방성축적물을 제거하는데 효과적이다.

비누는 크레졸(cresol)과 혼합하여 사용하면 효과가 있겠지만 그 혼합비누의 농도가 과다할 때는 오히려 크레졸의 소독력을 저하시킨다.

4. 알코올

알코올은 병원미생물의 균체단백질을 변질 융해시키거나 응고시켜 효소의 활성을 저해한다.

소독용 알코올로는 75%의 메틸알코올(methanol), 70%의 에틸알코올(ethanol) 및 50%의 프로필알코올(propyl alcohol) 등이 사용되나 아포형성균(spore forming bacteria)에 대해서는 무효하다.

5. 알킬화제제

여기서는 폼알데하이드(formaldehyde), 베타프로피올락톤(β-propiolactone) 및 산화에틸렌(ethylene oxide) 등이 있으며, 모두 균체단백질이나 핵산(nucleic acid)의 $-NH_2$, $-OH$, $-SH$ 또는 $-COOH$ 등의 화학기와 작용하여 소독효과를 나타낸다.

가스나 액체상태의 폼알데하이드는 병원세균이나 아포에 대하여 우수한 소독력이 있으나, 급격한 반응으로 독성이 강해지고 피소독물에 흡착되어 파라폼알데하이드(paraformaldehyde)를 형성한다.

폼알데하이드는 뛰어난 소독력이 있는 반면에 유기물질에 의하여 양향을 받는다.

산화에틸렌은 물에 쉽게 용해되는 가스로서 건조물의 소독에 사용할 수 있는 이상적인 소독제이나, 폭발성이 높고 가격이 비쌀 뿐만 아니라 생물체에 돌연변이(mutation)를 유발하거나 발암성을 나타내므로 주의를 요하며 주로 실험실의 기자재 소독에 널리 사용되고 있다.

특히, 시판의 포르말린(formalin, HCHO)은 35%의 폼알데하이드를 함유하므로 가스소독을 할 때에는 수증기의 공동작용이 절대 필요하다.

6. 중금속류

Hg^{2+}나 Ag^{+}와 같은 중금속은 그 농도가 1ppm일지라도 뛰어난 소독력을 나타낸다. 이것은 RSH기에 결합하여 RS-Hg-SR를 만들기 때문이며, 따라서 피소독물체에 -SH기를 함유하는 유기물이 존재할 경우에는 그 소독효과가 현저하게 저하되기 때문에 소독 대상물체를 선별해서 사용해야 할 것이다.

여기에 대표적인 소독제로서는 승홍(염화제2수은, $HgCl_2$)이 있으며, 승홍은 병원균의 -SH기와 결합하여 균체세포의 발육을 억제하고 액온이 높을수록 살균력은 증대해진다. 그러나 금속을 부식시키거나 단백질과 결합하여 침전을 일으키는 단점이 있다.

7. 염소와 그 유도체

염소는 물과 결합하여 차아염소산을 생성하여 강력한 산화제로서 살균효과를 나타내는데 즉, 이 반응을 보면 ;

$$Cl_2 + H_2O \leftrightarrows HOCl + HCl$$

$$Cl_2 + 2NaOH \leftrightarrows NaCl + NaOCl + H_2O$$

$$NaOCl + H_2O \leftrightarrows HOCl + NaOH$$

$$HOCl \leftrightarrows H^+ + OCl^-$$

에 의한다.

1~3ppm의 Cl_2는 음료수소독에 사용되며, 시판되는 염소 소독제로는 NaOCl나 $Ca(OCl)_2$(표백분, 클로르 석회, chloride of lime)인데 이것은 약 5%(혹은 25%) 이상 유리염소를 함유하고 있다.

한편 HOCl의 소독력은 OCl 보다 100배 정도 높으므로 사용을 할 때 H^+ 농도를 증가시켜줌으로써 소독효과를 상승시킬 수 있게 된다. 그러나 보존과정에서 유효염소량이 감소하는 경향이 있으므로 사용할 때는 언제나 함량을 기준의 1/2로 생각해야 한다. 염소제의 살균력은 유기물을 많이 함유한 피소독물에 대해서는 그 효력이 약하지만 일반세균이나 바이러스에는 효과가 큰 반면에 결핵균이나 아포형성균에서는 효과가 적다.

3.8.2 | 이상적 소독제의 구비조건

소독제는 농도, 작용시간, 피소독물의 종류, 온도, pH 및 기타 요인에 의해서 소독효과에 차이가 있으므로 다음과 같은 여러가지 조건들을 고려해서 선택 사용해야 한다.

① 강력한 소독력(살균력, germicidal power)이 있어야 한다(석탄산계에 적합).
② 소독대상물이 지니는 유기물질에 대하여 지속적인 살균력이 발휘될 수 있는 안정성(stability)이 있어야 한다.
③ 광범위한 살균효과를 가져야 한다.
④ $HgCl_2$와 같은 결정체의 소독제를 사용할 때는 수은과 같이 균질성(homogeneity)이 있어야 한다.
⑤ 알코올과 같이 물에 용해했을 때 쉽게 용해될 수 있는 용해성(solubility)이 높아야 한다.
⑥ 피소독물의 물체 속이나 병원균 체세포 속으로 잘 침투될 수 있도록 투과성(penetration)이 강해야 한다.
⑦ 동물이나 사람에 대하여 독성(toxicity)이 없어야 한다. 가령, 비소제인 아르스페나민(arsphenamine)을 소독제로 사용했을 때 생체 조직과 세포를 파괴하는 일이 있어서는 소독제로서 가치가 적은 것이다.
⑧ 피소독물에 부착한 오물(dirt)을 용해시켜 제거할 수 있는 탈후성(脫垢性, power to remove dirt or grease)을 가져야 한다.
⑨ 금속, 목재, 플라스틱(plastics) 및 페인트 등을 부식시키는 일이 없어야(noncorrosive) 한다.
⑩ 소독제에는 좋은 냄새가 있어야 한다. 그렇지 않은 경우에는 무취이어야 하고, 동시에 악취를 제거하는 탈취력(deodorizing power)을 가져야 한다.
⑪ 생물학적으로 분해(degradation) 되어야 한다. 만일 분해되지 않는 상태로 소독

작용이 지속되면 미생물의 생태계(ecosystem)를 변화시킴으로써 공해의 요인이 될 것이다.

⑫ 모든 소독제는 사용하는 분량보다도 살균력이 중점이 두어지는 만큼, 소독력이 강하고 값이 싼 것이라야 경제적(economy)인 소독제로서 합당하다.

3.8.3 | 소독제 사용시 고려해야 할 사항

① 병원미생물은 소독제에 대하여 각각 다르게 반응함으로 병원균의 성상을 알아둘 필요가 있다. 즉, 결핵균의 소독에 암모늄제제(QAC)를 사용한다던가, 바이러스의 부조화(不造化)에 크레졸을 사용하는 등의 실수가 있어서는 안 된다.

② 어떤 소독제가 피소독물체에 최소한의 손상을 입히면서 가장 효과적인 소독력을 발휘할 수 있는지의 여부를 알고 있어야 한다.

③ 공기 중에 오염된 경우에는 가스형태의 소독제를 사용하고 분뇨 중에 존재하는 경우에는 유기물에 의한 영향을 받지 않는 등 소독하고자 하는 병원미생물이 어떤 상태로 존재하는가를 알 필요가 있다.

④ 병원미생물의 소독 대상범위에 따라 소독제의 선정을 달리해야 한다.

⑤ 고도로 오염된 경우에는 동일한 소독제라 할지라도 그의 농도와 작용시간을 달리해야 한다.

⑥ 피소독물이 벽이나 천정인 경우라든가 혹은 다공질(多孔質)재료의 경우라면 바닥인 경우 보다 소독제가 침투하기 어려우므로 어떤 형태의 소독제가 적용될 것인지의 판단을 해야 한다.

⑦ 대부분의 소독제는 유기물과 결합하면 동화되지 않을 뿐만 아니라 축적된 오물에 충분히 침투할 수 있도록 충분히 세척한 후에 소독을 해야 한다.

⑧ 소독목적에 적합한 농도로만 사용해야 한다. 왜냐하면, 유효농도 이하인 경우에는 소독효과가 기대될 수 없는 동시에 반대로 높은 농도이면 오히려 피소독물체에 손상을 입히기 쉽고 독성도 높아지기 때문이다.

⑨ 소독제는 대체로 10℃ 상승할 때마다 소독효과는 2~3배로 증가하므로 소독제 사용시의 온도와 습도가 적당하게 유지되도록 고려해야 한다.

⑩ 소독제를 희석할 때, 사용하는 물의 경도가 문제인데 대체로 희석수로는 연수(軟水)를 사용하는 것이 보통이다. 만일 경도가 300~400ppm(Ca^{++} 이온 기준) 이상

일 때는 살균력이 상실되니까 희석수의 선정에 주의해야 한다.

3.8.4 석탄산계수

석탄산계수란 소독제의 살균력을 양적으로 표시한 것이다.

즉, 순수하고 성상이 안정된 석탄산을 표준으로 하여 어떤 균주(strain)를 5분 안에 죽일 수는 없으나 10분만에는 완전히 죽일 수 있는 소독제의 최저농도와 이것과 똑같은 살균효과를 표시하는 석탄산의 최저농도를 측정하여 두 가지의 희석배수를 비율로 표시한 것이다.

$$\text{석탄산계수} = \frac{\text{사용하고자 하는 소독제의 희석배수}}{\text{표준석탄산의 희석배수}}$$

이 계수를 산정할 때는 일정한 온도와 시간과 농도를 정확히 맞추어야 한다. 가령 장티푸스의 어떤 균주를 20℃에서 10분만에 죽일 수 있는 순수한 석탄산의 희석배수가 90배일 때, 가검소독제를 180배로 희석한 것이 같은 조건하에서 석탄산의 살균효력과 동일하다면, 이 때의 가검 소독제의 석탄산계수는 결국 2가 될 것이다.

그러나 이러한 계수는 실험실에서 사용할 소독제의 일정표준을 정하기 위한 비교수치일뿐 실제로 사용할 때의 가치를 직접 표시한 것은 아니다. 왜냐하면, 첫째로 모든 소독약이 그와 같이 살균되기 좋은 조건에 있는 것만은 아닐 것이고, 다음으로는 소독제 속에는 그 자체에 단백질이나 그 밖의 유기물질을 가지고 있을 것이므로 이러한 소독제의 화학적 조성에 의한 살균력은 여러가지로 영향을 받기 쉽기 때문이다. 따라서 석탄산계수가 높아야 함은 물론이지만, 여기서 문제가 되는 것은 앞에서 언급한대로 여러가지 영향으로 인하여 소독제의 사용이 제한될 뿐만 아니라, 실제로 사용하는 상태에 따라서는 오히려 기준이 되는 석탄산의 소독력 보다도 더 떨어질 가능성도 많다고 볼 때 지나치게 석탄산계수에 의존할 수만은 없는 일이다.

또한, 석탄산계수는 동일한 소독제라 하더라도 여러가지 요인에 따라 변동될 수도 있으며, 더욱 그 시험방법은 운전상태 차이에 따라 시험수치에 큰 차이가 생길 수도 있는 까닭에 문제점이 있는 것이다.

표 1.21 | **소독제의 조제방법 비교표**

소독제	조제방법	비 고
3% 석탄산 용액	방역용 석탄산 3 : 물 97 비율	석탄산에 소량의 온탕수를 가하여 잘 저으면서 나머지 물을 가하여 100으로 한다. 제조 후 사용시에는 흔들어야 한다.
3% 크레졸 용액	크레졸 비누액 3 : 물 97 비율	크레졸비누액에 물을 가한다.
0.1% 승홍수	승홍 0.1%, 식염 0.1%, 물 99.8%	오염을 막기 위해 füchsin-S로 붉게 염색하여 비금속 용기에 넣는다.
생석회	대한약전 규격품	생석회에 서서히 물을 가하여 잘 젓는다. 사용직전에 만든다.
석회유(乳)	생석회 2 : 물 8 비율 또는 보통석회 4 : 물 6 비율	석회에 서서히 물을 가하여 잘 젓는다. 사용직전에 만든다
5% 크롤석회수(水)	크롤 석회 5 : 물 95 비율	석회유와 같은 요령으로 만든다.
포르말린	대한약전 규격품	
폼알데하이드	포르말린을 분무 발생시킨다.	실내 용적 $1m^3$당 포르말린 15g 이상을 분무 또는 폼알데하이드 6g 이상을 발생시켜 동시에 약 40mL 이상의 물을 증발시켜 7시간 이상 밀폐, 내부까지 소독할 때는 진공장치로 한다.
75% 알코올 용액	메틸알코올(메타놀) 75 : 물 25 비율	밀봉하여 보존한다.

3.8.5 | 소독제의 응용성

여기서는 알기 쉽게 표를 만들어 소독제의 조제방법, 감염병별로 본 소독대상물, 소독제별로 본 소독방법을 제시하겠다(표 1.22-1.23 참조).

3.8.6 | 소독방법의 분류

1. 이학적소독

1) 건열멸균법(dry heat sterilization)

① 화염멸균법

불꽃 소독으로 불꽃에 유리봉과 금속류 등을 20초 이상 접촉시키는 방법으로 표면의 미생물 살균에 이용된다.

② 건열멸균법

드라이오븐(dryoven건열멸균기)을 사용하여 주사침, 초자기류 등을 150~170℃에서 1~2시간 멸균 처리하는 방법이다.

2) 습열멸균법(moist heat sterilization)

(1) 가열멸균법

보통 미생물은 70℃에서 30분간의 습열가열로 사멸되지만 아포균의 포자는 120℃에서 20분간의 가열이 필요하다. 식품의 종류나 용도에 따라 다음과 같은 방법이 적용된다.

표 1.22 **감염병별로 본 소독대상물**

감염병명	소독을 요하는 물건
콜레라 · 이질 · 장티푸스 · 파라티푸스	1. 분뇨 · 토사물, 그 처치에 사용한 기구 · 헝겊 · 종이 등 일체 2. 사체 3. 환자나 사체에 사용한 의류, 침구, 운반기구 4. 간호인이나 접촉자의 신체, 사용한 의류, 침구 5. 환자가 사용한 음식기구, 음식물의 찌꺼기 6. 병실의 설비물, 깔개 7. 변소, 변기, 수세기 8. 부엌, 부엌용구, 우물, 물탱크 9. 쓰레기통, 휴지통, 하수구
두창 · 성홍열	1. 비즙, 타액, 농즙, 가피(痂皮 부스럼 딱지), 낙설(落屑 비듬), 그 처치에 사용한 기구 · 헝겊 · 종이 2. 사체 3. 환자나 사체에 사용한 의류, 침구, 운반기구 4. 간호인이나 접촉자의 신체, 사용한 의류, 침구 5. 환자가 사용한 음식기구, 기타 의류, 서적 6. 병실의 설비물, 깔개, 창호, 벽
발진티푸스	1. 비즙, 타액 그 처치에 사용한 기구 · 헝겊 · 종이 2. 사체 3. 환자나 사체에 사용한 의류, 침구, 운반가구 4. 환자가 사용한 음식기구, 기타 의류, 서적, 완구 5. 병실의 설비물, 깔개
디프테리아 · 유행성 뇌척수막염	1. 비즙, 타액 그 처치에 사용한 기구 · 헝겊 · 종이 2. 환자가 사용한 의류, 침구 3. 간호인의 신체, 사용한 의류, 침구 4. 환자가 사용한 음식기구, 기타 기구, 서적, 완구 5. 병실의 설비물, 깔개, 창호(窓戶), 벽

페스트	1. 혈액, 비즙, 타액, 농즙 그 처치에 사용한 기구・헝겊・종이 2. 사체 3. 환자나 사체에 사용한 의류, 침구, 운반가구 4. 간호인이나 접촉자의 신체, 사용한 의류, 침구 5. 환자가 사용한 음식기구, 기타 기구, 서적 6. 병실의 설비물, 깔개, 창호, 벽 7. 쥐의 서식처와 지나다니는 곳
폴리오	1. 이질의 소독에 준한다. 2. 발병의 가장 이른 초기에는 일단 디프테리아의 소독에 준한다.

표 1.23 ‖ **소독대상물품별소독법**

소독대상물품	소독방법
환자	치유시에 목욕・갱의시키고, 욕수는 소독 후 방류, 온습포로 깨끗이 씻는 것도 좋다.
사체	입관 전에 의류에 석탄산수・크레졸수・승홍수를 충분히 살포하든가, 소독액을 적신포로 사체를 싸든가, 관내에 석회를 채운다.
분뇨・토사・배설물	이와 동량의 석탄산수・크레졸수・1/30 이상의 생석회분말・1/5 이상의 석회유를 가하여 잘 저은 후, 2시간 동안 방치한다.
접촉자	손은 석탄산수・크레졸수・승홍수・역성비눗물・약물비눗물로 소독, 몸은 목욕하여 깨끗이 한다.
의류・침구・깔개	증기소독・자비소독・석탄산수・크레졸수・포르말린 물에 2시간 이상 담가둔다. 폼알데하이드 가스・에틸렌옥사이드 가스로 소독(견포, 모직물, 면, 새털이불, 면이불)
환자・사체・오염물 등의 운반기구	석탄가스・크레졸수・승홍수・포르말린수로 닦거나 살포한다.
서적	폼알데하이드 가스・에틸렌옥사이드 가스를 사용한다.
유리기구・도자기・금속제품・죽제품	1. 석탄산수, 크레졸수, 포르말린수로 적시든가 닦든가 살포한다. 2. 열에 견딜 수 있는 것은 증기소독, 자비소독을 한다. 3. 음식기구, 완구, 금속기구에는 승홍수를 사용하지 않는다.
가죽제품・칠기・고무제품 셀루로이드・플라스틱・풀이나 아교로 붙인 것, 종이제품・모피・상아・뿔대모갑	1. 석탄산수, 크레졸수, 포르말린수로 닦든가 살포한다. 2. 폼알데하이드가스, 에틸렌옥사이드가스를 쓴다. 3. 증기소독이나 자비소독은 금지한다.
병실・실험실・선실・열차・항공기・버스내	1. 석탄산수, 크레졸수, 승홍수, 포르말린수, 역성비눗물로 닦든가 살포한다. 2. 밀폐가 가능하면 폼알데하이드가스, 에틸렌옥사이드를 사용한다.

변소・분뇨저장지・쓰레기통・하수구	1. 변소에 석탄산수, 크레졸수, 포르말린수를 분무하든가 살포한다. 2. 분뇨정장지에 생석회분말, 석회유, 크롬석회수를 넣어 잘 젓는다. 3. 쓰레기통이나 오염된 토지에는 석회유, 크롤석회수를 뿌린다. 4. 하수구에는 생석회분말, 석회유, 크롤석회수를 뿌린다. 5. 먼지는 소각한다. 6. 생석회분말은 건조한 장소의 소독에는 적합지 않다.
우물・수조・오수	1. 수량의 1/50의 생석회를 유상(乳狀)으로 한 것 또는 1/500의 크롤석회수를 붓고, 충분히 잘 저은 후, 12시간 이상 방치한다. 2. 열증기를 통하여 30분 이상 비등시킨다. 3. 승홍수는 음료수에 스며들 염려가 있는 곳에는 사용하지 않는다.
선박・기차・자동차・기타 승용물	1. 실내소독에 준한다. 2. 선저수(船底水)에는 그 1/200 용량의 생석회분말, 1/2,000 용량의 크롤석회수를 가하여, 24시간 후에 퍼낸다.
동물사체, 값이 싼 물품	소각한다.
풀장	1. 유리잔류염소가 0.4ppm 이상, 또는 결합잔류염소가 1.0ppm 이상 유지될 수 있도록 표백분이나 액체염소를 넣는다. 2. 요오드를 5ppm의 농도로 넣는다.
냉장고	1. 중성세제로 세정하고 충분히 수세한 다음 역성비눗물로 닦는다. 2. 약 50ppm의 염소수로 닦는다.

① 저온멸균법

우유, 과즙, 맥주 등의 액체 병조림 식품에 적용되며 보통 60~70℃에서 몇 분 내지 수 10분간 가열하는 방법이다. [예 : 우유는 63℃에서 30분간, 아이스크림은 80℃에서 30분간 소독하면 병원균은 사멸된다.]

② 고온멸균법

식품을 100℃이상으로 가열 멸균하는 방법이다. [예 : 통조림을 탈기・밀봉한 후 약 2기압의 가압솥(autoclave)에서 약 115℃로 가열 멸균한다.]

③ 고온단시간멸균법(HTST법)

식품의 품질이나 영양가를 저하시키지 않고 멸균목적을 확실히 달성할 수 있는 방법이다. [예 : 우유는 71~72℃에서 15초간 가열 살균한 후 신속 냉각시켜서 무균적으로 용기에 충전시킨다.]

④ 초고온순간멸균법(UHT법)

최근에 제품의 보존시간을 늘리기 위하여 개발된 것으로 액상식품(쥬스, 음료수 등)을 과열증기로 120~135℃에서 1~2초간, 또는 135~150℃에서 0.5~1.5초간 가열하는 방법이다. [예 : 우유는 132℃에서 1~2초간 가열 멸균한 후 종이 용기 등에 무균 충전한다(장기보존유 L. L milk).]

(2) 고압증기멸균법

증기멸균기(autoclave)를 주로 사용하는데 이 경우 10 Lbs에서 30분, 15 Lbs에서 20분간, 20 Lbs에서 15분간 처리하며, 아포형성균의 멸균에 가장 좋은 방법이고 주로 의료・기구・고무제품이 이용된다.

(3) 자비소독법

100℃에서 30분간 끓는 물에 식기류・주사기・의류 등을 삶는 방법이다.

(4) 유통증기멸균법

Koch 멸균기 등을 이용하여 100℃의 유통증기를 30~60분간 가열하는 방법으로 고압증기멸균법이 부적당할 때 사용하는 멸균법이다.

3) 자외선멸균법

태양광선 중 자외선은 살균작용이 있는데 자외선 중의 Dorno선(2,800~3,200Å)은 살균작용이 강해서 피하 1mm까지도 살균력이 있다. 주로 수술실, 무균실, 제약 공장 등에 이용된다. 이밖에 초음파 멸균과 동위원소 멸균, 세균 여과법, 희석, 진동법 등이 있다.

2. 화학적소독

방법은 여러가지가 있으나 주로 이용되는 방법만 기술하면 다음과 같다.

1) 크레졸소독

3% 크레졸 수를 사용하며, 물에 잘 녹지 않으므로 비눗물과 혼합해서(크레졸비누액 3+물 97) 사용한다. 석탄산보다 2배의 소독력이 있으나 금속부식성과 취기 및 독성이 강한 단점이 있다.

2) 과산화수소(H_2O_2)소독

2.5~3.5%의 수용액을 사용하는 방법으로 자극성이 적어서 상처, 구내염, 인두염 등

에 사용한다.

3) 승홍소독

피부 소독에 많이 사용되며 0.1%의 수용액이 이용된다. 금속을 부식시킬 수 있으므로 사용시 주의를 요한다.

4) 석회소독

주로 화장실 소독에 많이 사용되며 결핵균, 아포형성균 등에도 효과가 있다.

5) 역성비누(invert soap)소독

무독, 무자극성, 무해, 무미여서 식품 소독에 사용되며, 주로 0.01~0.1%액을 사용한다.

3.8.7 목적에 따른 소독의 분류

1. 지속소독법(concurrent disinfection)

감염병의 유행 중 환자에 접촉한 물체, 환자 접촉자, 기타 오염된 음식물에 수시로 실시하는 소독법이며 반복소독이 필요하다.

2. 종말소독법(terminal disinfection)

환자가 완치 퇴원하든가 사망 후 또는 격리수용된 감염원을 완전 제거하기 위한 소독법이다.

3. 예방소독(preventive infection)

질병예방을 목적으로 병원체가 생활환경 또는 인체에 침입하지 않았더라도 평소에 시행하는 소독을 말한다.

3.9 환경호르몬

3.9.1 | 환경호르몬의 정의

환경에 배출된 화학물질이나 오염물질 중에서 생체 내에서 내분비계 즉, 호르몬의 정상적인 작용을 방해하는 물질을 환경성내분비교란물질(Environmental Endocrine Disruptors, EED)이라고 하며, 이러한 물질이 체내에 유입되어 마치 호르몬처럼 작용한다고 하여 환경호르몬(environmental hormone)이라고 부르고, 이들 물질은 원래 학술적으로 내분비계장애물질 또는 내분비계교란물질(endocrine disruptors)로 알려져 있다.

3.9.2 | 환경호르몬의 성질

환경호르몬은 일반적으로 합성화학물질로서 그 종류와 피해정도가 각각 다르다. 수많은 화학물질 중 확실하게 내분비계장애물질인 환경호르몬으로 밝혀진 것은 극히 일부분이며 대부분 물질이 잠재적 위험성이 있는 것으로 알려져 있고 다음과 같은 특성이 있다.

첫째, 생체호르몬과는 달리 쉽게 분해가 되지 않고 안정하다.
둘째, 환경 중 생체 내에 잔류하며 심지어 수년간 지속되기도 한다.
셋째, 인체 등 생물체의 지방 및 조직에 농축된다.

3.9.3 | 환경호르몬 유발물질

환경호르몬은 일반적으로 약물성 내분비교란물질, 자연성 내분비교란물질, 환경성 내분비교란물질로 크게 대별되며, 지금까지 밝혀진 내분비계 장애를 일으킬 수 있다고 추정되는 물질은 거의 환경성 내분비교란물질을 지칭하는 것으로 각종 산업용화학(연료)물질, 농약류(살충제, 제초제 등), 유기금속류, 소각장의 다이옥신류, 식물성에스트로젠(phytoestrogen) 등의 호르몬유사물질, 의약품인 DES(diethylstilbestrol)와 같은 합성에스트로젠류, 식품 및 식품첨가물 등이 있다.

표 1.24 ‖ 내분비계장애가 우려되는 물질 및 주변생활용기

세계생태보전기금 (WWF) 분류(67종)	일본후생성의 분류(142종)	내분비계장애물질 용출이 우려 되는 생활용품
• 다이옥신류 등 유기염소물질 6종 • DDT 등 농약류 44종 • 펜타-노닐 페놀 • 비스페놀 A • 디에틸헥실프탈레이트 등 프탈레이트 8종 • 스티렌 다이머 · 트리머 • 벤조피렌 • 수은, 납, 구리 등 중금속 3종	• 프탈레이트 에스테르 등 가소제 9종 • 플라스틱에 종재하는 물질 17종 • 다이옥신 등 산업장 및 환경오염물질 21종 • 농약류 75종 • 수은 등 중금속 3종 • DES 등 합성에스트로젠 8종 • 식품 및 식품첨가물 3종 • 식물에 존재하는 에스트로젠 유사호르몬 6종	• 플라스틱 용기, 음료캔, 병마개, 수도관의 내장코팅제, 치과치료시 이용되는 아말감 : 비스페놀 A • 합성세제 : 알킬페놀 • 컵라면 용기 : 스티렌 다이머 · 트리머 • 폐건전지 : 수은

현재 환경호르몬 관련된 연구결과 및 그 사례로 발표된 대표적인 물질로는 식품이나 음료수 캔의 코팅물질 등에 사용되는 비스페놀 A, DDT, PCB, 다이옥신류, 합성세제 원료인 알킬페놀, 플라스틱 가소제인 프탈레이트 에스테르, 뇌하수체에 작용하여 호르몬 합성을 저해하는 스티로폴의 성분인 스티렌다량체(스티렌다이머 · 트리머), 벤조피렌, 수은, 납, 구리 등 중금속 등이 있다.

3.9.4 ‖ 환경호르몬의 영향

1. 환경호르몬의 장애기전

호르몬의 체내작용은 일반적으로 합성, 방출, 표적장기세포로의 수송, 수용체결합, 신호전달, 유전적 발현 활성화 등의 과정을 통하여 이루어진다. 환경호르몬은 이러한 과정 중 어느 단계를 방해 또는 교란함으로써 장애를 일으킬 수 있게 된다.

현재 미국을 비롯한 선진각국에서 환경호르몬의 작용기전을 밝혀내기 위해 연구를 하고 있는데, 지금까지 알려진 수용체 결합과정에서의 환경호르몬의 작용은 유사(mimics), 호르몬 봉쇄(blocking), 촉발(trigger) 작용 등으로 분류할 수 있다.

1) 호르몬유사작용

호르몬수용체와 결합하여 환경호르몬이 마치 정상 호르몬처럼 작용하는 것으로서, 대표적인 것으로 합성에스트로젠 DES(diethylstilbestrol)이 있다.

이와같은 호르몬유사물질은 정상호르몬보다 강하거나 약한신호를 전달함으로써 내분비계의 작용을 교란시킬 수 있다. 지금까지 알려진 주요 외인성에스트로젠 유사물질로는 다음과 같은 것들이 있다.

(1) DES(diethylstilbestrol)

여성의 유산방지제로 널리 사용되었던 약물로서 에스트로젠 성질을 가지고 있다.

(2) Nonylphenol

가정에서 사용하는 세척제의 분해물, 살충제 또는 플라스틱제조에 이용되며 에스트로젠 성질을 가지고 있다.

(3) Coumestrol

에스트로젠 유사성질을 가지고 있다고 알려진 식물에서 합성되는 식물성에스트로젠(phytoestrogen)이다.

2) 호르몬봉쇄작용

호르몬수용체 결합부위를 봉쇄함으로써 정상호르몬이 수용체에 접근하는 것을 막아 내분비계가 기능을 발휘하지 못하도록 하는 작용이다. 대표적인 물질로서 DDT의 분해산물인 DDE의 경우 정소의 안드로젠호르몬 기능을 봉쇄하는 것으로 보고되고 있다.

3) 촉발작용

내분비계장애물질이 수용체와 반응함으로써 정상적인 호르몬작용에서는 나타나지 않는 생체 내에 해로운 대사작용을 유발하는 작용이다. 촉발작용의 영향으로는 암과 같은 비정상생장, 대사작용이상, 불필요하거나 해로운물질 합성 등을 들 수 있다. 대표적인 물질로서 다이옥신 또는 다이옥신유사물질 등이 이와같은 작용기전 으로 영향을 나타낼 수 있는 것으로 보고되고 있다.

2. 생태계에 대한 영향

인간들의 생활환경에서 광범위하게 사용되고 있는 합성물질이나 식물에서 만들어지는 천연물질 중 상당수의 물질이 체내 내분비계통에 장애를 일으키는 환경호르몬물질로 밝혀지고 있다. 특히, 이들 물질은 어류, 조류, 파충류 및 포유류 등의 야생동물에 지대한 영향을 미쳐 개체수의 감소와 성의 이상변이 등을 야기하는 것으로 지적되고 있으며, 나아가 현재 인간의 정자수감소 등에 따라 미래인간의 환경생태계에서 생존여부에 막대한 영향을 미칠 것에 주목하고 있다.

이러한 환경 중 내분비계장애물질(환경호르몬)들은 야생생물의 생식과 발생에 심각한 영향을 미칠 수 있으며, 현재까지 생태계에 미치는 주요 영향으로서 호르몬분비의 불균형, 생식기능저하 및 생식기관기형, 생장저해, 암유발, 면역기능저해 등이 보고되고 있다.

1) 어류

환경호르몬물질의 어류에 대한 영향으로는 수컷생식능의 변화 및 수컷의 암컷화 등이 많이 관찰되고 있으며 여기에 대한 관심 또한 높다.

1980년대 영국 각지에서 합성세제와 유화제의 성분인 비이온성 계면활성제의 분해물인 알킬페놀이 의심 원인물질로 암수 구분을 할 수 없는 물고기가 대량 발견되었다. 캐나다의 궬프대학에 한 연구보고서에 의하면 오대호에 서식하는 2~4년생의 상당수 연어에서 비정상적인 갑상선비대가 관찰되었는데, 이는 먹이사슬의 상위포식자에 속하는 연어가 오염물질이 농축된 먹이를 섭취했거나 또는 호수 내의 각종 오염물질을 비롯한 환경적인 인자로 인해 내분비계가 교란되어 일어난 것으로 추측되고 있다. 이웃 일본에서도 최근(1996~1997) 도쿄의 다마강과 쓰미다강에서 수십~수백 ppt의 알킬페놀이 검출되었으며, 이와 동시에 수컷 잉어의 비율이 현저히 적어진 것도 발견되었다.

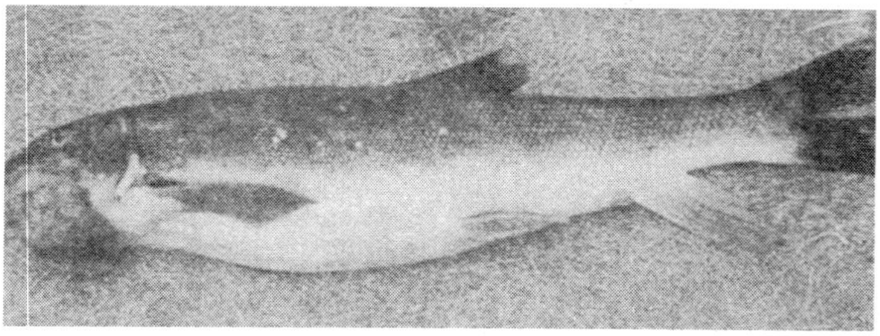

그림 1.15 **환경호르몬 오염으로 인해 암에 걸린 물고기**

2) 파충류

1980년 미국의 플로리다주의 아포프카 호수에 타워화학 회사가 유출시킨 디코폴과 DDT 등의 오염으로 인하여 그 호수의 악어의 수가 반으로 줄었으며, 수컷 악어의 암컷화와 수컷 성기의 크기가 정상에 비해 1/2~1/3 정도로 왜소화 된 것이 발견된 것이 대표적인 파충류의 환경호르몬피해현상이라고 할 수 있다. 또한, 붉은귀거북(redeardturtle)의 경우 PCBs 노출에 의해 알의 부화수가 감소되거나 거북의 알에 PCBs를 묻혔을 경우 대부분 암컷이 태어났다는 보고도 있다. 이밖에 개구리 등이 생식 및 발생시 다이옥신류나 중금속 등 유해물질에 노출될 경우 부화율 감소 및 기형발생이 현저히 증가한 사례도 보고되었다.

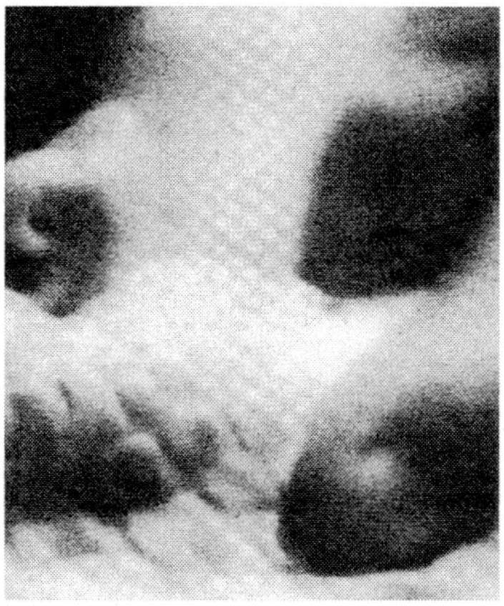

그림 1.16 | **비정상으로 왜소환 된 수컷 악어의 성기**

3) 조류

오염지역에 서식하는 새 즉, 갈매기, 왜가리, 매, 독수리, 가마우지, 펠리칸 등에서 생식능력 및 성적습성의 변화, 면역능력의 감소, 부리의 기형 등이 나타났다. 특히, 이들 대부분의 새들은 물고기를 먹이로 하기 때문에 오염물질이 농축된 물고기를 잡아먹을 경우 먹이사슬에 의한 영향은 심각하다고 할 수 있다.

그 예로 PCBs 등이 오염된 지역의 물고기를 먹이로 하는 갈매기와 같은 새들의 면역력이 비오염지역의 새들에 비해 감소한 연구 보고가 있다.

또, 환경호르몬에 의한 영향으로 대표적인 생식능의 변화를 들 수 있는데, DDT 또는 DDE에 폭로된 독수리류 또는 다이옥신이

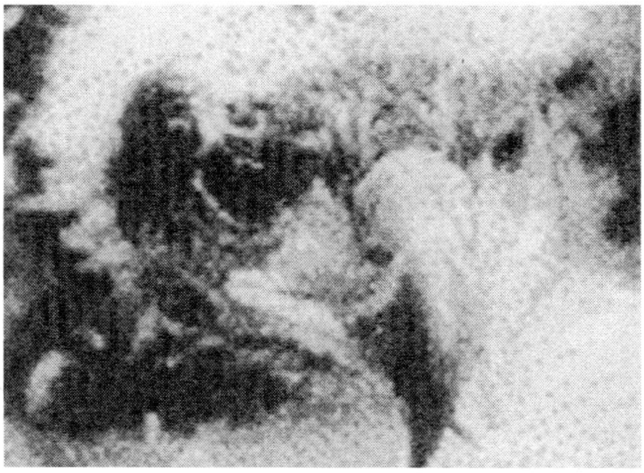

그림 1.17 | **부리가 뒤틀린 기형 조류**

나 PCBs에 폭로된 제비갈매기 등의 알의 부화율의 저하 현상이 나타났다는 보고도 있다. 갈매기의 경우 내분비장애에 따른 super normal이라고 불리우는 다산란 현상을 비롯하여, 암컷끼리 둥지를 트는 현상과 미시간 호 주변에 PCBs나 다이옥신의 고농도오염지구에서 서식하는 갈매기에서 갑상선비대 및 수컷에서의 난관의 발달 등이 보고된 바 있다.

4) 포유류

발트해 연안의 바다표범을 조사한 결과 PCBs의 대부분이 바다표범 생식선의 스테로이드합성에 장애를 일으키거나 갑상선의 기능 저하를 일으킨다는 보고가 있다.

플로리다 아메리카표범수컷의 혈액에서 암컷호르몬인 에스트로젠이 정상에 비해 수배 이상 높게 검출되었으며, 발육과 생식기의 이상이 관찰되었는데 그 후 원인이 DDE 또는 PCBs가 사료에 오염되었다는 결과가 나왔다. 이와 같이 포유류에 영향을 나타내는 물질들은 인간에게 직접 영향을 줄 수 있다는 점에서 포유류에서의 영향 발견은 매우 심각한 문제가 아닐 수 없다.

표 1.25 ‖ **내분비계장애로 의심되는 야생생물에 대한 영향**

생물		장소	영향	추정되는 원인 물질
패류	고둥	일본해안	웅성화, 개체수 감소	유기주석화합물
어류	옥새송어	영국하천	자성화, 개체수 감소	노닐페놀(*판정되지 않음)
	잉어	영국하천	자웅동체화	노닐페놀(*판정되지 않음)
	연어	미국오대호	갑상선비대 형성, 개체수 감소	불명
파충류	악어	미국플로리다주 호수	음경왜소화, 알의 부화율 저하, 개체수 감소	호수에 유입된 DDT 등 유기염소계 농약
조류	갈매기	미국오대호	자성화, 갑상선종양	DDT, PCBs(*판명되지 않음)
	미국 가마우지	미국미시간호	알의 부화율 저하	DDT, PCBs(*판명되지 않음)
포유류	바다표범	네덜란드	개체수 감소, 면역기능 저하	PCBs
	흰돌고래	캐나다	개체수 감소, 면역기능 저하	PCBs
	아메리카 표범	미국	정류정소, 정자수 감소	불명
	양	호주(1940년대)	다발성사산, 기형발생	클로버유래의 식물성에스트로젠

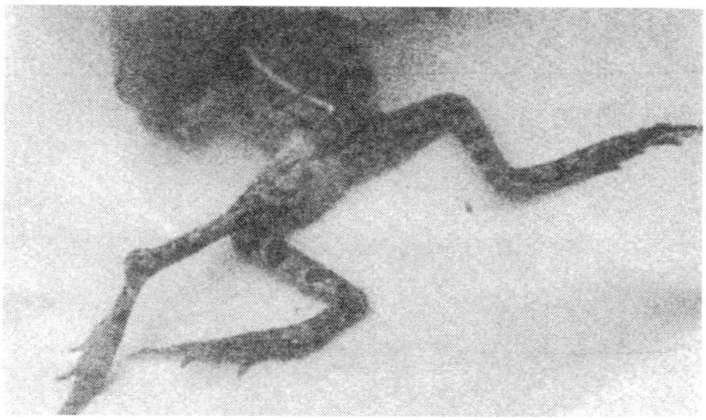

그림 1.18 ∥ 기형으로 생긴 개구리 다리

3. 인간에 대한 영향

지금까지 인간에 대한 영향 및 영향을 나타낼 수 있는 양에 대해서는 정확히 밝혀진 것이 없지만, 내분비계는 우리 인체를 조절하는 가장 중추적 역할을 하기 때문에 여기에 대한 관심도는 무엇보다도 높다고 할 수 있다.

70년대 유산방지제인 합성에스트로젠인 DES(diethylstilbestrol)를 복용한 임산부의 2세들에게 생식능이 감소되고, 딸의 경우 자궁기형, 불임, 면역기능이상이 증가하는 사례가 발생했다. 그러나 복용한 임산부에게는 영향이 나타나지 않았다고 한다. 이외에도 덴마크에서의 과거 50년 동안(1992년 기준) 남자들이 정자수반감 등이 보고된 바 있다. 이와 같이 환경호르몬은 남성의 경우 정자수의 급격한 감소 이외에도 고환암이나 요도하열, 정액감소, 정자운동성 감소, 기형정자발생증가, 생식기기형, 전립선질환, 기타 생식에 관련된 조직의 이상을 유발시키며 여성의 경우 유방 및 생식기관의 암, 내분열증(endometriosis), 자궁섬유종(uterinefibroid), 유방의 섬유세포질환, 골반염증성질환(pelvic inflammatory disease) 등의 유발 및 증가도 이와 관련된 것으로 보는 경향이 있는데 이를 증명하기 위한 연구는 계속 진행 중이다. 최근 국내외적으로 가장 주목되는 소각장 등에서 배출되는 다이옥신류에 대한 인체 영향이 발표되면서 사회적으로 커다란 문제가 되고 있다.

3.9.5 환경호르몬에 대한 대책

1. 생활환경관리대책

첫째로, 음식물과 용기의 관리이다. 지방질이 많은 육류보다는 곡류, 채소, 과일이 풍부한 식단을 선택하는 것이 중요하며, 과일이나 야채는 흐르는 물에 씻어 먹되 껍질은 되도록 벗겨서 먹도록 한다. 또 1회용 식품용기사용을 자제하고, 요리시 전자레인지에 플라스틱 또는 랩으로 음식을 씌워 데우는 일은 삼가도록 해야 하며, 바퀴벌레 등 해충관리도 잘 해야 한다.

둘째로, 환경위생을 관리해야 한다. 파리, 모기 등 해충 구제를 위해 살충제 사용을 과도하게 하지 말아야 하며, 텃밭이나 정원 등에 농약살포를 되도록 이면 자제하는 것도 좋은 방안이다. 또한, 금연을 한다거나 함부로 버리기 쉬운 폐건전지, 고장난 수은온도계, 형광등과 같은 유해 폐기물을 적절하게 처리하고, 세척력이 지나치게 강한 세제 사용을 자제해야 하며 특히, 플라스틱 제품을 어린이가 입에 대지 않도록 주의할 필요가 있다.

세째로 소비자로서의 자세이다. 어린이용 장난감으로 PVC가 포함된 장난감 구매를 자제하고, 되도록 목재 또는 천연 소재로 된 장난감을 선택하도록 해야 하며, 세제를 사용할 때에는 노닐페놀에톡시레이트류와 같은 내분비계 장애물질이 함유된 세제 사용을 자제해야 한다. 이외에도 치과에서 주로 치아 치료시 사용되는 아말감도 되도록 사용을 자제하는 것이 좋다.

2. 원인물질 관리 대책

정부측면에서 보면 정부차원에서 내분비계장애물질의 환경 중 방출을 최소화하기 위해 배출목록을 작성하고, 보고제도를 운영하는 방안과 실제 또는 잠재적 위험성에 따른 관리 대상물질의 우선순위선정과 환경호르몬에 대한 환경 및 인간건강에 영향을 미치는 농도 이하의 환경기준치설정 및 모니터링제도가 선행되어야 한다. 그 다음으로 농약의 의존도를 낮추기 위한 대체물질, 품종 및 방법의 개발, 청정생산기술 장려 및 지원, 대체물질개발에 대한 지침마련, 대상물질의 내분비장애정도를 측정할 수 있는 방법과 환경 중 규제치를 감시할 수 있는 지표(biomarker) 개발 등이 뒤따라야 한다.

그리고 산업체측면에서는 제품 생산에서부터 폐기에 이르기까지의 전 과정(life-cycle)평가를 통한 오염방지 및 청정생산기술을 이행하고, 생산 또는 폐기하는 물질에 대한 내분비계장애독성 평가 및 시험 및 소비자에게 상품과 위해성에 대한 정보를 제공해야 하며, 내분비계장애물질에 의한 제품의 오염여부감시를 위한 측정업무를 시행해야 한다.

마지막으로 연구계의측면에서 과학적이고 합리적인 연구수행을 위한 중・장기 연구 추진 전략을 수립하고, 내분비계장애물질 관련 실험・연구・조사 결과 등을 수집 평가하기 위한 관련부처 연구기관, 민간전문가로 구성된 연구기관 간에 전문연구협의체가 운영되어야 한다. 그리하여 내분비계장애물질에 대한 현황과 환경생태계에 대한 영향 등 조사, 내분비계장애물질 규제를 위한 평가 및 시험방법 등의 확립과 내분비계장애물질에 대한 환경 중의 노출량 및 인체의 노출량 조사, 내분비계장애물질의 지정 및 환경 중 기준농도 등을 마련하기 위한 역학조사와 유행성 평가가 이루어져야 한다.

3.10 소음・진동

3.10.1 | 소음(Noise)

1. 소음의 정의

소음이라 함은 일반적으로 "원치 않는 음" 혹은 "바람직하지 않는 음" 으로 그리고 소음・진동규제법에서는 소음・진동에 대한 정의를 각각 기계, 기구, 시설 기타 물체의 사용으로 인하여 발생하는 강한 소리와 강한 흔들림으로 한정하여 규제 범위를 정하고 있다.

소음에 대한 용어의 정의를 보면 다음과 같다.

1) 암소음

한 장소에 있어서 특정음을 대상으로 생각할 경우 대상소음이 없을 때 그 장소의 소음을 대상소음에 대해서 암소음이라 한다.

2) 대상소음

암소음 이외에 측정하고자 하는 특정소음을 말한다.

3) 정상소음

시간적으로 변동하지 아니하거나 또는 변동폭이 작은소음을 말한다.

4) 변동소음

시간에 따라 소음도 변화폭이 크게 변하는 소음을 말한다.

5) 소음도

소음계의 청감 보정회로를 통하여 측정된 지시치를 말한다.

6) 측정소음도

공정시험법의 측정방법으로 측정한 소음도 및 등가소음도 등을 말한다.

7) 대상소음도

측정소음도에 암소음을 보정한 후 얻어진 소음도를 말한다.

8) 등가소음도

임의의 측정시간 동안 발생한 변동소음이 총에너지를 동시간 내의 정상소음에너지로 등가하여 얻어진 소음도를 말한다.

9) 평가소음도

대상소음도에 충격음, 관련시간대에 측정소음 발생시간의 백분율, 시간별 · 지역별 등의 보정치를 보정한 후 얻어진 소음도를 말한다.

그리고 보통 언어를 구성하고 있는 주파수는 250~3,000Hz이고 젊은사람의 가청범위는 20~20,000Hz이다.

10) 환경소음

공장 또는 교통기관과 각종 건설공사에서 발생되는 소음은 주위주민의 생활을 방해하고 건강에도 영향을 미친다. 소음은 공해진정건수 중 가장 많은 부분이다. 지역별 환경기준이 정해져 있으나 잘 지켜지지 않고 있는 현실이다.

2. 소음의 단위

1) 주파수(frequency)

소리는 공기와 같은 매체를 통하여 전달되는 소밀파 또는 압력파이다. 이 압력파는 음압변화에 따라 변하며 압력이 제일 높은 곳(마루)과 다음의 제일 높은 곳(마루)간의 거리를 파장 λ(m)라고 하며, 1초 동안에 발생하는 공기의 압력변화의 수, 즉 통과하는 마루 또는 골의 평균수를 그 소리의 주파수라고 부른다.

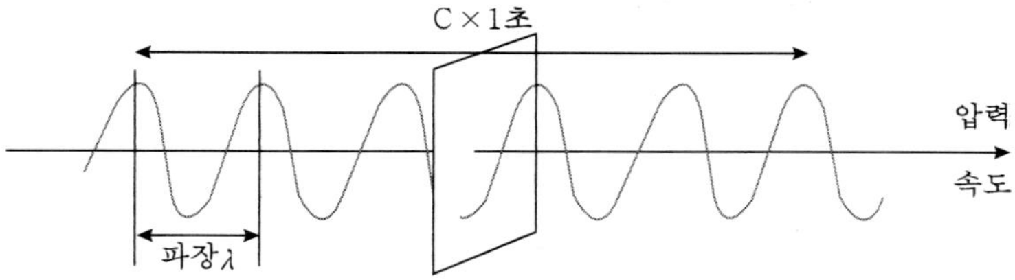

그림 1.19 **소리의 주파수**

이 주파수의 단위는 헤르츠(Hz : Cycle/sec)이다. 주파수 f=(Hz)는 다음과 같은 식으로 나타낼 수 있다.

$$f = c/\lambda[Hz]$$

여기서 c : 음속(m/sec), λ : 파장(m)

2) 음압(Sound pressure)

일반적으로 소리가 들린다는 것은 공기의 압력변화가 인간의 귀고막에 가해졌을 때 소리가 들린다고 한다. 이와 같은 압력은 음압(sound pressure)이라고 하며, 표기기호는 P, 단위는 N/m^2이다. 인간이 소리라고 감지할 수 있는 가장 작은 소리의 음압은 $2\times10^{-5}(N/m^2)$ 또는 $0.0002(dyne/cm^2)$이다.

3) 음의세기(sound intensity)

음의 세기는 음의 진행방향에 수직하는 단위면적을 단위시간에 통과하는 음에너지를 말하며, 그 표기기호는 I, 단위는 W/m^2이다. 음의 세기 기준값은 $10^{-12}W/m^2$이다.

4) 데시벨(dB : decibel)

소음크기 등을 나타내는 단위로서 주파수와 우리 인간의 청각기관의 특성을 고려하여 만든 것이다. 우리 인간의 청각기관은 1,000Hz에 대한 강도와 그 이하의 주파수 그리고 그 이상의 주파수 영역에서 동일한 소리의 크기에 대한 느낌이 다르다. 다시말하면, 1,000Hz의 소리보다 그 이하와 그 이상의 주파수의 소리는 약간 작게 들린다.

따라서 소음을 평가할 때 소리크기에 대하여 이와같은 성질을 고려한 값에 의해 평가하여야 하기 때문에 소음측정기 내에서 특별한 회로 중 청감보정회로를 넣어 인간의 귀로 느끼는 소음크기를 소음측정기가 지시하도록 한 값의 단위가 dB(A)이다.

5) 음의 세기레벨(sound intensity level : SIL)

$$SIL = 10\log\left(\frac{I}{I_o}\right)dB$$

여기서 I_o : 정상청력을 가진 사람의 최소가청음의 세기(10^{-12} W/m^2)

I : 대상음의 세기

6) 음압레벨(sound pressure level : SPL)

$$SPL = 20\log\left(\frac{P}{P_o}\right)\text{dB}$$

여기서 P_o : 정상청력을 가진 사람이 1,000(Hz)에서 가청할 수 있는 최소 음압 실효치(2×10^{-5} N/m^2)

P : 대상음의 음압실효치

7) 음향파워레벨(sound power level : PWL)

$$PWL = 10\log\left(\frac{P}{P_o}\right)\text{dB}$$

여기서 W_o : 기준음향파워(10^{-12}W)

W : 대상음원의 음향파워

8) 음의 크기레벨(loudness level : LL)

감각적인 음의 크기를 나타내는 양으로 임의의 음에 대한 음의 크기레벨인 폰(phon)이란 그 음을 1,000Hz 순음의 크기와 평균적으로 같은 크기로 느끼는 1,000Hz 순음의 음의 세기레벨로 나타낸 것이다.

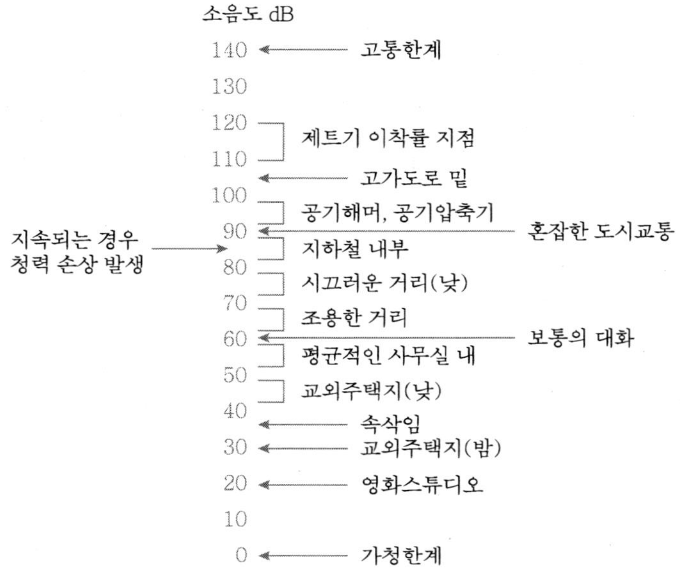

그림 1.20 **소음의 예**

1,000Hz 순음에 대한 음의 세기레벨(또는 음압레벨)은 phon치와 같으며 그 표기 기호는 L_L, 단위는 phon이다.

9) 음의 크기(soundness : S)

1,000Hz순음의 음세기레벨 40dB음의 크기를 1 sone 즉, 1,000Hz순음 40phon을 1 sone으로 정의하며 그 표기기호는 S, 단위는 sone이다. 인간의 감각에서 대체로 10phon 크기가 되면 소리의 크기는 2배가 된 것으로 느껴지므로 감각에 맞춘 sone 척도가 고안되었다. Phon 수를 P라하면 다음 식으로 sone수 S를 구할 수 있다.

$$S = 2^{(P-40)/10}(\mathrm{sone})$$

10) 청감보정회로(weighting network)

임의 종류의 소음이 발생하고 있을 때 그 소리에 대하여 인간의 감각적인 크기를 측정한다는 것은 어렵다. 그러나 등감곡선에 가까운 보정회로를 사용한 소음계로서 측정하면 근사적으로 소리의 감각적인 크기를 알 수 있다. 실제로 소음계에는 40, 70, 85(phon)의 등감곡선에 유사한 감도를 나타내도록 주파수 특성이 보정되어 있어 이것을 각각 순대로 A, B, C 특성이라고 부른다. 소음측정은 일반적으로 A특성을 사용한다. 우리 귀의 감각량과 아주 가까운 것은 A특성이며 주로 소음규제법에서 채용되고 있다. C특성은 거의 평탄한 주파수 특성임으로 주파수 분석을 할 때 사용한다.

3. 소음 발생원

소음종류는 크게 공장소음, 교통소음, 생활소음 그리고 건설소음으로 분류할 수 있다.

1) 공장소음

공장에 설치되는 소음배출시설은 자동차, 기차 및 항공기와 같은 이동소음이 아니다. 따라서 고정소음 특성상 한번 설치되면 소음원이 없어지지 않아 한 배출시설로부터 발생되는 소음이 인근지역에 지속적으로 피해를 줄 수 있다.

공장소음피해는 국지적인 점을 감안하여 1993년에 배출시설의 설치허가등에 관한 업무를 환경부장관에서 시・도지사의 고유 업무로 전환하는 한편, 산업단지, 전용공업단지 등 기타 대통령령으로 정하는 공장에 대해서는 배출시설설치허가 대상에서 제외하였고, 1977년 3월 7일부터는 소음・진동규제법을 개정하여 정온을 요하는 학교, 종합병원, 공공도서관, 공동주택의 주변지역 및 주거지역, 취락지역에 한하여 허가제를 존속시키고 나머지는 신고제로 전환하였다.

공장 및 건설소음은 여러가지 기계장비를 사용함으로써 소음이 발생한다.

따라서 대표적인 기계별로 분류하여 소음요인을 살펴보면 다음과 같다.

(1) 압축기와 송풍기

공기를 압축 또는 송풍하는 원리와 구조면에서 보면 압축기는 비교적 풍압이 높은 반면, 송풍기는 낮은 것이 차이이다. 압축기는 저압공기를 고압으로 높여 일시에 배출시키므로 소음이 발생하고 송풍기는 공기를 흡입하여 배출하기 때문에 압축기만큼 소음은 많지 않으나 송풍기의 부속장치 등으로 소음이 발생된다.

(2) 디젤파일햄머

햄머 충격음과 배기구로부터 방출되는 공기음이 주발생원이다.

(3) 분쇄기(파쇄기 및 마쇄기)

분쇄물과 제분기(mill)의 케이싱의 충돌에 의해 소음이 발생된다.

(4) 기타

단조기, 절단기, 변속기, 인쇄기, 사출성형기, 목재 가공시설, 도정시설, 발전기 등에서 소음이 발생된다.

2) 교통소음

교통소음은 그 배출원이 자동차, 기차 등으로서 발생소음도가 매우 클 뿐만아니라 그 피해지역도 광범위하다. 특히, 자동차는 도로망이 확장되고 차량보유대수가 급격히 증가하고 있어 대도시 소음원으로서 주목받고 있다.

대체로 우리나라의 도로교통소음의 양상은 도시의 경우 상・공업지역은 물론 주거지역까지 교통소음의 영향권에 있으며 특히, 고속도로 등 각종 도로망의 확장으로 농촌에 이르기까지 교통소음의 영향권은 확대되고 있는 실정이다.

교통소음원은 소음원 자체가 이동하기 때문에 소음저감대책의 시행이 매우 어려우며 많은 재원이 요구된다. 자동차처럼 엔진구조와 주행상태, 정비여부, 적재량, 타이어종류형태, 도로구조 등 소음발생원이 복합적인 것이 특징이다.

3) 생활소음

생활소음 배출원은 확성기소음, 건설공사장의 작업소음, 소규모공장의 작업소음, 유흥업소심야소음 등 매우 다양하다.

최근 인구증가와 더불어 도시화, 산업화 등에 따라 생활소음 배출원수는 급격히 증가하고 있으며, 국민들의 생활수준이 향상되어감에 따라 조용한 생활환경에 대한 욕구가 날로 증대되어 가고 있어 이에 대한 대책이 중요한 현안관계로 대두되고 있다.

4) 항공기소음

최근 항공기의 운항항로 신설 및 운항횟수의 급격한 증가에 따라 항곡기소음피해는 사회적 문제로 대두되고 있다.

이에 따라 환경부에서는 항공기소음대책 수립을 위한 기초자료 확보를 위하여 1989년 11월부터 항공기소음 자동측정망을 설치(김포 11, 제주 7, 김해 6)하고 항공기 소음도를 상시 측정하고 있는데 항공기 소음대책이 요구되는 항공기소음영향도(WECPNL) 80이 넘는 지역은 김포공항 2km 이내, 제주와 김해공항은 1km 이내에 지역이 대부분 해당된다. 항공기소음 자동측정망은 항공기의 항로, 민원발생지역 등을 고려하여 측정지점을 선정하고 24시간 상시 측정함으로써 공항주변의 소음 현황 측정망이 설치되지 않은 군용공항 등에 이동 측정 장비로 측정하고 있다.

4. 소음의 생체작용

1) 청력에 대한 장해

소음에 의한 청력장해 요인은 소음의 음압수준, 주파수, 폭로시간, 하루의 폭로 회수, 소음작업장에서 근속기간, 개인감수성에 따라 달리 나타난다.

(1) 일시적청력장해

전형적인 공장소음의 경우에는 4,000~6,000Hz에서 일시적난청이 발생하며, 청력 손실의 대부분은 폭로된 지 2시간부터 발생하여 작업이 끝날 무렵 20~30dB(A) 손실을 초래하고 회복된다.

(2) 영구적청력장해

소음작업자의 영구적청력손실은 3,000~6,000Hz의 범위에서 나타나고 4,000Hz에서 가장 심하며 이를 직업성 난청 또는 C_5dip현상이라고 부른다. C_5dip이란 소음난청자의 청력검사시에 5번째의 주파수(4,096Hz) 부근에서 청력저하가 심하게 나타남을 의미한다. 100dB(A) 이상의 직업성소음 폭로에 따른 청력손실은 4,000Hz에서 5~10년 후에 최고치를 보이며 그 이후에 있어서 청력손실의 정도는 연령에 의한 생리적 손실에 달려 있다.

2) 대화방해

500Hz 이상의 소음성분이 주로 대화를 방해하며 이는 소음의 음폐현상에서 비롯되고, 음폐현상이란 어느 두가지 음이 서로 방해가 되어 대화가 듣기가 어려운 현상을 말한다.

3) 일반생리적기능장해

혈압 · 맥박 · 발한증가, 전신근육긴장, 소화장해 등이 일어나며 50~60dB에 폭로되면 위액분비가 감소된다.

4) 불쾌감

회의실 30dB(A), 사무실과가정 50dB(A), 옥외는 배경음보다 10dB(A)이상이면 불쾌감을 초래한다. 듣는 사람의 여러 조건과 상황에 따라 달라지므로 물리적 측정치를 산출하기 어렵지만 단속음과 불쾌한 음색을 가진 소음일수록 더욱 불쾌감을 준다.

5) 작업능률저하

소음 때문에 주의력이 떨어져 작업능률저하라는 2차적 장해를 초래한다.

6) 수면방해

야간에 소음은 피로감과 불쾌감을 유발하며 급기야는 수면방해(40~60pone 이상)하여 불면증을 일으키기도 한다.

5. 소음관리

일반적인 소음방지기술은 음원대책과 소음전파방지대책으로 크게 나눌 수 있다.

음원대책은 다음 세 가지로 분류되며 그 개요 및 효과를 살펴보면 다음과 같다.

첫째, 소음발생을 저감시키는 방법

둘째, 소음기(消音器)를 사용하는 방법

셋째, 차음 및 흡음에 의해 소음원을 밀폐하는 방법

전파방지대책은 다음과 같다.

첫째, 음원과 거리를 크게 할 것

둘째, 소음방향을 변하게 할 것

셋째, 울타리를 세울 것

넷째, 수목은 원거리일 때 약간 효과가 있음

편의상 소음원별로 크게 구분하여 공장소음, 항공기소음, 생활소음, 교통소음으로 분류하여 이에 대한 저감대책을 살펴보면 다음과 같다.

1) 공장소음저감대책

공장소음을 근본적으로 해결하기 위해서는 토지이용의 적정화를 통한 소음배출원과 주거지역의 분리가 이루어져야 한다. 또한, 저소음기계류의 개발과 소음방지시설의 기술개발 및 투자확충 등도 활발히 이루어지도록 노력하여야 할 것이다.

정온을 필요로 하는 지역에 설치되어 있는 공장에 대하여는 배출시설의 허가를 받고 가동할 수 있도록 하는 한편, 소음배출허용기준을 준수하도록 지도・단속을 강화해야 한다. 특히, 민원대상이 되고 있는 주택가의 공장에 대하여는 철저한 소음방지시설을 설치하도록 하는 등 다각적인 대책을 추진한다.

2) 교통소음저감대책

자동차 및 철도 등 교통량의 급격한 증가로 소음문제가 날로 심각해지고 있다. 이에 따라 교통기관으로 인하여 발생하는 소음을 규제할 필요가 있는 지역을 교통소음규제지역으로 지정하고, 규제지역 내에서는 자동차 경음기의 사용금지, 속도제한, 우회명령 등 필요한 조치를 취할 수 있도록 해야 한다.

또한, 자동차소음을 저감시키기 위하여 철저한 정비와 함께 자동차제작사로 하여금 저소음자동차 개발을 위해 자체기술개발 및 선진기술을 도입하도록 유도한다. 자동차소음허용기준을 자동차종류에 따라 단계적으로 강화한다.

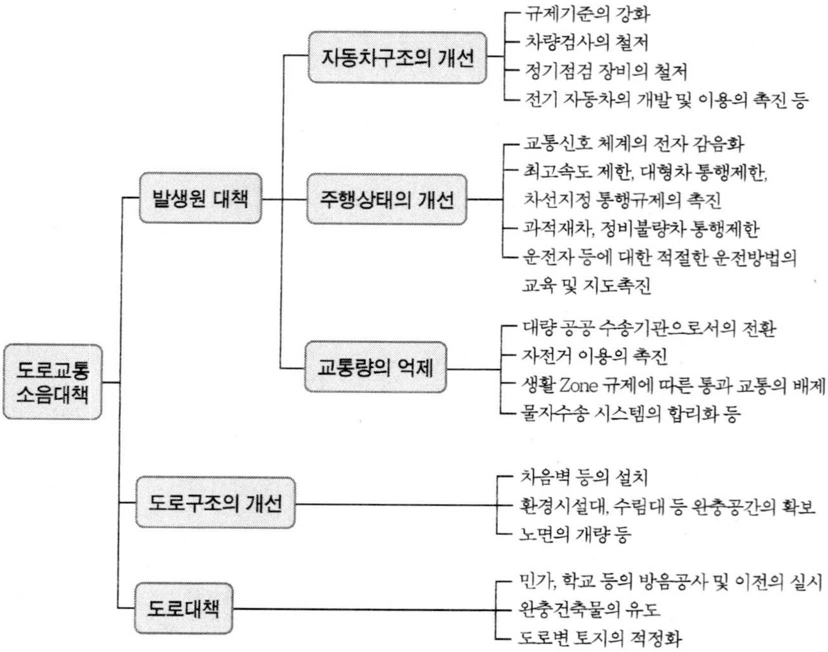

그림 1.21 ‖ 교통소음저감대책

3) 생활소음저감대책

생활소음은 우리의 생활영역에 다양하게 분포되어 있는 소음원에 기원된 것으로서 어느 분야보다 대국민 홍보가 필요한 분야이다. 따라서 대도시지역의 정온한 생활환경을 조성하기 위하여 확성기, 소규모공장 및 건설공사장 등을 규제하며 규제기준 초과시 소음방지시설 설치, 작업시간 조정 등 소음 저감대책을 강구해야 한다.

또한, 굴삭기, 브레이커, 항타기 등 10종의 특정공사장비를 사용하는 건설 공사장의 소음·진동을 규제하기 위해 건설공사 전에 소음저감대책을 마련하여 사전 신고하도록 함으로써 건설공사로 인한 소음피해를 줄인다.

4) 항공기소음대책

항공기는 이착륙 시 많은 동력이 소요되며, 기기의 운전부하량 변화가 많아 소음이 배출되어 인근지역에 심한 소음피해를 가져다준다. 이에 따라 일반주민이 상주하는 공항주변지역의 항공기소음 현황을 파악하기 위하여 김포공항 등 국내 주요 5개 공항에 항공기 소음측정망을 설치하여 지속적으로 소음도를 측정하고, 그 자료를 건설교통부 등 관계부터에 송부하여 항공소음정책의 기본 자료로 활용한다.

또한, 환경부는 소음대책이 미미한 국내선 공항 및 군용항공기지에 대한 소음개선대책이 마련되어야 한다.

3.10.2 | 진 동

1. 진동의 정의

진동(振動)이라 함은 소음·진동규제법상 정의에 의하면 "기계, 기구, 시설, 기타 물체의 사용으로 인하여 발생하는 강한 흔들림"을 말한다. 이것은 인위적인 기계와 기구류의 사용으로 인하여 지반이나 건축물이 전후, 상하, 좌우방향으로 흔들리는 것을 말하는데, 주로 공기의 진동을 매체로 하여 전달되는 것과 지반진동(地盤振動)을 매체로 하여 전달되는 것이 주된 것으로 소음을 수반하는 것이 보통이다. 이러한 진동을 인간이 느낄 수 있는 주파수의 범위는 약 0.1~500Hz인데, 인체에 악영학을 주는 공해로서 문제가 되는 주파수 범위는 1~90Hz의 진동이다.

문제가 되는 진동은 전신진동의 경우 2~1,000Hz, 국소진동의 경우 8~500Hz이며, 공명은 외부에서 발생한 진동에 맞춰서 생체가 진동하는 성질로서 상체는 5Hz,

두부와 견부는 20~30Hz, 안구는 60~90Hz에 공명한다.

2. 진동의 단위

1) 변위진폭(displacement)

변위의 최대진폭을 A_0로 표시할 때 눈으로 보는 진동의 변위량은 $2A_0$이며, 통상진동계의 진폭 표시도 $2A_0$이다. 그 표기 기호는 D 또는 A_0, 단위는 m, cm, mm, μm이다.

표 1.26 ▌ 생활 소음 규제기준 [단위 : dB(A)]

대상 지역	소음원 \ 시간대별		조석 (05:00~08:00, 18:00~22:00)	주간 (08:00 ~18:00)	야간 (22:00 ~05:00)
주거지역, 녹지지역, 준도시지역중 취락지구 및 운동·휴양지구, 자연환경보전지역, 기타 지역 안에 소재한 학교·병원·공공도서관	확성기	옥외설치	70 이하	80 이하	60 이하
		옥내에서 옥외로 소음이 나오는 경우	50 이하	55 이하	45 이하
	공장·사업장		50 이하	55 이하	45 이하
	공사장		65 이하	70 이하	55 이하
기타지역	확성기	옥외설치	70 이하	80 이하	60 이하
		옥내에서 옥외로 소음이 나오는 경우	60 이하	65 이하	55 이하
	공장·사업장		60 이하	65 이하	55 이하
	공사장		70 이하	75 이하	55 이하

※ 비고

1. 소음의 측정방법과 평가단위는 소음·진동공정시험방법에서 정하는 바에 따른다.
2. 대상지역의 구분은 국토이용관리법(도시지역인 경우에는 도시계획법)에 의한다.
3. 규제기준치는 대상지역을 기준으로 하여 적용한다.
4. 옥외에 설치한 확성기의 사용은 1회 2분 이내, 15분 이상 간격을 두어야 한다.
5. 공사장소음의 규제기준은 주간의 경우 1일 최대작업시간이 2시간 이하일 때는 +10dB을, 2시간 초과 4시간 이하일 때에는 +5dB을 규제기준치에 보정한다.

2) 속도와 가속도 진폭

속도진폭은 단위 시간당의 변위량으로 나타내며, 그 표기 기호는 U, 단위는 m/sec, cm/sec, mm/sec이다.

가속도 진폭은 단위 시간당의 속도 변위량으로 나타내며, 그 표기기호는 A, 단위는 m/sec^2, cm/sec^2, mm/sec^2이다.

3) 진동가속도레벨(vibration acceleration level : VAL)

진동가속도레벨을 다음 식으로 나타내며, 단위는 dB이다.

$$VAL = 20\log_{10}\frac{a}{a_o}$$

여기서, a : 가속도 진폭의 실효치(m/sec^2)
a_o : 기준가속도 진폭의 실효치(10^{-5}m/sec^2)

일반적으로 진동표준은 인간이 겨우 느낄정도 즉, 진동가속도 레벨이 60(dB)이 되는 양으로서 기준치를 설정하고 있다.

3. 진동의 발생원

진동은 기계, 기구의 사용으로 인한 강한 흔들림을 의미하며 주로 지반을 통하여 건축물에 전파되어 건물내에 2차소음을 발생시키는 것이 보통이다.

진동을 발생원별로 공장진동(왕복기계, 회전기계, 충격력발생기계), 교통진동(대형차량, 기차, 항공기, 불량도로), 건설작업진동(발파작업, 지반개량작업, 항타작업) 등으로 크게 나누어 볼 수 있다.

4. 진동의 생체작용

1) 진동의 장해

(1) 전신진동의 장해

자율신경장해, 말초혈관수축, 혈압상승, 맥박증가, 피부의 전기저항 저하, 내분비계영향(17-ketosteroid 배설감소), 월경장해, 위장장해, 내장하수증, 척추이상 등 초래한다.

표 1.27 ▎**소음환경기준**

지역구분	적용 대상지역	기 준	
		낮(06:00~22:00)	밤(22:00~06:00)
일반지역	“가”지역	50	40
	“나”지역	55	45
	“다”지역	65	55
	“라”지역	70	65

도로변지역	"가" 및 "나"지역	65	55
	"다"지역	70	60
	"라"지역	75	70

비고

1. 지역구분별 적용 대상지역의 구분은 다음과 같다.
   가. "가"지역
      1) 「국토의 계획 및 이용에 관한 법률」 제36조 제1항 제1호 라목에 따른 녹지지역
      2) 「국토의 계획 및 이용에 관한 법률」 제36조 제1항 제2호 가목에 따른 보전관리지역
      3) 「국토의 계획 및 이용에 관한 법률」 제36조 제1항 제3호 및 제4호에 따른 농림지역 및 자연환경보전지역
      4) 「국토의 계획 및 이용에 관한 법률 시행령」 제30조 제1호 가목에 따른 전용주거지역
      5) 「의료법」 제3조 제2항 제3호 마목에 따른 종합병원의 부지경계로부터 50미터 이내의 지역
      6) 「초 · 중등교육법」 제2조 및 「고등교육법」 제2조에 따른 학교의 부지경계로부터 50미터 이내의 지역
      7) 「도서관법」 제2조 제4호에 따른 공공도서관의 부지경계로부터 50미터 이내의 지역
   나. "나"지역
      1) 「국토의 계획 및 이용에 관한 법률」 제36조 제1항 제2호 나목에 따른 생산관리지역
      2) 「국토의 계획 및 이용에 관한 법률 시행령」 제30조 제1호 나목 및 다목에 따른 일반주거지역 및 준주거지역
   다. "다"지역
      1) 「국토의 계획 및 이용에 관한 법률」 제36조 제1항 제1호 나목에 따른 상업지역 및 같은 항 제2호 다목에 따른 계획관리지역
      2) 「국토의 계획 및 이용에 관한 법률 시행령」 제30조 제3호 다목에 따른 준공업지역
   라. "라"지역
      「국토의 계획 및 이용에 관한 법률 시행령」 제30조 제3호 가목 및 나목에 따른 전용공업지역 및 일반공업지역
2. "도로"란 자동차(2륜자동차는 제외한다)가 한 줄로 안전하고 원활하게 주행하는 데에 필요한 일정 폭의 차선이 2개 이상 있는 도로를 말한다.
3. 이 소음환경기준은 항공기소음, 철도소음 및 건설작업 소음에는 적용하지 않는다.

(2) 국소진동의 장해

주로 손가락와 손에 나타나며 자동톱, 공기햄머, 전동식 연마기를 사용할 때에 특히, 추운 환경에서 레이노 현상이 일어난다.

Raynaud's phenomenon(레이노 현상)이란 압축공기를 이용한 여러가지 전동공구를 사용하는 근로자들의 손가락이 창백해지는 현상으로 일명 손가락이 죽어 가는 증상(dead finger) 또는 백지(납) 병(white finger)이라고도 한다. 이 현상은 추위에 폭로되면 더욱 악화되며 공구 사용법, 공구의 진동속도, 폭로시간, 개인의 체질 등이 문제된다. 이외에도 뼈 및 관절의 장해와 내분비계 및 기타 장해를 일으키기도 한다.

진동에 대한 평가는 소음진동규제법에 따라 1Hz 이하의 진동에 폭로 될 때는 누구나 불쾌감을 느끼고, 100Hz 이상의 진동은 피부에 작용되므로 작용 부위에 국소 장해를 초래한다고 한다.

5. 진동 방지대책

진동 방지책은 발생원 대책과 전파방지대책으로 크게 구분할 수 있다.

1) 발생원 대책

(1) 탄성지지시설 설치

단조기, 프레스 등의 충격진동 발생원에 탄성을 지닌 스프링, 고무계통의 재질을 사용하여 지지대를 설치하여 진동을 완충시키는 방법이다.

(2) 진동방지시설 설치

기계의 카바, 닥트 등 진동을 전파시키는 면적이 넓고 엷은 판상의 부분에 방진재료(고무, 아스팔트)를 도포(塗布) 또는 접착하여 진동을 제어하여 음의 방사를 감소시키는 방법이다.

2) 전파방지대책

(1) 방진구(防振溝) 시설설치

진동의 지면파를 감쇄하기 위하여 도중에 도랑이나 지중벽, 파일 등 방진구 시설을 설치하는 방법이다.

(2) 배관진동절연장치설치

설비기계의 닥트나 파이프 등을 따라 전파되는 진동을 방지하기 위하여 기계와의 저복부 또는 배관 등에 flexible jointer, expansion jointer 등을 사용하여 진동전달을 방지하는 방법이 있다.

이외 진동배출시설을 설치하고자 할 때는 진동방지시설의 설치를 의무화해야 한다. 또한, 배출시설설치 허가를 받는 진동배출업소에 대하여는 진동배출허용기준을 준수하도록 지도・단속을 철저히 하고 특히, 민원대상이 되고 있는 주택가의 공장에 대하여는 진동방지시설을 설치하도록 하는 등 대책을 강구해야 한다.

표 1.28 ‖ **생활진동규제기준**

[단위 : dB(V)]

대상 지역 \ 시간대별	주간 (06:00~22:00)	심야 (22:00~06:00)
주거지역, 녹지지역, 준도시지역 중 취락지구 및 운동・휴양지역, 자연환경보전지역, 기타 지역 안에 소재한 학교・병원・공공도서관	65 이하	60 이하
그 밖의 지역	70 이하	65 이하

※ 비고

1. 진동의 측정방법과 평가단위는 소음・진동공정시험법에서 정하는 바에 따른다.
2. 대상지역의 구분은 국토이용관리법(도시지역의 경우에는 도시계획법)에 의한다.
3. 규제기준치는 대상지역을 기준으로 하여 적용한다.
4. 공사장의 진동규제기준은 주간의 경우 1일 최대작업시간이 2시간 이하일 때에는 +10dB을, 2시간 초과 4시간 이하일 때는 +50dB을 규제기준치에 보정한다.

CHAPTER 04

식품위생과 보건

4.1 식품위생의 정의

4.1.1 WHO의 정의

식품위생의 정의에 대해서는 1955년 제네바에서 개최된 WHO의 환경위생전문위원회(Expert Committee on Environment Sanitation)에서 식품위생에 대한 보고서가 작성되었다.

Food hygiene means all measures necessary for ensuring the safety, wholesomeness, and soundness of food at all stages from its growth, production or manufacture until its final consumption.

즉, 식품위생이란 식품의 재배, 생산, 제조에서 최종적으로 사람에게 섭취될 때 까지의 모든 단계에서 식품의 안전성, 건전성 및 완전무결성을 위해 필요한 모든 수단을 말한다라고 정의하고 있다.

식품위생은 환경보건학과 세균학, 그리고 광범위한 보건행정의 조직을 필요로 하며, 이를 뒷받침하기 위하여 우리나라에서는 식품으로 인한 위생상의 위해방지 및 식품영양의 질적 향상을 도모함으로써 국민보건을 향상시킬 목적으로 식품위생법이 제정되었다.

4.1.2 한국법상 정의

우리나라의 식품위생법(1962. 1. 20 공포)에 의하면 제2조(정의)에서 "식품위생이라 함은 식품, 첨가물, 기구 및 용기와 포장을 대상으로 하는 음식에 관한 위생을 말한다"라고 정의하고 있다.

4.1.3 | 식품과 감염병

식품을 통해서 경구적으로 인간에게 감염될 수 있는 대표적인 감염병은 소화기계 감염병이다. 경구감염병 중 세균성감염병에는 장티푸스, 콜레라, 이질, 파라티푸스 등이 대표적인 것이며 바이러스에 의한 감염병으로는 유행성간염, 폴리오, 감염성설사증 등이 있고 그밖에 연쇄상구균과 디프테리아 등도 음식물을 통한 경구감염을 일으킨다. 경구감염병은 계절적으로 여름철에 많이 발생되며 지역별로도 감염병의 종류에 따라서 특성이 다르다. 장티푸스의 발생은 환경이 불량한 지역에 많으며 이질은 농촌에서 많이 발생하고, 연령별로 보면 이질은 유년층에 많고, 장티푸스는 장년층에 많이 발생한다.

식품을 통한 감염병 중에는 인축에 공통으로 감염되는 인수공통감염병(zoonosis) 즉, 결핵, 탄저, 브루셀라(brucellosis)증, 야토병 등이 있다. 결핵은 우유를 통해서 감염되는 우형결핵균이 원인균이며, 탄저(Bacillus anthracis)는 소, 말, 돼지, 양으로부터 상처나 경구적으로 침입되고 호흡기계로 아포가 침입함으로써 폐탄저를 일으킬 수 있다. 브루셀라증은 주로 소의 젖 또는 오줌(尿)을 통해서 인체에 감염되며, 야토병(野兎病)은 토끼나 설치류에서 볼 수 있으며 진드기 등이 전파하고 인체감염은 토끼와의 접촉에 의해서 피부점막 혹은 경구로 감염된다.

4.2 식중독

식중독(Food Poisoning)이라 함은 영양학적 장애(영양실조 또는 영양과잉 등)나 고의적인 함유식품의 섭취에 기인되는 독물학적 차원(자살, 타살 목적으로 사용된 유독물질의 혼입)에서의 장해 및 경구감염의 역학적 조건(장티푸스・콜레라 같은 경구감염병)을 벗어나서 순수하게 음식물에 의해서 발생할 수 있는 질병이나 건강장해를 뜻한다. 즉, 식중독은 병원성 미생물이나 독성 화학물질이 함유되었거나 혹은 오염된 식품을 경구적으로 섭취한 후 단시간내에 갑작스럽게 발생되는 위장 증상을 총칭한 것으로, 식중독의 진단은 임상적 결과와 역학적 조사의 결과가 병합됨으로써 이루어질 수 있다.

식중독을 분류하는 방법은 많으나 여기서는 편의상 원인물질에 따른 분류를 해보면 다음 표와 같다.

표 1.29 ▌식중독의 원인물질별 분류

구 별	식중독형	원인물질
세균성식중독	감염형식중독 독소형식중독	살모넬라균, 장염비브리오균 등 포도상구균, 보툴리누스균 등
화학적식중독	과실로 혼입된 유해물질에 의한 식중독 유해한 착색료에 의한 식중독 유해방부제에 의한 식중독 유해인공감미료에 의한 식중독 기타물질에 의한 식중독 조리기구 · 포장 등에 의한 식중독	농약, 수은, 카드뮴 등 auramine, gentian violet 등 붕산, 포르말린 등 dulcin, cyclamate, toludine 등 methanol, 간수 등 산화구리, 납, 비소 등
자연독식중독	동물성식중독에 의한 식중독 식물성자연독에 의한 식중독 곰팡이독에 의한 식중독	복어독, 조개독 등 감자독, 버섯독 등 맥각독, aflatoxin 등
알러지식중독	식품의 변질, 부패 등에 의한 식중독	ptomine 중독 등

4.2.1 세균성식중독

세균성식중독(bacterial food poisoning)에는 식중독의 발생근원과 그 기전 여하에 따라 독소형(toxic type)과 감염형(infectious type)의 두 가지로 크게 구분하는데, 전자는 먹기 전에 세균이 이미 식품을 오염시켜 이열성균체외독소(thermolabile exotoxin)를 함유케 된 것을 섭취했을 때 발생할 수는 있으나, 후자는 오염된 식품을 일단 섭취한 뒤에 인체 내에서 발육증식한 세균이 산출하는 내열성균체내독소(thermostable endotoxin)로 식중독증상을 나타내는 동시에 그 원인식품으로 인하여 다른 사람에게까지 동일한 식중독증상을 발병케 하는 것이 앞의 식중독과 차이가 있다. 이상에서 언급한 독소는 모두 사람의 장염(enteritis)의 원인이 독소이므로 장염독(enterotoxin)이라 부르고 있다.

여기서는 알아보기 쉽게 편의상 다음 표 1.30과 같이 세균성식중독을 구별해 본다.

표 1.30 | 세균성식중독의 분류

형 별	세균속(genus)	세균종(species)	소 재
독소형	Clostridium Staphylococcus	Cl. botulinum A, B 및 E형 Cl. perfringens A 및 F형 Staph. aureus(phage Ⅲ형)	토양, 식품 토양, 하수, 분변 화농병소, 코 · 목구멍
감염형	Salmonella Arizona Escherichia Morganella Vibrio	Sal. enteritidis외 10여종 Paracolobacterium arizona E. coli(병원성 대장균류의 일종) Proteus morganii Vibrio parahaemolyticus	사람, 개, 고양이, 가금류의 알, 소, 돼지, 쥐 등 사람, 조류, 도마뱀, 뱀 척추동물의 장관내 척추동물의 장관내 어육, 분변

1. 독소형

1) 보툴리누스(Botulinus)균식중독(Botulism)

소세지(sausage)나 햄(ham)이 원인식품이며, 초기에는 소세지중독이라고도 하였으나 근래에 와서는 총칭 보툴리누스균식중독(botulism)으로 통한다.

이 식중독의 높은 발생비율별 원인 식품명을 순서대로 들어보면 강낭콩, 옥수수, 시금치, 아스파라가스 등의 통조림과 육제품 및 어패류와 그의 가공제품의 순이다.

(1) 병인론(etiology)

원인균은 아포(spore)를 갖는 편성혐기성세균(obligate anaerobic bacteria)이며 이 세균이 산출하는 균체외독소(exotoxin)의 혈청학적 분류에 따라 A, B, C, D, E, F 등의 여섯 형으로 나누어지고 최근 G형이 추가 되었다. 그 중에서 사람에게 병원성을 보이는 것은 A, B 및 E형이고, C 및 D형은 동물(가축)에서만 병원성을 나타내는 것이 다르다.

(2) 역학(epidemiology)

앞에서 언급한 각종 원인식품 중에서도 우리나라에서 흔히 발생할 가능성이 많은 것은 어패류로 보는데 특히, 젓갈류의 처리과정 중에 토양이나 생선내장 속에 존재했던 보툴리누스균에 오염되어 식중독 원인이 되는 경우가 있을 것이다. 일본에서는 청어회를 먹고 식중독(E형 균에 기인)이 발생된 예가 있는데 특히, 보툴리누스균에 오염된 플랭크톤(plankton)을 먹은 어패류는 이 병원균에 감염될 것이고, 어패류의 소화관 내에는 주로 E형균이 증식되어 균체의 독소를 농후하게 산출함으로써 이를 먹은 사람이 식중독을 앓게 된다. 즉, 이와같은 원리로 젓갈류나 소금절임야채류의 통조림에 의한 식중독이 가능한 것이다. 이 식중독은 해안이나 하천지역에 국한되는 지역적 발생을 한다.

(3) 증상(symptom, clinical sign)

보툴리누스균독소에 의한 식중독은 마비증상을 일으켜 사망하는 경우가 많으므로 세균성식중독 중에서 가장 무서운 것으로 인정하고 있다. 식중독은 원인식품을 먹은 후 12~36시간(때로는 72시간)의 잠복기(latent period)를 거친 다음에 발병하며, 처음에는 위장염증상으로 시작하였다가 증상이 소실되면서부터 2차적으로 특징적인 신경마비증상을 일으킨다. 따라서 증상의 주된 소견으로는 시력장애, 복시(diplopia), 동공확대 및 빛에 대한 반사작용 둔화 등을 보였다. 더욱 심해지면 실성증(失聲症), 연하곤란, 변비, 복부팽만 및 호흡곤란 등을 일으켜서 결국 사망하고 만다. 이 식중독의 또 하나의 특징은 체온상승(발열)이 없는 일이며, 사망률은 40% 정도이다.

(4) 예방과 치료(prevention & therapy)

식중독균의 오염원은 주로 토양과 보균동물의 분변이라고 보기 때문에 식품을 처리할 때에 어패류의 창자 내용물을 오염되지 않게 하고, 야채류인 경우는 충분히 물로 세척하여 흙에 의한 오염이 없게 할 필요가 있다. 특히, 원인균은 아포형성균이고, 독소생산균임을 감안하여 섭취하기 전에는 반드시 가열처리를 해야 한다. 균체의 독소는 80℃에서 수분만 가열해도 파괴되나, 아포형은 100℃에서 6시간 가열하거나 120℃에서 20분 이상 고압멸균해야 멸살된다. 또한, 보툴리누스균의 지적발육온도는 10~20℃이므로 어패류나 가공제품의 보존온도는 5℃이하이다.

식중독의 치료에는 보툴리누스균체의 독소에 대한 항독소혈청의 사용이 권장되나 원칙적으로는 조기발견하여 대증요법을 실시하거나 응급치료로 대처해야 한다.

2) 포도상구균식중독(staphylococcal food poisoning)

식중독 중에서 가장 발생률이 많은 독소형식중독증으로서, 모든 식중독증상 중에서 마치 화학물질에 의한 중독증인 때와도 같이 2시간이란 짧은 잠복기를 갖는 것이 특징이다. 병원균은 무아포성이며 저항력이 비교적 강한 호기성세균이므로 자연계에 널리 분포되어 식품을 오염시킬 기회를 많이 갖고 있으며 식중독증상은 이른 바 세균이 산출하는 장염독(腸炎毒, enterotoxin)에 기인된다.

(1) 병인론

원인균은 본래 인축에서 화농성염증의 원인균이며 1930년 Dack에 의해서 처음으로 포도상구균식중독이 발생된 예가 보고된 이후부터 그 역사가 시작된다. 과거에는 병원균의 오염원을 추정하기가 곤란하였으나 추정 원인식품에서 뿐만 아니라 환자구토물, 조리인의 화농병소 또는 식품제조종사자의 목구멍 등으로부터 약 22종류의 phage형별 균주를 분리해 낼 수 있으므로 오염원을 규명하기가 용이해졌다.

사람에 있어서의 오염원인균은 주로 Staphylococcus aureus phage-Ⅲ인 것이 판명되었다.

(2) 역학과 원인식품

이 식중독은 장염독 생산 포도상구균으로 오염되어 적당한 실온에 방치하게 되면 중독량에 충분할 정도로 장염독이 농축하게 되고, 이러한 식품을 섭취함으로써 발병을 하게 되는 것이므로 식품취급자에 의한 식품오염을 경계해야 한다.

식중독의 원인식품은 과자류나 복합조리식품 등이며, 팥을 가미해서 가공한 빵과 떡도 높은 발병률을 나타낸다. 이 중 과자류 중에서도 크림을 사용해서 만든 슈크림, 크림빵 및 크림과자 등에 의해 발생된 예가 많지만 어패류에 의한 포도상구균성식중독이 발생된 예는 매우 낮다. 위생학적으로 특별히 주의해야 할 일은 조리한 다음에 오랫동안 시간이 경과한 후에 섭취하게 되는 김밥이라든가 또는 도시락과 같이 주로 손이 많이 가면서도 복합된 조리방식이 취해진 식품에 의한 이 식중독의 발생이 대단히 높다는 점이다.

(3) 증상

이 식중독의 특징은 다른 독소형식중독과 달리 1~6시간(평균 3시간)의 잠복기를 갖는다는 점인데, 빠를 때에는 식후 30분만에 발병될 때도 있다.

중독증상으로서는 급성위장염증상이 주증상으로서 처음에는 타액분비가 많으며 두통, 설사, 구토가 나타나고 두통은 반드시 수반되는 것이 특징이다. 설사의 양상은 수양성-점액성으로 진전하게 되며 발열은 거의 없는 편이다(37.5℃). 그리고 이로인한 사망률은 극히 낮거나 없는 편이나 심한 설사와 구토로 인한 탈수증으로 쇠약해지는 일이 많다.

식중독 증세의 강도는 섭취한 독소량이나 개체의 감수성 여하에 따라 큰 차이가 있다. 따라서 성인보다는 유아에서 더욱 큰 문제가 될 수 있다.

(4) 예방

병원균은 자연계에 널리 분포되어 있으므로 단지 식품을 깨끗이 하는 것만으로는 장염독에 의한 식중독을 예방하기에는 부족하다. 따라서 장염독이 산출될 수 없는 냉장온도(4~5℃)에서 보존하는 일이 가장 안전한 예방법이라고 하겠다. 그리고 더욱 주의해야 할 일은 화농병소를 손에 지닌 사람이 호텔이나 대중음식점의 조리사로 종사하는 일을 금지하는 것도 중요하고 한편, 유방염(mastitis)에 걸린 젖소에서 얻은 우유로서 식품조리를 하지 않는 일도 잊어서는 안 된다. 또 하나는 복합된 조리식품일수록 제조 후 장기간에 걸쳐 보존하거나 소비하는 일도 피해야 한다.

3) 웰치(Welchii)균식중독

이 세균성식중독은 감염형인지 독소형인지 현재까지 확실하지 않으며, 닭고기 전골이나 오징어 요리로 기인된 식중독이 보고되어 있고 특히, 1949년에는 Zeissler 등에 의해서 원인균의 F형 괴사성장염으로 표현되는 식중독이 보고되고 있다.

(1) 병인론

원인식품으로는 어패류와 그 가공제품에 기인되는 일이 90% 정도이나 그 밖에도 쇠고기, 돼지고기, 토끼고기, 닭고기 등이나 그 가공식품 등도 문제가 된다. 원인균은 Cl. perfringens이나 혹은 Cl. welchii간균이라고도 부르기 때문에 웰치균식중독이란 말을 사용한다. 이 세균도 보툴리누스균과 같이 아포형성균이고 혐기성균에 해당된다. 생산되는 독소의 형에 따라 이 병원균을 A, B, C, D, E, F 등 6종의 세균형으로 분류되지만 사람에 있어서의 식중독은 주로 A 및 F형의 균에 기인될 때가 많고 이들은 다른 형의 균보다 열에 대한 저항력이 강한 편이지만 독소의 생산 등은 비교적 약한 편이다.

(2) 역학

웰치균식중독의 예는 증가 경향이 있는 반면에 지역적 분포발생보다는 전국적 발생을 하는 것이 보툴리누스균식중독과 차이가 있고, 동시에 계절적 발생양상을 보아도 마치 감염형에서와 비슷한 점이 있어 5~9월에 발생이 많고 10월부터 4월까지 사이에는 거의 발생되는 일이 없는 것이 보툴리누스균식중독과 다르다.

웰치균은 본래 토양균(soil bacteria)이지만 인축의 장관 내에서도 존재하므로 보균자, 쥐 및 곤충 등에 의해서 식품이 오염되는 일이 보통이다.

(3) 증상

독소의 형에 따라 잠복기와 증상에 차이가 있다. 즉, A형균에 의한 식중독은 8~20시간의 잠복기를 거친 다음 심한 물설사와 복통으로 시작되나 구토증세와 발열이 없이 경과하다가 24~48시간만에 치유된다. 그러나 F형균에 의한 식중독증은 잠복기가 2~3시간으로 A형에서 보다 짧고, 구토가 있으며 하복부의 격심한 통증과 설사로 시작하여 탈수증상이 나타나고 더 심해지면 허탈상태로 되어 사망하게 된다. 사망률은 보툴리누스균식중독과 동일하다.

(4) 예방

웰치균식중독의 원인균의 열에 대한 저항력은 보툴리누스균의 아포보다 약하지만 100℃에서 1시간 이상 가열하여도 견디어 내는 수가 있으므로 오염식품의 가열처리는 안심할 수 없고 따라서 조리한 식품을 오랫동안 방치하는 일이 없이 5℃ 저온에 보존하는 일만이 식중독 예방의 한 수단이라고 하겠다.

2. 감염형

1) 살모넬라균식중독(Salmonellosis ; Salmonella food poisoning)

감염형식중독의 대부분을 차지하며, 장내세균의 일종인 10여종의 살모넬라균속에 의해서 동물에서는 장티푸스성이나 폐혈성(septicemica) 질병이 발생하고 사람에게는 그런 동물을 매개로 하여 식품을 통한 급성위장염(acute enteritis)을 일으키는 식중독이다. 따라서 이 식중독은 역학적으로 볼 때 인수공통감염병에 해당된다.

(1) 병인론

이 식중독의 주된 원인균은 Salmonella enteritidis(장염균), Sal. typhimurium(쥐티푸스균), Sal. cholerae susis(돈콜레라균) 외에도 많은 살모넬라균종들이 원인균으로 작용한다.

병원균의 특징은 편모(flagella)가 있어 운동성을 가지며, 협막(capsule)이나 아포도 형성하지 않는 통기혐기성균이다. 그리고 살모넬라균 균체항원(somaticantigen)과 편모항원(flagella antigen)을 가지고 있으므로 이것을 이용한 혈청학적 분류를 해보면 약 700종 가량의 항원구조로 되어 있음을 알 수 있다.

(2) 역학적 소견

살모넬라균식중독은 6~9월(여름~가을)에 걸쳐 발생이 많은 것은 다른 세균독소형식중독과 유사하다. 원인식품으로는 주로 식육이나 계란이 가장 높은 감염원이 될 수 있다. 따라서 2차 오염이 가능한 샐러드나 마요네즈 등의 조리에 기인되는 일도 많겠으며 또한, 장기보존에 기인되는 바퀴나 파리에 의한 식육오염에 기인되어 식중독이 발생하는 일이 많다. 특히, 우리나라 사람들이 즐겨먹는 날계란에 의한 살모넬라균 식중독은 흔한 일이면서도 모르고 넘어가는 일이 많으므로 주의를 요한다.

살모넬라식중독의 감염경로는 첫째로 대부분의 동물들이 고유숙주이기 때문에 살모넬라균에 오염되어 있거나 보균 중인 가축의 식육이나 계란 등을 직접 섭취함으로써이고, 다음은 살모넬라균에 감염된 동물(쥐, 파리, 바퀴)이나 보균자에 의한 매개적인 간접적 2차오염을 생각할 수 있다.

(3) 증상

이 식중독의 잠복기는 비교적 길어서 대략 12~48(평균 20시간)시간 정도이다. 그러나 식중독균의 독력이나 균량 내지는 감수성자의 저항력 등에 따라 잠복기의 기간에 차이가 생길 수 있다.

살모넬라균식중독의 주된 증상은 급성위장염으로서 구역질, 구토, 설사, 복통, 두통 및 38~40℃의 발열이 2~5일간 지속되는 일이 다른 식중독과 차이가 있다. 발병되면 대체로 예후는 좋아 1~3일 경과하면 자연회복되는 일이 많으며 치사율(사망률)은 0.3~1.0%로 매우 낮다.

(4) 예방

식중독 발생의 주된 원인은 앞에서 기술한 바와 같이 매개동물(쥐)이나 곤충류 등에 의해 기인되는 일이 많으므로 우선 조리장, 주방, 찬장, 창고 등 식품을 취급 보관하는 장소에는 반드시 방충 및 방서설비를 갖추어야 하며, 다음에는 원인식품에 오염된 병원균이 장기간 보존하는 과정에서 증식하는 일이 없도록 조리 후에 반드시 냉장온도에 보존하고, 섭취 전에 재가열 처리해서 먹어야 한다. 또한, 조리한 다음 장기간의 보존을 피하고 날계란을 섭취하지 않는 일이 중요하다.

2) 장염비브리오균식중독(Vibrio food poisoning)

우리나라에서 장염비브리오균식중독이 발생된 예는 1969년에 처음으로 보고된 바 있으며, 오염식품으로 인한 환자의 분변이나 구토물 중에서 원인균 Pasteurella parahaemolytica를 분리동정한 것이 시초가 된다. 따라서 여름철에 어육의 조리나 생식에 각별한 주의를 요한다.

(1) 병인론

비브리오균은 편모를 갖고, 운동성이 있으며, 무아포성 Gram 음성의 통성혐기성간균이다. 균은 내열성인 O항원과 이열성인 K(협막) 항원으로 구분되며 혈청학적으로 26가지의 혈청형이 있다.

(2) 역학적 소견

병원균은 해수세균의 일종으로서 호염성이므로 이로 오염된 해수 중의 전갱이(일명 아지) 건포물에 의한 식중독이나, 바닷물로 절인 오이절임 등도 원인식품으로 인정될 수 있다. 그러나 우리나라에서 가장 흔한 원인식품으로 볼 수 있는 것은 낙지나 오징어를 비롯한 어육생선회와 이것들을 원료로 회덧밥과 초밥 등도 문제가 될 수 있다.

(3) 증상

이 식중독의 잠복기는 보통 14~20시간의 경우가 많으며 발병하면 설사와 복통은 반드시 일어나는 증상이고, 37~38℃의 발열을 하여 오한・구토・권태감 및 두통 등의 증상도 있다. 1~3일이 지나면 회복되나 탈수증으로 인한 허탈상태로까지 진전될 수도 있다.

(4) 예방

앞에서 기술했듯이 여름철에서 가을철에 걸쳐 이 식중독 발생이 많으므로 이 시기의 해삼이나 어패류의 생식에 주의하고, 균체가 열에 대해 약한 점을 이용해서 열처리 후에 섭취하고, 호염성이므로 민물(수돗물)에 오래 담가 잘 씻어서 요리를 하면 안전하며 특히, 오염 가능성이 많은 조리기구나 행주 등의 소독과 청결을 철저히 하는 일도 중요하다.

3) 병원성대장균식중독

본래 대장균은 동물의 장내에 존재하는 대장균속에 속하지만, 병원성대장균(pathogenic E. coli)은 사람에게는 일시적으로 장내에 존재하는 외래성인 병원균인 반면에 동물에게는 정상대장균의 일종이므로 동물성식품이 식중독의 원인식품이 될 가능성이 많은 이유가 된다.

(1) 병인론

병원대장균은 주로 Escherichia coli로 그람 음성이며 편모를 갖는 간균에 속한다. 혈청학적으로는 항원구조에 따라 O, H 및 K 항원의 세 가지를 가지고 있는데 특히, O-124, O-136 및 O-112a, O-112c 등은 성인에서 자연감염원이 되고 있다. 그러나 유유아의 설사증은 O-111 : B_4, O-55 : B_5, O-26 : B_6, O-86 : L 등이 관계한다. 특히, 1996년 초여름 일본 초등학교 급식아동에게 광범위하게 식중독을 일으킨 O-157은 사회문제화로 대두되게 되었으며, 우리나라도 이 식중독에 각별한 주의를 기울여야 할 것이다.

(2) 역학

이 식중독은 보균자의 오줌(尿)이나 분변에 의한 오염으로 소화기계통을 통해 감염이 된다. 보균자로서는 병후보균자도 문제이나 특히, 건강보균자는 더욱 문제가 된다. 동물의 장내상재균인 병원성대장균은 우유를 통하여 유유아의 설사원인이 된다. 발생은 연중내내 일어나지만 봄에서 여름철에 걸쳐 더 많이 발생하는 경향이 많다. 그러므로 고아원, 탁아소 및 유치원 등에서의 병원성대장균식중독에 주의를 요한다.

(3) 증상

성인 식중독의 잠복기간은 10~30시간으로 평균 12시간인 때가 보통이다. 그러나 유유아의 식중독 때는 일반적으로 잠복기가 짧으며 증상이 심하다. 주된 증상은 설사로써 마치 이질과 비슷한 증상을 나타내는 것이 특징이다. 따라서 배변하는 횟수도 1일에 2~10회 가량 되며, 발열상태는 최고로 40℃가 되는 경우도 있겠으나 대체로 열이 없는 상태로 경과할 때도 있다. 유유아의 설사증 말고 소년~성인에게 발병된 예에서는 그 예후가 비교적 좋은 편으로서 수일간이면 쉽게 회복하고 특히, 항생물질(항생제, antibiotics)의 사용은 매우 유효하다.

(4) 예방

동물의 장내에 늘 존재하는 장내세균임을 감안하여 이로 오염되지 않도록 각종 요리기구를 관리하고, 항상 가열식품을 섭취하는 습관이 필요하며 특히, 밀집된 장소에서 놀던 어린이들의 손에 의한 경구적감염에 주의할 필요가 있다.

4) 아리조나식중독

병원체는 Paracolobacterium arizona로서 척추동물의 장관 내에 존재하는 세균이므로 돼지, 닭, 칠면조, 오리 및 꿩을 비롯한 수육과 조육이 원인식품이 될 수 있을 뿐만아니라 곤충류와 관련된 식품 등은 모두 아리조나식중독의 원인이 될 소지가 다분히 많다.

잠복기는 비교적 긴 편으로서 6~40시간이며, 주된 증상으로서는 복통과 설사증이고 38~40℃의 발열이 있으나 구토증이 없는 것이 다른 장내 세균성식중독과 다른 점이다. 대체로 1~2일 경과하면 자연회복되는 일이 보통이다.

5) 모르가넬라식중독

병원체는 Proteus morganil로 병원성과 장의 감염성여부는 아직 확인된 바 없지만 여름철 어린이 설사증의 한 예로서 밝혀졌다. 그리고 발병기전에 대해서는 알레르기성식중독에 관계되는 프토마인(ptomain)중독이나 이 균이 생산하는 히스타민(histamine)과도 관계가 있는 것으로 추정하고 있을 따름이다.

4.2.2 | 노로바이러스(norovirus)에 의한 식중독

1. 병인론

노로바이러스(noroviurs)는 사람에게 장염을 일으키는 바이러스그룹으로 노로바이러스라는 공식명명이 최근 승인되었다. 노로바이러스는 Normalk-like viruses(NLVs), caliciviruses, small round structured viruses로도 불린다. 이 바이러스는 크기가 매우 작고 항생제로 치료가 되지 않으며 사람의 체외에서는 생장할 수 없는 등 세균이나 기생충과는 매우 다르다.

2. 역학

국내에선 2004년 제주도 수학여행 중 지하수가 원인이 되어 집단 발생된 후 사회문제화된 식중독으로 노로바이러스는 감염자의 분변이나 구토물에서 발견되며 사람은 다양한 경로를 통해 바이러스로부터 감염된다. 예를 들면, 노로바이러스가 감염된 식품이나 음용수를 섭취했을 때, 노로바이러스에 오염된 물건을 만진 손으로 입을 만졌을 때, 질병이 있는 사람을 간호할 때 또는 환자와 식품기구 등을 함께 사용했을 경우 등이다.

특히, 유아원이나 양로원에서 일하는 사람은 노로바이러스에 걸린 어린아이나 주민에 대해 특별한 주의를 기울여야 한다.

3. 증상

노로바이러스에 의한 질병 잠복기가 24~48시간이 일반적이지만 12시간 경과 후 증상을 보이는 경우도 있으며 주로 바이러스성장염으로 위와 장에 염증을 유발한다. 대부분 경미한 오심, 구토, 복통, 설사를 하며 대부분의 사람은 1~2일 내에 호전되고, 심각한 건강상 위해는 없으나 가끔 어린이, 노인과 면역력이 약한 사람에 있어서는 탈수증을 보이기도 하므로 특별한 의학적 주의를 요하는 경우도 있다.

4. 예방

이 식중독은 현재 노로바이러스에 대한 항바이러스제는 없으며 감염 예방백신도 없고 또한, 항생제로 치료되지도 않는다. 다만 탈수증상을 막기 위해 다량의 음료수, 쥬스, 물을 마시는 것이 도움이 될 수 있지만 사전에 용변후, 음식조리전, 음식먹기전, 기저귀 교체 한 후 반드시 손을 씻어야 하고, 과일과 채소는 철저히 씻어야 하며, 굴은 가능하면 익혀 먹는다. 질병발생 후 바이러스에 감염된 옷과 이불 등은 즉시 비눗물을 사용하여 뜨거운 물로 세탁하며, 환자구토물은 적절히 폐기하고 주변을 청결히 유지하고, 노로바이러스에 감염된 환자는 회복 후 3일 동안은 조리업무에 종사할 수 없으며, 환자에 의해 오염된 식품은 적절한 방법으로 폐기되어야 한다.

4.2.3 자연독에 의한 식중독

사람에게 유해한 동・식물의 일부 기관 내에 독성물질이 함유되어 있고, 이러한 식품을 오용함으로써 자연독식중독을 발생하는 일은 많다. 그러나 이러한 동・식물성 독성물질의 생성은 계절적 지배를 받으며 또한, 감수성 있는 개체차에 따라서도 좌우되므로 일정치 않다. 특히, 최근에 이르러서는 곰팡이 대사산물인 마이코톡신(mycotoxin)의 일종인 아플라톡신(aflatoxin)이 발암성물질(carcinogens)로서 인정되고 있어 식품위생상 큰 문제로 대두되고 있다.

자연독식중독증을 원인별로 구별해보면 다음 표 1.31에서 보는 바와 같다.

표 1.31 ‖ **자연독식중독의 분류**

동물성자연독	• 동물 전체에 유독물질 함유	독꼬치
	• 특이한 환경에서만 유독물질을 함유	바지락
	• 동물의 일정한 기관 내에만 유독물질 함유	복어
식물성자연독	• 식물 전체에 유독물질 함유	독버섯
	• 특정한 시기에만 유독물질 함유	청매
	• 특정한 식물기관에만 유독물질 함유	감자
곰팡이독		황변미, 맥각, aflatoxin

1. 동물성 식중독

여기에는 복어, 홍합(貽貝), 굴 및 모시조개 등에 의한 식중독을 대표적으로 들 수 있다.

1) 복어중독(swellfish poisoning)

복어의 알, 내장 및 피부 등에 유독물질인 테트로도톡신(tertrodotoxin : $C_{11}H_{17}O_8N_3$)을 함유하고 있으며, 이 중에서도 난소에 존재하는 복어독이 가장 강력한 독력을 지녔다. 그리고 복어의 종류에 따라서도 그 유독성분의 함유량도 가지고 있다.

이 독소는 햇빛이나 열에 대하여 저항성이 강하여 100℃에서 4시간 가열해도 파괴되지 않는다. 복어중독의 발병률은 약 60%라 하며, 증상은 섭취 후 30분~3시간의 잠복기를 거친 후에 입술과 혓바닥의 지각마비, 사지의 운동장해 및 구토로 증상이 시작하여, 언어장해가 일어나고 결국 호흡중추의 마비로 8~9시간 만에 죽고 만다. 그러나 호흡마비없이 10시간이 경과하는 경우에는 자연회복될 가능성이 많다.

복어중독은 3~5월의 산란기에 최고의 독력을 가지므로 이 시기에 복요리를 피하는 일이 제일 좋고, 믿을만한 복어전문요리사에 의한 조리식품을 먹는 것이 복어중독을 예방할 수 있는 길이다. 복어중독의 치료제는 아직 없으므로 대체로 위세척 내지는 대증요법으로 대처하는 것이 상례인데 무엇보다도 복요리를 먹을 때 각별한 주의가 필요하다.

2) 홍합중독

패류중독 중에서 대표적인 것이 홍합중독이라 하겠으나 비교적 발생률은 적은 편이다. 홍합독은 홍합의 간에 있는 마이틸로톡신(mytilotoxin)으로 중독증상은 복어중독과 비슷하여 말초신경이나 호흡중추를 마비시킨다. 따라서 무더운 여름철에 잡은 홍합은 위생적으로 위험성이 많으므로 먹지 않는 것이 곧 홍합중독의 예방책이라 하겠다.

3) 바지락과 굴에 의한 식중독

굴의 간이나 모시조개를 비롯하여 바지락 등에서 생성된 베네루핀(venerupin)이란 유독성분이 식중독의 원인이다. 내열성이 강하여서 100℃에서 1시간 가열해도 파괴되지 않으며 식후 1~2일 후에 발증한다. 중독증의 발생은 우리나라에서 7월경으로 알려져 있다. 중독증상으로서는 먼저 권태감, 오한, 구토 및 두통 등이 일어나며 더 심해지면 황달, 뇌증상 및 급성황색간위축증을 일으켜 사망하는 수가 있다.

4) 마비성조개중독(paralytic shellfish poisoning)

중독증은 섭조개(Mytilus edulis or Myt. californian)에 기인되므로 일명 섭조개중독(mussel poisoning)이라고도 한다. 섭조개중독의 원인독물질은 삭시톡신(saxitoxin : $C_{10}H_{17}O_4N_7 \cdot 2HCl$)이며, 독물질을 함유한 유독조개를 먹으면 대개 5~30분만에 입술이 마비되기 시작하며 중독의 경중에 따라 호흡중추 마비를 일으켜 사망하고 만다. 중독의 특징은 구토증이 있을 때와 없을 때가 있고 설사 및 복통이 없으며 체온의 변화도 없다는 점이다.

중독증의 치료약은 아직 없다고 보며 대체로 대증요법 내지는 응급처치로서 대처하는 것이 상례인데, 그것은 우선 환자로 하여금 구토를 시켜서 위 내용물을 모두 배출하고 위세척을 해주는 것이 효과적이다.

2. 식물성 식중독

1) 독버섯중독

버섯의 구조가 외견상으로 지나치게 화려하거나 아름다운 색을 띠는 것은 대체로 먹을 수 없는 독버섯으로 간주해도 된다. 버섯의 종류는 자연계에 수 천종 가량 있지만 그 중에서 식용버섯은 불과 300여종 밖에 되지 않으나 오용으로 인한 독버섯 중독이 발생할 수 있다. 독버섯 중의 유독성분인 muscarine, choline, amanitatoxin, neurin 및 phalin 등의 독력은 버섯의 종류, 발병장기, 발생시기, 기후 및 버섯의 신구에 따라 차이가 있다.

독버섯중독 증상은 버섯 중에 함유된 알카로이드(alkaloid)에 의해 발증되며, 중독증상의 발현이 빠른 것일수록 독력이 강하다고 보아야 한다.

다음 독버섯의 유독성분들은 각각 그 특성이 있어 구별된다.

(1) Muscarin[$CH_2(CHO)N(CH_3)_3OH$]

이 독소는 독성(toxic)이나 독력(toxicity)이 강한 alkaloid 일종으로서 부교감신경 말초를 자극하는 작용이 강하므로 식후 1~2시간이면 나타나며, 맥박이 느려지고 침 · 눈물 및 땀을 많이 흘리게 된다.

(2) Choline[$CH_2(OH)CH_2N(OH_3)_3OH$]

대부분의 독버섯류에 함유되어 있고 muscarine과 유사한 독작용을 나타내지만 독성은 약한 편이다.

(3) Amanitatoxin

이 독소는 달걀광대버섯(*Amanita phalloides*)에 함유된 맹독성 독소이나 이에 비하여 중독증상 발현까지의 시간이 긴 것이 특징이다. 중독증상으로는 우선 강직증과 콜레라증과 같은 증상을 일으키고 의식장해가 된 다음 2~4일만에 사망한다.

(4) Neurin[$CH_2=CHN(CH_3)_3OH$]

Choline 성분 중 H_2O 1분자가 제거된 것으로서 부패작용에 의해서 증강되며, muscarine 중독증과 유사한 증상을 보인다.

(5) Muscaridin[$C_9H_{20}NO_2$]

이 독성물질을 혹은 pilzatropin이라고도 하며, 화학적으로 보면 atropin과 다른데 비해서 병리작용은 atropin과 유사한 것이 특징이다.

(6) Pilztoxin

일명 균독소라고도 하며 열이나 건조에 대하여 저항성이 약하여 쉽게 파괴되지만, 중독증상으로서는 반사작용, 평형장해 및 강직경련성 증세를 보인다.

(7) Phaline[$C_{35}H_{48}N_8O_{11}S$]

맹독성이 있으며, 이로 인한 중독사도 많은 편이며 역시 *Amanita phalloides* 유독성분에 해당되며, 용혈작용이 강하지만 이열성이므로 가열로서 쉽게 파괴된다. 중독증상의 주된 증세는 콜레라 증상과 유사하다.

(8) Helvella acid[$C_{12}H_2O_7$]

이 유독물질은 Helvella esculata라는 독버섯 중에 함유된 용혈독성분으로서 가열하면 쉽게 무독화된다.

(9) Agaricic acid

이로 인한 중독증상은 주로 위장염, 두통 및 발한감소증을 나타낸다.

요컨대 독버섯 중독증으로서는 위장계통에 장애를 일으키는 것이 가장 많고, 다음으로 콜레라 증상이나 뇌증상을 나타내는 것도 있다. 독버섯의 종류에 따라 발병률은 100%이고, 치사율은 10~100%임이 증명되어 있다.

2) 감자중독

감자의 새싹이나 녹색으로 변색된 부분에는 솔라닌(solanine : $C_{45}H_{73}NO_{15}$)이란 독성분이 0.1% 이상 농축되어 있어 이것을 오용하면 수 시간 이내에 발열없이 복통, 허탈 및 현기증 등을 일으키게 된다. 이것이 심하면 위(胃) 카다르와 용혈현상이 나타나고, 간혹 호흡중추의 마비가 오는 수도 있다. 솔라닌은 이열성이므로 가열로서 충분히 파괴될 수 있으니까 조리방법에 주의하면 솔라닌중독의 발생은 염려할 필요가 없다.

3) 청매(青梅)중독

미숙한 매실 속에는 아미그다린(amygdaline : $C_6H_5CH(CN) \cdot O \cdot C_{12}H_{21}O_{13}$)이라는 배당체가 함유되어 있어 그와 공존하는 효소에 의해 분해되어 시안산(青酸 HCN)이 되어 중독증의 원인이 된다. 이에 의한 증상으로는 소화불량을 일으키고 구토, 경련 및 호흡곤란 등을 나타낸다.

4) 독미나리중독

식용미나리와 비슷하여 잘못 오용되면 그의 독성분은 시큐토신(cicutoxin : $C_{17}H_{22}O_2$)에 의해 중독증상을 나타낸다. 소량의 섭취로 위통, 구토 및 경련을 일으키며, 치사량은 강한 편으로 독미나리 한 개 정도로 치명적이다.

5) 목화씨중독

목화씨에는 고시풀(gossypol)이라는 독성분이 있어 면실유(綿實油)나 그의 유박(油粕)에는 0.7~1.5% 가량의 고시풀을 함유하고 있으므로 이로 인한 중독증의 발생이 간혹 있을 수 있다. 따라서 이 독성분을 제거하려면 제1철 이온이나 칼슘(Ca)을 이용하여 불용성인 복합체로 만들어 제거할 수 있다.

6) 피마자씨중독

피마자유나 그 유박 중에는 라이신(ricin)이나 알카로이드인 라이시닌(ricinin)과 알레르기증세를 일으키는 알레르겐(allergen) 등을 함유하고 있다. 이들 중 적혈구를 응집시키는 해마글루티닌(hemagglutinin)이라는 식물성 단백질성인 라이신은 독성은 매우 크나 열에 대하여 이열성이므로 피마자유 정유과정에서 자연적으로 제거되며, 라이시닌은 그 양이 극소량이므로 큰 문제가 없으나, 알레르겐만은 피마자유박 중에 상당한 분량(유박 중량당 6~9%)이 함유되어 있고 더욱 내열성이 강하므로 불활성되기 어려운 점이 곧 중독증상의 발생근원이 될 것으로 본다.

3. 곰팡이에 의한 식중독

1) 맥각(麥角)중독

보리가 개화할 무렵 특히, 우기(雨期)에 보리(귀리)에 기생하는 맥각균(Claviceps purpurea)에 의해서 생성되는 에르고톡신(ergotoxin)에 기인되는 중독증이다. 오용에 의해 에르고톡신이 인체 내에 0.5% 축적하면 위장장해나 신경증상을 나타내고 특히, 임신부인 경우에는 조산이나 유산을 한다. 이 중독은 만성중독의 위험성이 농후하며, 이로 인한 사망률은 7% 정도이다.

2) 황변미(黃變米)중독

장기간 부적당하게 저장된 쌀은 Penicillium islandicum, Pen. toxicarium, Pen. citrinum 등과 같은 곰팡이가 생산하는 수용성함염소 peptide(속효성)와 누효성(漏效性)인 지용성 색소의 luteoskyrin 등에 의해서 쌀이 황색으로 변질되고, 이에 오염된 쌀이나 황변미를 오용함으로써 각각 간질환, 신경장애 및 신장장애 등의 중독증상 등을 나타낸다.

3) 아플라독소중독

곰팡이독소(mycotoxin) 중에서 가장 식품위생적으로 문제가 되는 것은 Aspergillus flavus에 의해 산출되는 아플라톡신(aflatoxin)이다. 특히, 이 독소는 발암성물질(carcinogen)로 지목되고 있어 중요시 된다. 이 곰팡이는 땅콩, 옥수수, 콩, 쌀 및 보리와 같은 모든 곡류를 오염시킴으로써 아플라톡신을 산출케 하여 중독의 원인이 되므로 오염된 곡식의 섭취를 금하거나 섭취시에 1시간 이상 가열하는 것이다.

4.2.4 알레르기성 식중독

대부분의 식품은 자연계에서 부패되기 쉬운데, 그 종류로서는 어패류, 조수육(鳥獸肉), 난류 및 우유 등과 같은 동물성식품과 과실과 야채 등의 식물성식품을 들 수 있는데, 이러한 자연식품이 가열되면 조직세포가 연화되고, 단백질이 변성되며, 추출물이 많아짐으로써 부패균이 오염을 받기가 쉬울 뿐만 아니라 증식하기에도 좋은 조건이 됨으로써 더욱 부패하기 쉽게 된다.

1. 식품의 변질

가공조리 식품을 장기간 방치하면 변질(spoilage)되어 먹기 곤란하게 된다. 식품의 변질에 있어서 미생물증식에 의해 단백질이 변질되어 유해성아민(amine)을 산출하게 되어 악취를 발생시키는 이러한 현상을 부패(putrefaction)라 부르고, 탄수화물이 변질되는 것을 변패(deterioration)라 하며 지질이 산화되어 변질된 것을 산패라고 하여 부패와 구별한다. 실제 식품이 변질된다면 식품을 구성하는 성분이 다양하므로 변패와 부패는 동시성을 띠고 있다고 보아야 한다. 따라서 육류, 어패류 및 계란 등의 변질은 부패에 해당되고, 술이나 버터 등의 변질은 변패에 해당된다.

2. 부패세균에 의한 식중독

식품의 부패는 부패세균이 산출하는 여러가지 효소(enzyme)계의 활성에서 유래되는데, 이러한 세균들은 식품 표면에서 호기적으로 증식하여 식품성분의 변화를 초래하여 변색과 악취를 낸다. 그런 다음 혐기성(피산소성) 세균이 식품 내부로 침입하여 완전히 부패과정을 완수하게 된다.

부패에 관하여는 세균으로서는 Bacillus subtilis, Bacillus mesentericum, Escherichia coli, Aerobacter aerogenes, Pseudomonas fluorescens, Proteus blugaris, Serratia marcescens, Clostridium putrificum, Cl. sorgenes 등을 들 수 있고, 이들에 의한 부패의 화학적 반응으로서는 탈탄산반응과 탈아미노반응이 관여하게 된다.

3. 프토마인(Ptomaine)중독

유독성 아민(amine)으로서 대표하는 것이 프토마인(ptomaine)이라면 이로 인한 중독증을 프토마인중독이라 하겠으나 세균성식중독의 정체가 밝혀지면서부터 그 개념의 변화를 가져오게 되었다. 즉, 어육류에 의한 중독은 주로 해당식품 중에 생성된 히스타민에 기인되는 알레르기성 식중독임이 확인됨으로써 서로간에 상관성이 있다고 보아야 한다.

중독증상은 프토마인중독이나 그 발생기전의 원리는 항원・항체반응에 따르는 병적 증상이므로 이것을 알레르기성식중독으로 취급하게 된다.

증상은 식후 30분의 잠복기를 거쳐 안면을 위시한 전신이 피부가 붉어지고 두드러기가 발생하며 입・눈 등의 점막이 충혈되고 두통, 구역질, 구토, 설사를 한다. 이 식중독으로 사망하는 일은 없고 다만, 발병 24시간이 경과하면 저절로 회복한다. 치료제로서는 항히스타민제(antihistaminics)의 사용이 유효하다.

4.3 화학물질에 의한 식중독

모든 화학물질이 인체에 유해하다고는 말할 수 없고, Fe, Cu, Zn 및 Mn과 같은 화학물질은 인체생리 기능에 있어서 절대적으로 필요한 미량원소(essential elements)들도 있다. 우리가 식품공해로서 염려하는 것은 우연 또는 과실로 식품에 첨가된 유해물질이나, 음식물에 사용하는 금속기구에서 유래되는 금속성화합물질, 그리고 식품에 착색이나 착향을 시키거나 표백 내지는 방부의 목적으로 사용되는 각종 화학물질 등이 식중독의 주 대상이 된다.

4.3.1 사용되는 용기로 인한 식중독

음식물의 조리나 보존에 필요한 기구는 플라스틱제품이나 각종 포장지 이외에도 대체로 금속성인 것이 많은 까닭에 여기에서 용출된 금속원소가 인체에 유해한 원인이 되는 경우가 많다.

1. 납(Lead, Pb)

납으로 된 식품조리용기구나 통조림 등에서는 납이 용출·분해되어 나오고, 도자기나 법랑용기구에 도포한 안료나 유약 중의 납이 음식물과 접촉하면 납을 용출할 것이며, 납관으로 된 상수도관의 사용에 따른 음료수 중의 납이 조리식품을 오염시킬 수도 있다.

납에 의한 식품공해는 급성증상과 만성증상의 두 가지로 구별된다. 즉, 급성식중독은 다량을 섭취했을 때에 급성위장증상, 흥분, 의식불명 및 망상과 같은 뇌증상을 일으키고, 만성인 경우에는 얼굴이 파래지는 연창구증(鉛蒼句症), 빈혈증·잇몸의 치아쪽 끝이 1mm 가량의 넓이로 청자색으로 변색되는 연록증(鉛綠症, lead line), 사지근육의 마비, 맹장염(충수염)과 유사한 증상을 보이는 연선통(鉛疝痛) 등을 나타낸다. 이것을 치료하는 데는 Ca-EDTA(mono calcium disodium ethylene diamine tetraacetate)의 투약에 의해 골조직에 침착되었던 납 성분이 혈류를 거쳐 요(尿)로 배설 제거된다.

2. 구리(Copper, Cu)

구리는 열전도성이 강하기 때문에 가열 조리용기로 사용하는 일이 많아서 이들의 사용상 부주의로 인한 녹청[$Cu(OH)_2 \cdot CuCO_3$]의 발생과 조리기계 자체의 조작에 의해 깎여나간 구리성분이 식품을 오염시키게 된다.

구리성분은 인체에서 매일 1mg씩 필요하지만 이것이 다량으로 섭취되면 오히려 식품공해원이 되어 구역질, 구토, 복통, 발한, 경련, 호흡곤란 등의 중독증상을 나타낸다.

3. 카드뮴(Cadmium, Cd)

카드뮴은 금속식기의 도금재로 사용되는데, 이러한 용기에 산성식품을 보존하면 Cd 성분이 용출되어 식품을 오염시키므로 식품공해원이 된다.

대체로 Cd이 함유된 식품을 경구적으로 섭취(10mg)하게 되면 급성중독증상이 단시간 내에 나타나서 격심한 위장자극 증상으로 시작하여 마치 독소형식중독의 예에서 본 바와 같이 구토, 복통, 설사를 보이지만 그의 회복은 빠른 편이다. 이 중독증이 발생되면 즉시 위세척을 해주고 의사의 지시를 받아야 하지만, 여기에 사용되는 약품으로는 황산나트륨이나 앞에서 언급한 Ca-EDTA가 사용된다.

4. 아연(Zinc, Zn)

아연으로 된 식품용기에 산성식품을 장기간 보존하면 보존식품 속으로 아연성분이 용출·오염되어 식품공해원이 된다. 이러한 오염식품을 먹으면 단시간 내에 구역질, 구토, 설사 및 복통을 수반하는 위장장해의 중독증상이 일어나고, 입 안에서는 금속성 미각을 느끼게 된다.

4.3.2 과실로 인한 식중독

사람의 일시적인 착각이나 실수 또는 식품가공공정상의 과실로 인한 유해물질 내지는 유해금속 원소의 혼입을 비롯하여 농약, 살충 및 살서제 등의 오용 등으로 식품이 오염되어 일어나는 중독증상이 가끔 있어 주의를 요한다.

1. 메칠알코올(methyl alcohol)의 중독

에칠알코올(ethyl alcohol)로 잘못 알고 직접 마시거나 또는 발효주나 양조과정에서 과량의 메칠알코올로 혼입한 가짜술을 마시므로 발생하는 메칠알콜 중독증상은 매우 치명적이어서 중요시 된다. 그러나 자연발효주 중에도 미량이나마 메칠알코올 성분이 함유되어 있으므로 함량을 법적으로 규정해 놓고 있는데 가령, 과실주는 1.0mg/mL, 일반주는 0.5mg/mL까지 허용하고 있다. 중독증상은 음주 후 수 시간만에 나타나며 두통이 심하고 현기증, 구토, 복통, 설사를 하나 특히, 심할 때는 시신경이 마비되어 실명하는 예가 있다. 물론 일시에 30~100mL의 메칠알코올을 먹으면 심장쇠약, 호흡장해 및 전신마비가 일어나 사망한다.

2. 농약에 의한 식중독

농약은 본래 농작물에 해를 끼치는 세균, 곤충 및 들쥐 등을 방제하기 위해 사용되는 약제를 뜻하지만, 제초제를 비롯한 식물호르몬제 및 토지개량제 등도 농약으로 취급되며, 이것들은 인체에 대해 독성이 강하여 급성중독을 일으키는 것과 저독성이나 장기간에 걸쳐 축적됨으로써 만성중독이 되는 경우로 구분할 수 있다. 그리고 표 1.32에서 보는 바와 같이 중독장해의 양상은 농약제의 종류에 따라 차이가 있음을 알 수 있다.

표 1.32 ‖ **인체장해와 농약의 분류**

장해의 형태	농약의 종류
급성중독	유기인제, 유기염소제, 강독성 carbamate제, para coat제 등
피부염 allergy를 포함한 피부장해	유기염소제, 유기수은제, 유기주석, thiocarbamate제, 유기유황 살균제, dichlortriazine 등
결막염	brustcysine S, 훈증제 등
만성중독증	유기인제, 유기염소제, PCB, 수은, 납 등
축적독	γ-BHC, dieldrin, heptachor 등의 유기염소제, 수은, 주석, 납, 비소 등

(1) 유기인제

현재 우리나라에서 사용되고 있는 독성이 비교적 약한 유기인제로서는 malathion, sumithion, diazinon, bitex 및 DDVP 등이며, 과거에 사용되던 맹독성인 parathion은 사용금지되어 있다. 이들 유기인제는 독성이 강한 반면에 동・식물체 내에서 비교적 빨리 분해되어 무독화되므로 만성중독을 일으키는 일은 거의 없다. 반면에 급성중독의 작용기전은 생체내에 존재하는 choline esterase(ChE)라는 효소의 작용을 억제함으로써 acethyl choline(ACh)이 점차로 체내에 축적되어 결국 choline의 기능에 관계하는 신경을 과잉자극함으로써 muscarin이나 nicotin 중독에서 보는 바와 같은 신경중독증상을 일으켜서 치명적이다. 이 증상을 치료하는 데는 PAM(Pyridine aldoxine melhiodide)이라는 해독제를 사용해야만 생명을 건질 수 있다.

(2) 유기염소제

유기염소제는 유기인제와 달리 대부분 안정된 화합물로서 식물체내에서는 거의 분해되지 않고 동물의 지방층이나 뇌신경 등에 용입 축적되어 만성중독을 일으키는 경우가 많다. 유기염소제에 해당되는 살충제로서는 DDT, γ-BHC, dieldrin 및 aldrin 등이며, 이들에 의한 중독기전에 대해서는 아직 분명치 않다.

주 증상은 중추신경증상으로서 식욕부진, 구역질, 구토, 두통 등의 증상으로 시작하여 중독증상이 진행됨에 따라 심한 자극성흥분이 발생하고 강직성 또는 간헐적경련증상을 보이다가 결국은 혼수상태로 빠져 사망하고 만다.

중독증상의 특효약은 없고 다만 대증요법으로 phenobarbital과 같은 중추신경진정제가 사용되고 있을 뿐이다.

(3) 유기불소제

불소제 중에서 플로오르초산(CH_2FCOOH)은 다른 할로겐 유기물질과 달리 독특한 중독증상을 일으킨다. 중독증상으로는 먼저 심한 구토증을 되풀이하며 다갈색의 위액을 토출한다. 이는 위내 출혈에 기인되므로 위동통을 일으켜서 점차로 의식이 혼돈해지고 간질과 같은 경련을 일으킨 후에 혼수상태로 되면서 부정맥과 청색증(cyanosis)을 병발하여 결국은 심장장해를 일으켜서 사망한다.

치료제로서는 monoacetylglycine과 acetamide가 가장 유효하며 에타놀(ethanol)도 유효하다.

(4) 비소제

살서제로 사용되며 아비산(亞砒酸)이나 비산납(砒酸鉛)등이 간혹 소맥분의 베이킹파우더(baking powder)로 오용 되거나, 분유제조 공정에 우유 중의 단백질 안정제로 사용되는 제2인산나트륨에 5~8% 가량 함유된 비산성분에 기인되거나 또는, 비산납이 잔류한 야채를 먹음으로써 중독증상을 나타낼 때도 있다. 오염분유의 중독은 특히, 인공 영양유를 먹이는 생후 4~12개월 이내의 유아에서 발생이 많으나 대체로 접촉에 의한 피부염을 비롯하여 경구섭취에 의한 콜레라증과 유사한 급성위장장해 및 체중감소, 발진, 탈모, 흑피증(피부암과 유관), 각피증, 설사, 신경염 및 순환기계통의 장기와 간장해 등 만성중독증상을 보인다. 특효약으로서는 BAL(British anti lewisite)이 있다.

(5) 유기수은제

벼의 도열병 방제약으로서 사용되는 유기수은제의 주성분은 초산페닐수은이며, 이로 인한 오염곡류식품은 수은중독의 원인식품이 될 수 있고 또한, 앞에서 언급된 바 있는 미나마따(Minamata)병도 유기수은계의 알킬수은의 오염으로 인한 어류식품이 중독원이라고 보기 때문에 수은오염식품을 통한 식품공해문제는 매우 심각한 문제이다.

중독증상으로서 피부염, 위장장해 및 신경증상 등이 나타나며 특히, 알킬수은중독인 때는 경련, 시야축소, 언어장애 등의 중추신경 장애가 심하며 설령 회복된다 해도 폐인이 되고 만다.

4.3.3 식품중의 잔류농약에 의한 식중독

모든 농약은 살포 당시 농약의 독성, 침투성, 내・외적인 영향 등에 따라 잔류농약의 양에 차이가 생긴다. 햇볕, 바람 및 강우 등의 외적조건과 농작물 자체의 성장 정도와 물질대사의 기능여하 등 내적조건의 영향을 받아 잔류농약의 양은 점차로 감소되어 그 허용량에도 차이점이 생기게 된다.

1. 농작물의 잔류농약

가령 침투성이 강한 살충제인 methyl demeton을 야채와 과수에 살포 또는 도말했을 때의 차이점을 모니터링(monitoring) 할 수 있는데, 그림 1.22에서 보는 바와 같이 채소잎과 과실 사이에 차이가 있고 또한, 투약방법 여하에 따라서도 차이가 있음을 알 수 있다. 즉, 살포당시에 과실에 부착된 농약의 양은 3~5ppm이었으나 점차로 감소되어 15~20일이 경과한 후에 1ppm이 되었으며, 잎에 부착한 당시의 양은 과실에서 보다 높아 10~15ppm으로 높았고 그 감소율이 빠른 것이라야 20일이 지나서 비로소 1ppm으로 감소됨을 알 수 있으므로 살포농약의 잔류기간은 과실에서 보다 야채류의 잎에서 더 긴 것으로 보아 농약을 살포한 야채의 섭취로 인한 식품공해 문제는 더욱 중요시 된다.

그리고 독성이 강한 parathion, methylparathion과 같은 농약은 물리적 침투성이 있어야 부착된 농약이 과실 내부로까지 침투되기 때문에 이 감소율은 앞의 침투성이 강한 살충제와 거의 같을 것이다. 그러나 유기수은제, 비소제 및 구리제 등은 침투성이 거의 없기 때문에 거의 대부분이 표피에 부착된 채 서서히 분해되어 감소되니까 이런한 과실을 먹을 때는 과즙 및 과실통조림 공정에서는 흐르는 물로 충분히 표피를 씻어내면 잔류농약에 의한 식품공해를 방지할 수 있다.

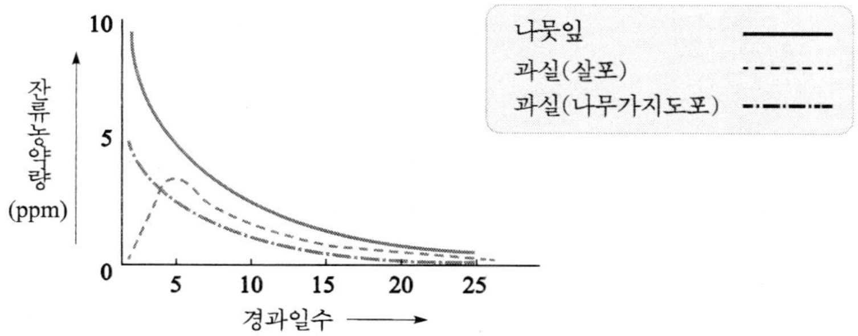

그림 1.22 ‖ 사용한 잔류농약의 변화

2. 동물성식품 중의 농약잔류

먹이사슬의 일환으로서 동물은 농약살포 식물을 식량으로 삼기 때문에 농작물에 잔류한 농약은 당연히 동물 체내로 이행되기 마련이다. 특히, 유기염소제는 지용성이고 분해가 잘 되지 않아서 동물 체내 지방분에 쉽게 용해되어 축적되므로 유리된 염소는 체내에 농축되게 마련이다. 따라서 어패류의 체내에는 수중 농도의 수 만 배에 해당되는 유기염소제가 농축되어 있으며 포유류 체내에는 목초 중의 DDT 농도의 6~14배 가량이 피하지방층에 축적하게 된다. 특히, 사람이나 동물에게 유기염소제의 농도가 높아지는 이유는 앞에서 언급한 식물연쇄(먹이사슬)를 경유함으로써 이루어지는 까닭이라 하겠다.

즉, 인간은 먹이사슬의 종점이 되므로 생물 중에서 가장 많은 유기염소제의 오염을 받을 소지가 된다.

3. 농작물 중의 농약잔류 허용량

1980년 우리나라에서 처음으로 환경부 고시 제81의5호에 의해서 농약잔류허용기준을 제정하였다. 이 기준에 의하면 동일한 농약이라 할지라도 농작물의 종류에 따라 다

표 1.33 **농약잔류허용기준(농약사용으로부터 수확까지의 기간)**

농약명칭	과수에 사용할 경우	채소에 사용할 경우	사료작물에 사용할 경우
DDT	30일간	30일간	30일간
BHC	30일간	21일간	21일간
aldrin	30일간	30일간	30일간
endrin	30일간	30일간	30일간
dieldrin	30일간	30일간	30일간
parathion	14일간	14일간	14일간
methyl parathion	14일간	14일간	14일간
methyl demeton	21일간	21일간	21일간
demeton	42일간	-	42일간
diazinone	10일간	10일간	10일간
malathion	7일간	7일간	7일간
phosdrin	4일간	4일간	4일간
nicotine	8일간	8일간	8일간
pyrethrin	규제 없음		
derris	규제 없음		
구리제	규제 없음		
수은제	꽃피기 전에 사용		

르며 한편, 독성이 강한 파라치온(parathion)과 독성이 낮은 다이아지논(diazinon)은 각각 동일한 농작물에 대해서 허용량에 차이가 있음을 알 수 있다.

한편 서독에서 발표한 보고서에 따르면, 농약살포 후 수확기까지의 허용기준 기간은 표 1.33에서 보는 바와 같고, 여기서도 농작물의 종류별 농약 종류간에 차이가 있음을 알 수 있다.

4.4 식품첨가물로 인한 식중독

식품의 상품적 가치향상을 비롯한 식욕증진, 식품보존 및 영양강화 등의 다양한 목적 아래 식품에 첨가된 화학적 합성물을 식품첨가물(food additives)이라 하며, 우리나라의 식품위생법에서 식품첨가물이란 식품을 제조・가공 또는 보존함에 있어 식품에 첨가・혼합・침윤・기타의 방법으로 사용되는 물질이라고 정의하고 있다. 따라서 양적으로 많이 사용되는 조미료로서 설탕이나 소금은 그 사용량이 많으므로 식품첨가물이라기보다 식품에 해당된다. 따라서 식품첨가물은 식량 이외의 물질인 동시에 비영양물질에 해당되고 특히, 단독적인 입장에서 보더라도 식생활과 직접적인 관계가 없는 화학물질 내지는 약품이라고 할 수 있다. 그러나 이러한 식품첨가물 일지라도 그것이 발암성물질(carcinogen)의 것은 아니어야 한다.

4.4.1 유해보존료에 위한 식중독

법적으로 허용되지 않은 보존료는 독성이 강하여 사용이 금지되어 있지만, 악덕 상인의 위법행위로 인해 사람들에게 피해를 줄 때가 있다. 식중독을 일으킬 수 있는 유해보존료로 붕산, 승홍, 품알데하이드, 베타나프톨, 티몰, 불소화합물 등이 있다.

1. 붕산(boric acid, H_3BO_3)

붕산은 육제품인 햄이나 베이컨 및 어육연제품 등에 첨가되나 방부효과가 약하므로 사용할 때는 고농도로 사용할 때가 많으며 또한, 연속적 사용에 의한 신체 내 축적력이 강하여서 소화효소작용을 억제하게 된다. 그 결과 식욕감퇴 또는 소화불량이 발생되며 나아가 지방분해를 촉진시킴으로써 체중감소를 초래한다.

2. 승홍(sublimate, $HgCl_2$)

승홍은 강력한 살균력이 있어 주류의 방부제로 많이 사용되나 독성강도는 수은(Hg)과 거의 비슷하여 중독증상도 유사하다.

3. 폼알데하이드(formaldehyde, HCHO)

폼알데하이드는 0.1%로 아포균을 죽이고, 0.002%로 세균발육을 억제하리만큼 방부력이 강한 반면에, 단백질을 변성시키는 작용이 있어 생체 내 소화효소작용을 저해하므로 소화기계통의 중독증상을 초래한다. 주류, 장류(醬類), 어육제품, 유제품 등에 악용될 소지가 많다.

중독증상으로는 두통, 위통, 구토, 현기증, 호흡곤란 등을 일으키고 이로 인한 배설작용의 결과 신장에도 장해를 미친다.

4. 베타-나프톨(β-naphtol)

이것은 곰팡이류에 대하여 0.005%로 방부력이 있기 때문에 간장이나 된장 등의 보존에 사용되나 독성이 강하여서 사용이 금지되어 있다. 그러나 악덕상인에 의해 사용될 때에는 신장장해를 일으켜서 단백뇨나 혈뇨를 발생시킨다.

5. 티몰(Thymol)

티몰은 고급페놀이며 무색 결정체이고 특유의 향기가 있다. 그리고 미각을 자극촉진시키는 조건으로 첨가되는 수도 있지만 다량섭취하게 되면 신체에 유해하다. 급성독성은 석탄산(phenol)의 약 1/10 정도밖에 안된다.

6. 불소화합물(floride)

불화수소(HF)나 불화나트륨(NaF) 등은 상당히 강한 방부력이 있어 과거에는 육류, 우유 및 알코올 등의 방부 목적으로 사용되었지만 독성이 너무 강하여 현재로서는 사용 금지되고 있다.

중독증상으로서 구토와 복통을 일으키고 장과 방광점막을 침해한다. 만성중독인 때는 이른바 반상치(班狀齒) 증상을 나타내는 동시에 골격의 성장장해를 가져온다.

4.4.2 | 유해 인공착색료에 의한 식중독

식품의 신선도를 증진시키고 외견상 아름답게 보이게 하기 위해서 인공적으로 본래 색깔에 색소를 식품에 착색시키는 경우가 있다. 착색료에는 천연산도 있지만 사용량의 충족을 위해서도 양산될 수 있는 인공착색료가 더 많이 쓰이는 동시에 사람에게 미치는 유해도도 정비례 한다. 그 중에서도 주로 염기성타르(tar)색소가 사람에게 더욱 유해한 색소이며, 과거에 부정한 방법으로 쓰여지던 유해색소들은 표 1.34에서 보는 바와 같으나, 합성타르색소류는 모두 유독성인데 그 중 로다민-B(rhodamine-B)는 가장 독성이 강한 것으로 인정되고 있다.

그리고 같은 색깔의 합성타르 색소들이라도 그 종류에 따라 중독 치사시키는 독성에 큰 차이가 있음을 알 수 있다.

그런데 이들 유해색소의 화학구조에 따라 다소의 차이는 있어도 대체로 간과 신장에 심한 장해를 줄 뿐만 아니라 혈액이나 신경계통에 대해서도 유해작용이 있으며,

표 1.34 | **유해색소류**

색상	색소명	분류명	착색 대상 식품명
적색	rhodamine B	염기성 색소	과자류
적색	acid fuchsin D	산성 색소	식초 절임류
적색	amidonaphtol red	산성 색소	식초 절임류
등색	chrisoizine	염기성 색소	과자류
등색	orange	산성 색소	소세지, 과자류
황색	auramine	염기성 색소	단무지, 과자류
녹색	malachite green	염기성 색소	과자류, 알사탕
자색	methyl violet	염기성 색소	과자류
갈색	bismarck brown	염기성 색소	절임류
갈색	direct brown	직접성 색소	과자류
흑색	direct black	직접성 색소	참깨

이들 색소의 독성에 있어서 문제가 되는 것은 주로 만성독성이고 발암성색소가 있다는 점이다.

1. Auramine

이 색소는 염기성 황색색소로서 착색성이 좋고 값이 싸며 광선이나 열에 대하여 안전성이 있어 과거에 많이 사용된 바 있다. 실험동물의 시험결과 0.45±0.02g/kg로 간의 장해와 발암성이 있음이 밝혀졌으며, 사람중독 증상으로서는 다량 경구섭취로 인해 20~30분 만에 피부에 흑자색의 반점이 생기고 두통, 심계항진, 맥박감소가 나타나며 의식불명이 발생하기도 한다.

2. Rhodamine B

홍도색의 염기성 색소로서 자외선의 조사로 등적색 형광을 발한다. 쉽게 구할 수 있어 과자류, 알사탕 및 생선묵 등에 널리 사용된 바 있으며 중독증상은 다량 섭취로 구역질, 구토, 설사 및 복통을 일으키고 전신이 등적색으로 착색되거나 색소 뇨를 배설하게 된다.

3. Silk scarlet

등적색 수용성 색소로서 주로 견사·모사의 염색에 사용되나 식품 착색료로서도 이용된다. 중독증상으로 구토, 두통, 복통 및 마비증세가 일어난다.

4. p-nitroaniline

황색의 결정체로서 nitro-기를 갖는 방향족화합물로 여기에는 혈액독성과 신경독성의 색소가 있다. 이 색소들은 섭취 후 10~30분이 경과하면 두통, 청색증(cyanosis), 심계항진, 맥박감소, 혼수 및 동공확대 등의 증상을 나타낸다.

4.4.3 유해감미료에 의한 식중독

과거 천연설탕이 부족했을 때 설탕 대신으로 p-nitro-o-toludine, saccharine, dulcin 및 cylamete 등이 식품첨가물로 사용되었으나, 발암성과 독성문제로 현재 dulcin(소화효소억제)과 cyclamate(발암물질)와 p-nitro-o-toludine(살인당)은 사용이 금지되어 있고, saccharine만을 허용하고 있다. 그러나 이것도 체내에서 분해되지 않고 그대로 배설된다 하더라도 장기간 중복 사용하게 되면 신장장해를 일으킨다는 점에서 문제가 되어 1989년 추가 금지시켰으나 근래와서 나라마다 소량 이용되고 있다.

또한, 과거에 많이 사용했던 유해 인공감미료로서는 천연설탕의 단맛보다 2,000~4,000배가 더한 metanitro aniline을 비롯하여 2,000배가 되는 ethyleneglycol 및 peryllartine, 그리고 300배나 되는 glycine 등도 있으나 현재는 사용금지되어 있다.

4.5 공장폐수에 의한 식중독

공장에서 배출되는 폐수에는 두 가지 종류가 있는데, 그 하나는 도금공장, 금속공장 및 화학공장 등에서 배출되는 무기성폐수가 직접 수산물이나 농작물 등에 피해를 주는 경우와 BOD치가 높고 부유물질을 많이 함유하고 있는 유기성폐수로 공공용수를 오염시킴으로써 2차적인 피해를 주는 폐수가 있다.

따라서 무기성폐수의 대표적인 것으로는 화학공장폐수 중 수은(Hg)으로 어육을 오염시키며 이것이 다시 먹이사슬에 의해 사람에게 피해를 준다. 그러나 유기성폐수를 배출하는 식품가공공장에서는 그로 인한 식품의 품질에 직접적인 영향을 미칠 뿐만 아니라 공공용수를 오염시킨다는 점에서 볼 때 보다 심각한 식품공해 문제라고 생각할 수 있다.

4.6 PCB에 의한 식중독

미강유에 의한 식품공해는 앞에서 언급한 바 있는 식품 중의 잔류농약을 비롯하여 식품가공이나 보존용기와 포장으로부터 용출되는 화학물질 중에서도 식품의 독성오염물질(toxic food contaminant)의 일종인 polychlorobiphenyl(PCB)에 기인되는 식품공해를 비소중독과 더불어 중요시 하지 않을 수 없다. 즉, PCB는 미강유(米糠油)를 제조할 때 탈취공정에서 가열매체로 사용되는 PCB가 누출되어 기름에 혼입됨으로써 일어나는 중독사고라고 볼 수 있다. 그러나 PCB는 이성체가 많고 여러가지 유사한 화합물이 존재하기 때문에 모두 물리적인 또는 생물학적 성상이 다르므로 자연 PCB가 식품을 오염하는 양상에 차이가 있고 또한, 오염식품의 종류에 의해서도 잔류하는 PCB의 질과 양에 차이가 있을 것이므로 식품에 대한 PCB의 분별이나 정량문제는 앞으로의 연구대상이 된다고 하겠다.

중독증상으로는 주로 안지(眼脂)의 증가, 손톱·발톱의 변색, 좌창양피진(座瘡樣皮疹) 등을 주 증상으로 하는 피부증상을 위시하여 일반적으로 식욕부진, 구역질, 구토, 사지 탈력감, 저림감, 관절통, 월경이상, 체중감소 등이 나타난다.

4.7 식품보존

식품보존은 식품을 신선한 상태로 일정기간 저장하여 식품가치를 유지시키며 유통, 수송, 비축 등의 조치를 원활하게 할 수 있을 뿐만 아니라 식품변질에서 오는 사고를 미연에 방지하고, 영양가를 유지시키는 데 그 목적이 있다.

대체로 식품이 변질과 부패되는 일은 미생물에 기인되는 것이므로 식품가공공장에서부터 미생물에 대한 오염방지를 해야 하는데, 그 방법으로는 주로 다음과 같은 것들이 있다.

4.7.1 물리적 보존방법

물리학적 처리에 의한 식품보존법으로 주로 냉동과 냉장법이 많이 사용되나, 가공공정에서 가열법, 탈수법 및 자외선 조사법 등이 사용된다.

1. 냉동 및 냉장법(Freezing and chilling)

냉동이란 0℃ 이하의 온도 보통 -20℃ 정도에서 식품을 동결시켜 보존하는 일을 말하고, 냉장이란 0~10℃(평균 4℃)의 온도에서 식품을 단기간(일시) 보존하는 것을 말한다.

냉동식품에 해당되는 것은 주로 수육이나 어패류 등이지만 이때 지나친 단백질의 변성을 가져올 수 있으므로 주의해야 한다. 한편 냉장식품으로 타당한 것으로 계란, 야채 및 과실류가 있다. 일반적으로 육류는 0~5℃에서 어류는 -4~-6℃에 저장하면 보존이 잘 된다.

2. 가열법(Heating)

식품 중의 오염된 미생물의 체내효소를 파괴하여 사멸시킴으로써 그 작용을 저지하는 원리를 이용하는 방법이다. 따라서 완전하게 하기 위해서는 110~120℃에서 1~2시간 정도 가열하면 미생물은 완전히 사멸된다. 따라서 앞에서 기술했던 보툴리누스균의 균체나 장염독소(enterotoxin)는 고압멸균기(autoclave)를 사용하여야 한다.

그러나 우유인 경우 80℃ 이상 온도에서는 우유 중 영양물질을 변질시킬 염려가 있으므로 저온살균법(pasteurization)이 이용된다. 그러나 이와 같이 살균한 다음에 해야 하는 보존방법이 나쁠 때에 우유는 산패하고 대장균이 증가하는 까닭에 식품살균을 끝낸 다음 1시간 이내로 10℃ 이하로 냉각보존(cooling preservation)해야 한다.

3. 탈수법(건조, Drying or desiccation)

식품을 탈수(dehydration)하는 목적은 식품 중의 물기를 없애 건조시킴으로써 미생물의 발육을 억제하는데 그 목적이 있다. 자연건조법, 가열건조법 및 감압건조법 중 어느 방법이든 식품 중의 수분함량을 15% 이내로 감소시키면 된다. 탈수법은 곡류, 콩류, 어류, 우유 및 계란 등에 이용된다.

4. 자외선 및 방사성물질에 의한 방법

방사선의 일종인 유효파장이 2,500~2,700Å의 자외선(ultraviolet ray UVR)을 조사하여 식품에는 거의 변화를 주지 않고 식품을 살균하는 방법이지만, 식품의 심부에까지 투과하지 못하는 결점이 있다. 최근에 이르러 방사성동위원소(radio isotope)의 투시로 식품을 보존하게 되었는데 여기에는 비교적 투과성이 강한 γ선이나 β선이 이용되는데 특히, γ선인 ^{60}Co이 많이 이용되고 있는데 결점으로서는 특유한 냄새가 나고 식품의 성분을 변질시킬 수 있다는 점이다.

4.7.2 화학적보존방법

1. 방부제사용법

화학적보존법으로는 주로 방부제(antiseptics)를 가공식품이나 동물성단백질 등에 사용하기가 쉽다는 점에서 다른 것 보다 많이 사용된다. 그러나 어떤 종류의 방부제이던 독성이 있기 때문에 사용량의 규제를 엄격히 준수해야 한다.

2. 식염과 설탕첨가법

보존식품에 고농도의 식염이나 설탕을 첨가하면 일반미생물의 발육이 저해된다. 특히, 소금이 식품 중에 10% 이상 함유되면 일반세균의 발육이 곤란해지므로 이 원리를 이용한 것이 염장(salting)법이다. 그러나 고농도식염수 중에서도 발육하는 호염균(halophilic bacteria)이 있기 때문에 절임식품에서도 간혹 변질을 일으키는 경우가 있다. 식염에 의한 절임작용은 주로 탈수와 세균에 대한 염소이온(Cl-ion)의 직접작용에 의한 방부작용이라고 하겠다.

한편, 설탕은 50% 이상의 농도로 첨가되면 대부분의 미생물의 발육이 저지(설탕절임법)되므로 이 원리를 이용한 식품이 이른바 설탕절임식품인 것이다.

3. 산장법(酸藏法, Pickling)

유기산으로 식품 중의 pH를 변화시켜 세균, 곰팡이 및 효모와 같은 미생물의 발육을 저지할 목적으로 식품을 식초(초산)에 절이는 일이 있다. 이 보존법은 과실이나 야채의 저장에 이용된다.

4. 항산화제(antioxidant) 첨가법

식용유지의 성분이 보존하는 동안에 산화되어 변패되는 일이 있는데, 이것을 방지하기 위해서 propylester와 같은 항산화제를 사용할 때가 있다.

4.7.3 | 미생물을 이용한 보존법

인체에 무해한 유용미생물을 이용하여 식품을 보존하는 방법으로서 유산균(Lactobacillus)이 주로 이용되며, 그 대표적 식품으로 치즈(cheese)를 들 수 있다.

4.7.4 | 병용처리법

1. 훈연법(Smoking)

이 방법은 주로 어패류나 수육류보존법으로 널리 사용되는데, 대개는 염장이나 자열(煮熱)을 한 다음에 훈연을 하는 것이 상례이다. 이것은 탈수작용과 훈연 중에 발생하는 폼알데하이드(formaldehyde)나 초산, 페놀과 같은 살균물질의 육질 내 흡수효과 원리를 이용한 보존법으로서 햄이나 베이컨 등이 이에 속한다.

2. 삶아찌는법

가공식품에 소금이나 설탕을 적당량 첨가하여 쪄서(佃煮) 탈수하는 방법으로 소금이나 설탕에 의한 식품 내 미생물의 증식을 억제하고 부패를 방지할 목적으로 사용된다.

4.7.5 | 가스저장법

어육류, 란(卵)류, 야채저장에 주로 이용되며 탄산가스(CO_2), CO_2와 O_2 혼합기체, 질소(N_2) 가스가 주로 사용된다. 예를 들면, 사과는 혼합기체(CO_2 3~15%+O_2 3~10%)에서 5℃로, 토마토는 혼합기체(CO_2 5%+O_2 5%)에서 12℃, 시금치는 혼합기체 (O_2 10%+CO_2 10%)에서 0℃로 저장한다.

4.8 식품의 위생관리

인간의 건강과 생명을 유지하기 위해서는 식품뿐만 아니라 식품을 조리할 때 사용하는 기구, 기계, 시설, 포장, 용기 및 유통과정, 제조과정, 조리과정, 보존과정, 그리고 식품에 사용되는 각종 첨가물에도 세심한 주의를 기울여야 한다.

식품 위생관리의 문제점들을 해결하기 위해서는 식품위생법에 위반되는 식품 또는 첨가물의 판매 또는 진열의 금지, 식품취급자의 위생관리 철저, 식품제조 시설과 식품 유통의 위생적인 관리, 식품의 위생검사 및 위생감시의 철저, 조리의 철저, 법의 강제집행과 법의 준수 철저, 식품위생에 관한 교육실시 등이 요망된다.

CHAPTER 05

산업위생

5.1 산업위생의 개념

5.1.1 산업위생의 정의

영국의 산업혁명(industrial revolution)을 기점으로 인간생활이 농경생활에서 산업생활로 그 패턴이 바뀌면서 산업사회에 갖가지 문제점이 대두하기 시작했다. 그 가장 큰 문제점이 바로 작업조건과 환경조건 즉, 작업환경과 여기에 인간이 어떻게 효과적으로 순응·대처하느냐의 점에서 산업위생학(industrial hygiene)이 현대사회의 중요한 학문으로 부상했다.

미국산업위생학회(AIHA)는 산업위생(Industrial hygiene)을 다음과 같이 정의하고 있다.

"산업위생이란 근로자나 일반대중에게 질병, 건강장애와 안녕방해, 심각한 불쾌감 및 능률저하 등을 초래하는 작업환경요인과 스트레스를 예측, 측정, 평가하고 관리하는 과학과 기술이다", 그리고 1996년 4월 24일 Madrid에서 열린 산업안전보건에 관하여 관련있는 국제조직과 국제회의의 비공식회합에서 배부된 자료인 Background Infromation(VI)은 1995년 4월 ILO/WHO 합동위원회가 산업위생의 새로운 정의를 다음과 같이 소개하고 있다.

"산업위생은 다음의 것을 목표로 하여야 한다. 모든 직업에 있어 근로자의 최고도의 신체적·정신적 그리고 사회적안녕의 증진과 유지 ; 근로자 전체에 대하여 그들의 작업조건에 기인한 위험으로부터의 이탈방지 ; 건강에 불리한 요인에 기인한 위험으로부터의 취업중의 근로자보호 ; 근로자의 생리적·심리적 능력에 적당한 직업적환경에 배치와 유지, 정리하면 ; 사람에 대한 작업의 적응과 그 작업에 대한 각자의 적응이다."

(VI) the ILO/WHO Committee on Occupational Health(April 1995) adopted a new definition of occupational health :
"Occupational health should aim at : the promotion and maintenance of highest degree of physical, mental and social well-being of workers in all occupations ; the prevention amongst workers of departues from health caused by their working conditions ; the protection of workers in their employment from risks resulting from factors adverse to health ; the placing and maintenance of the worker in an occupational environment adapted to his physiological and psychological capabilities and, to semmarize ; the adaptation of work to man and each man to his job"

산업위생의 중요한 과제는 근로자의 건강관리, 작업환경관리, 직업병예방과 치료를 해줌으로써 작업능률과 효율을 가져오는 데 있다고 할 수 있다.

5.1.2 산업위생의 역사와 중요성

Hippocrates(B.C 460~377)는 광부나 야금업에 종사하는 사람이 납에 폭로됨으로써 유해하다는 것을 기록하였으며, 이집트의 파피루스(Papyrus) 문서에도 직업병에 따른 신체장애를 기록하고 있다. 산업혁명 이후의 기계문명의 진보에 따라서 직업과 건강 및 질병과의 관계가 한층 더 복잡하고 심각하게 되었다.

그 후 15세기에 이르러 Ellenberg(1473)는 몇몇 금속증기의 위험성을 인식하여 납 및 수은에 의한 중독증상을 기술하였으며 그 예방법을 암시하였고, 이탈리아의 Georgius Agricola(1494~1555)는 16세기에 오늘의 규폐에 관한 과학적기술을 하고 있다.

또 Samuel Skockhausen(1656)은 "일산화납의 유독한 연기가 원인이 된 질환과 광부 천식에 관한 논설"이라는 연구보고서를 낸 바 있고, Bernardino Ramazzini (1633~1714)는 "근로자의 질병"이라는 저서를 통해서 직업과 직업병과의 관계를 분명히 함으로써 직업병에 관한 과학적인 체계를 확립하였다.

그 후 산업혁명(1760~1830)이 일어나면서 새로운 공업의 발달로 인한 불량작업환경 때문에 발생하는 직업병에 의하여 상당수의 근로자들이 요절하게 되어 제도적인 근로자의 건강보호를 위해서 1833년 영국에서 공장법(English Factory Act)이 만들어짐으로써 근로자보호의 기틀이 마련되었다. 뒤이어 프랑스, 독일, 이탈리아 등에서도 근로자를 위한 입법을 추진하기에 이르렀다.

19세기에 이르러 예방의학과 환경보건의 발달에 따라 산업위생도 발달하였으며, 양대 세계대전을 계기로 노동인구가 증가하게 되고, 산업이 고도로 발달함에 따라 노동력확보와 인력관리의 필요성이 증대되면서 근로자의 권익보호의 필요성이 곧 생산성향상과 직결된다는 의미에서 국가와 경영자들이 새롭게 인식하게 되었다. 우리나라는 근로기준법이 1953년에 제정되고, 1969년에는 근로보건관리규칙이 발령되어 산업위생의 지침이 확정되었으며, 근로자를 재해로부터 보호하고 작업의 생산성을 증대시키기 위한 적극적인 산업재해 예방책의 일환으로 늦은 감이 있으나 독립적인 산업안전보건법이 제정공포되어 1982년 7월 1일부터 시행하게 되었다.

5.1.3 산업위생의 목표와 영역

1950년 ILO와 WHO의 합동위원회에서 산업위생의 목표를 다음과 같이 정의하였다.

근로자가 정신적으로나 육체적으로나 또는 사회적으로 건전하며, 사업장의 환경관리를 철저히 하여 유해요인에 기인한 손상을 사전에 예방하고, 합리적인 노동조건을 설정함으로써 건강유지를 도모하며, 정신적·육체적 적성에 맞는 직종에 종사케 함으로써 사고를 예방하고 작업능률을 최대로 올리는 것을 기본목표로 삼고 있다.

그 후 1995년 4월 ILO/WHO 합동위원회는 산업위생에 있어 새로운 주요한 세 가지 목적을 채택하였다.

즉, "산업위생에 있어 주요한 초점은 세 가지 목적을 가지고 있다. (i) 근로자의 건강과 작업능력의 유지와 증진 ; (ii) 안전과 건강에 도움이 되도록 작업환경과 작업의 개선 ; (iii) 작업에 있어서의 건강과 안전을 뒷받침하고 또 그리하여 적극적인 사회적 기풍과 원만한 운영을 촉진하며 또 사업의 생산성을 올리게 하는 방향으로의 작업조직과 작업문화의 발전 ; 작업문화의 개념은 여기서는 해당기업에서 채용되는 불가결한 가치 시스템의 기업의 경영시스템, 직원대책, 참가원칙, 훈련방침과 품질관리에 반영된다."

"The main focus in occupational health is on three differrent objectives (i) the maintenance and promotion of workers health and working capacity ; (ii) the improvement of working environment and work to become conducive to safety and health ; and (iii) development of work organizations and working cultures in a direction which supports health and safety at work and in doing so also prmotes positive social climate and smooth operation and may enhance productibity of the undertakings. The conept of working culture is intended in this concerned. Such a culture is reflected in practice in the managerial systems, personnel policy, principles for participation, training policies and quality management of the undertaking."

그리고 산업인의 안전과 건강을 도모하여 산업발전에 기여할 목적으로 비롯된 산업위생의 영역은 학자들간에 다소 틀린 의견을 가지고 있지만 수렴하면 다음과 같다.

① **산업생리학** : 산업장에서 일어나는 생리학적 문제를 취급한다.
  예 과로, 고열부담, 피로 등을 다룬다.
② **산업심리학** : 근로자의 정신능력을 평가하는 방법을 취급한다.
  예 직업과 관련한 정신적 · 심적 요구도와 적성 배치 등을 다룬다.
③ **인간공학** : 해부학적, 생리적 및 심리적인 관점에서 작업 자체를 근로자에게 적합하게 하는 응용과학이다.
④ **산업병리학** : 화학적 · 물리적 요인에 의한 직업성 질환을 취급하는 것으로 일명 산업의학이라고 한다.
⑤ **산업위생학** : 근로자들의 작업환경관리, 개선 및 대책을 취급한다.

5.2 작업환경관리

인간은 환경변화에 따라 순응 또는 순화하지만 여기에는 인간의 생리적한계가 있다. 따라서 작업환경의 각종조건을 개선하여 쾌적한 환경을 유지시켜 근로자의 건강유지는 물론 산업능력을 가져올 수 있다.

5.2.1 보호구

1. 위생보호구의 개념

위생보호구는 개인 근로자를 유해물질로부터 절대, 완전히 보호할 수 있는 것이 아니며 일시적인 대처, 돌발사고에 대한 대비, 최소경비에 의한 최대효과의 범주를 벗어날 수 없는 방법이므로 이의 사용자는 각 근로자가 자신의 몸은 자신만이 보호할 수밖에 없다는 인식이 앞서야 한다.

2. 보호구의 종류

보호구의 종류는 피보호처가 어느 곳이냐에 따라 분류되며 이를 열거하면 아래와 같다.

1) 호흡용 보호구

일반적으로 마스크(mask repirator)가 이에 속하며 인체 조건에 따라 각 나라마다 다르고, 여기에는 방진마스크, 호스마스크, 방독마스크 등이 있다.

(1) 방진마스크

공기 중의 부유입자, 흄, 미스트, 안개 등이 체내에 흡입하지 못하도록 하는 작용이다. 이의 선정기준으로는 높은 포집효율, 적은 흡기저항, 적은 배기저항, 무게가 가벼울 것, 시야가 넓을 것, 중심이 앞쪽에 치우치지 않을 것, 밀착성이 강할 것, 사용방법과 손질이 쉽고 간편할 것 등이다.

(2) 송풍, 호스 마스크

산소가 결핍하거나 유해물의 농도가 높을 때 사용한다. 송기법에는 압축공기의 사용, 송풍기의 사용, 작업자의 호흡에 의하는 세 종류가 있다.

표 1.35 **흡수관의 종류와 표식**

종류	기호	색깔	종류	기호	색깔
보통가스용	A	회색, 흑색	연기용	G	백색, 흑색
산성가스용	B	회색	암모니아용	H	녹색
유기가스용	C	흑색	아황산유황용	I	주황색
일산화탄소용	D	적색	청산가리용	J	청색
소방용	E	백색, 적색	황화수소용	K	황색

(3) 방독 마스크(gas mask)

유독성 장소에서 필요한 보호구로 산소가 결핍된 상황에서는 반드시 이의 착용을 금한다. 방독마스크는 안면을 덮는 부분과 유해물을 흡수·여과하는 흡수관의 연결방식에 따라 격리식과 직결식 두 가지로 나눈다. 용도는 흡수관에 들어 있는 흡수제의 종류에 따라 유해물질에 대한 용도가 다르다. 따라서 만능제 방독마스크는 없다고 하겠다. 흡수관의 종류와 표식에 따라 사용도가 다르며 그 표식은 표 1.35와 같다. 그리고 흡수통은 원칙적으로 재사용을 금지한다.

2) 차음 보호구

차음보호구에는 귀마개(ear plug), 귀덮개(ear muff)와 밸브(ear valve)가 있다.

(1) 귀마개(ear plug)

소음을 차단하는 것이 목적이므로 외이도에 잘 맞아야 하고, 대화에 지장이 없도록 2000cps에서 20dB 이상, 4000cps에서 25dB 이상의 차음 효과를 가져야 한다.

표 1.36 ‖ **귀마개의 장단점**

장점	단점
휴대가 간편 안경, 헬맷에 관계없이 사용 가능 고온작업에 사용 가능, 좁은 장소에 사용 가능 값이 저렴	착용에 요령과 시간이 요함 귀덮개보다 차음효과 낮음 외청도에 이상이 없어야 사용 가능 사용시간에 제한을 받음

(2) 귀덮개(ear muff)

이어폰(earphone)과 비슷한 형태로 귀마개에 비해 압박감과 이물감이 적다. 종류는 helmet식과 head band 식이 있다. 귀덮개의 장단점은 다음 표 1.37과 같다.

표 1.37 ‖ **귀덮개의 장단점**

장점	단점
귀마개보다 차음효과가 크다. 크기가 일정하다. 착용여부의 식별이 용이. 귀에 이상이 있는 환자도 착용 가능.	고온작업장에서 착용이 어렵다. 휴대, 보관이 불편. 안경, 헬멧 착용시 사용 불편. 좁은 작업장에서 사용 불편. 값이 비교적 비싸다.

(3) 이어밸브(ear valve)

일종의 소음휠터(ear filter) 형식이다. 돌발적인 고음이나 폭음, 진동 등에는 기계적으로 방향을 바꿔 효과를 낸다.

3) 피부 보호구

무엇보다도 피부질환을 일으키지 않는 재료로 만들어져야 한다. 방한복, 방서복, 장갑, 장화, 모자, 헬멧, 작업용 앞치마가 이에 속한다.

4) 눈 보호구

눈을 보호하는 보호구로는 유해한 광선을 차광하는 것과 눈에 이물질이 들어가지 않도록 막아주는 두 가지 형으로 대별할 수 있다. 특히, 눈 보호구는 특수한 열처리를 하여 렌즈의 강도를 높여 눈 보호구가 파손됨으로서 발생하는 피해를 줄일 수 있어야 한다.

5.2.2 작업형태에 따른 작업환경관리

1. 작업환경개선의 원칙

일반적으로 작업환경은 자연환경보다 오염되었을 확률이 많은 환경이다. 따라서 위해요소가 상존하여 작업자에게 건강장해를 일으키기 쉬우므로 이에대한 대책을 수립, 관리하여야 하며 이것을 가리켜 작업환경위생관리라 한다. 그러므로 작업환경에 위험이 있다고 판정되면 어떤 종류의 대책을 어느 수준까지 세워야 하는가를 결정하고 이를 실천에 옮겨야 한다.

이의 대책으로는 대체, 격리, 환기, 교육으로 크게 나눌 수 있다.

1) 대체

대체란 대단히 중요하고 실용적인 대책의 하나이다. 대체방법에는 물질변경, 공정변경, 시설변경 등이 있다. 이 방법은 위생대책의 근본방법이며 때로는 비용도 적게 든다. 그러나 기술적인 어려움이 따른다. 그러므로 여러가지 대체방법을 검토하여 이와 유사한 방법을 병용하는 것이 바람직하다.

첫째, 물질의 대체방법에는 대표적인 것이 물질의 변경이다. 예를 들면 기계류를 세척하는 4염화탄소 대신 석유용제인 naphta 사용, 벤젠 대신 toluene이나 xylene 대체 사용, 성냥 제조시 황린 대신 적린의 대체사용 등 여러 방법이 있다.

물질의 대체방법에는 유사한 화학구조를 갖는 것 중에서 선택하는 것이 쉬우며 독성이 작다는 이유만으로 선택해서는 아니 된다. 핵산중독과 같은 것은 물질을 변경한 후에 장기간 또는 일정한 기간동안 세심한 관찰을 해서 이로 인한 장해로부터 예방을 해야 한다.

둘째, 공정을 변경하는 대체방법이다. 즉, 예를 들면 대기오염을 줄이기 위한 내연기관의 변형, 페인트를 공산품에 분수하는 작업대체방법을, 공산품을 페인트에 담그는 방법 등으로 공정을 변경하는 방법 등이 있다.

그러나 작업공정을 변경할 때는 예상 외의 새로운 위험이 발생하거나 기존 잠재위험이 더욱 악화될 수 있으므로 특별히 주의해야 한다.

셋째, 시설을 변경하는 방법이다. 시설변경의 목적은 사용하고 있는 시설, 기구, 기계를 바꿈으로써 효과를 얻는 방법으로 비용이 적게 들고 단기간 내 성과를 얻을 수 있어 사업장에서 자주 활용되는 방법이다.

그러나 이 시설변경 방법을 채용할 시에는 대응할 수 있는 시설 중에 어떤 것이 있는가, 또 이와 관련된 산업안전보건에 관한 전반적인 사항도 알아야 할 것이다.

2) 격리(isolation)와 작업공정의 밀폐

격리는 작업자와 유해인자 사이에 장벽 즉, 물체(저장물질, 시설 등) 거리, 시간 등이 놓여 있는 상태를 의미한다.

격리방법을 예를 들면 대표적인 것이 작업공정의 밀폐이다. 여러가지 작업공정을 밀폐식으로 하면 유해물의 비산을 막을 수 있다(분쇄기, 운반기 등에 먼지 비산 방지로 기계 전체를 밀폐). 그러나 작업공정을 밀폐할 수 없는 경우에는 이 공정을 격리시켜 근로자가 유해물질에 폭로되지 않도록 한다.

3) 환기(ventilation)

작업장의 오염공기를 제거하고 새로운 신선한 공기로 치환하는 것이 환기인데 이는 발생원의 대책으로 국소환기법과 전체환기법이 있다.

첫째, 국소환기(local sehaust ventilation)의 원리는 오염된 공기를 그 발생원으로부터 제거하여 실내에 퍼지는 것을 방지하는 것이다.

국소환기를 사용할 때에는 공정시설을 최대한 밀폐시키고, 개구부의 환류 방향은 밀폐된 후두 안쪽으로 흐르며 그 속도가 고속이어야 한다. 국소환기시설의 약점은 설계의 오류, 부족한 환기량, 부족한 흡기량이다.

그리고 효과적인 환기를 하기 위해서는 환기량과 흡기량은 같아야 하며 국소환기시설의 개구부에는 난기류가 형성되지 않도록 주의해야 한다.

둘째, 전체환기는 작업장의 유해물질을 희석하는 것이 목적이므로 일명 희석환기라고도 한다. 주로 고온과 다습을 조절하는 데 이용되며 때로는 먼지, 냄새, 유해증기를 희석하는 데에도 이용된다.

4) 교육

모든 교육의 근본목적은 훈련에 의해서 얻어진 지식을 실제로 활용하는 데 있다. 지식은 경험에 의해서 얻어지기도 하지만 불완전하므로 경험에 의한 지식을 보완하여야 한다.

⑴ 경영자

경영자가 위험대책의 실제적인 문제에 관여하는 예는 극히 드물다. 따라서 경영자에게 필요한 교육은 "어떻게", "언제", "어디에", "누구에게" 등 보다는 "왜"라는 원인을 가르쳐 주어야 한다. 그러나 경영자 층의 교육은 주로 어떤 회합이나 간담회 등을 통해서 불확실한 지식을 얻는 것이 보통이기 때문에 체계적인 지식이 못된다.

⑵ 기술자

일반적으로 설계상의 잘못으로 유해환경이 초래되는 경우가 흔히 있다. 예를 들면 사염화탄소(carbon tetrachloride)나 벤젠(benzene)을 용제로 사용하도록 하는 운반차나 지개차를 사용하도록 하는 공정을 계획하는 일, 작업장에서 화재시의 탈출구를 마련하지 않는다든가 하는 일 등이다. 위에서 지적한 일들은 독성이 작은 용제를 택하든가, 휘발유로 가동되는 차량보다는 액화석유가스(LPG)로 가동되거나 전동식 차로 대치함으로써 해결될 수 있는 것이다. 이를 사전에 예방하기 위해서는 대학과정의 교육에 안전보건대책에 대한 교과과정을 삽입하는 것이 바람직하다.

⑶ 감독자

일반적으로 현장의 책임자인 감독자는 작업자만 감독하는데 공정이나 환경에 대한 감독도 게을리해서는 안되는 것이다. 그러기 위해서는 환경이 유해한지의 여부를 알 수 있도록 교육시켜야 한다.

(4) 작업자

작업자 자신이 다루고 있는 시설, 기구, 물질에 대해서 사전에 교육을 받아야 한다. 즉, 조작이나 취급방법, 저장방법, 유해성 그리고 대책과 응급처치 등에 대한 교육이다.

특히, 위험이 큰 물질에 대한 작업에는 표준작업을 정하고 이에 대한 교육을 실시하며, 주의사항을 벽에 부착하여 항상 주의하도록 한다.

2. 공학적 대책계획

1) 공학적 대책의 여러가지 정의

최근 OSHA(Occupational Health and Safety Administration)에서 공학적 대책에 대하여 여러 각도로 정의한다.

- **개인보호구** : 유해요인의 노출을 줄이기 위한 근로자 개인에 관한 물체의 착용
- **관리대책**(administrative control) : 유해요인 노출을 줄이기 위한 작업계획(work schedule)의 조정
- **공학적 대책**(engineering control) : 유해요인을 줄이기 위한 모든 수단

2) 작업환경 개선방법

작업환경을 개선하려면 첫째 개선 계획의 수립방법을 연구하고, 둘째 실행계획을 면밀히 검토하고, 셋째 개선방안의 실행과 그 개선방안이 효과적으로 실행되었는가의 결과를 확인하는 것이 필요하다.

첫째, 개선계획의 수립방법이다. 개선계획의 입안에 있어서는 먼저 현상을 정확하게 파악하는 것이 필요하다. 작업환경측정, 건강진단, 작업장순시, 설비점검 등을 통하여 문제가 무엇인가를 잘 알도록 하고 근로자들과 대화를 통하여 그들이 느끼는 방법을 알고 동시에 건강하기를 원하는 마음에 호소하여 개선의 필요성을 느끼게 해야 한다.

문제점을 알게 되면 설비, 재료, 작업방법, 근로시간 등의 실태를 조사하여 문제의 원인이 된다고 생각되는 것을 적출한다.

계획을 수립하는 단계에서 충분한 시간, 가능한 방법, 적출된 문제의 원인에 대한 모든 가능한 해결책을 생각한다. 이 단계에서는 되도록 가능성이 기대되는 효과 등을 참작하여 최선 및 차선의 해결책을 선정한다.

둘째, 실행계획의 수립이다. 이 단계어서는 보다 구체적인 개선효과의 예측을 행하여 경영자, 관계부서, 관계된 근로자에 대하여 어떠한 개선효과와 이익을 기대할 수 있는가를 구체적으로 설득하여 스스로 개선에 협력할 수 있는 분위기 조성과 동기부여가 필요하다.

작업환경 개선에 의해 기대되는 효과로

(1) 경영자의 경우

① 사기가 향상된다.
② 작업능률과 품질이 향상된다.
③ 공해문제가 일어나지 않게 된다.
④ 사업재해나 질병으로 인한 결근자가 감소한다.
⑤ 근로자의 신뢰감이 증대된다.
⑥ 기계설비의 고장, 소모가 줄어 경쟁력이 증대된다.

(2) 관리 감독자의 경우

① 담당 부서의 업무성적이 향상된다.
② 작업에 대한 충실감과 만족을 얻을 수가 있다.

(3) 근로자의 경우

① 직업병에 걸린 염려가 없고 안심하고 일할 수 있다.
② 피로하지 않게 작업을 할 수 있다.
③ 좋은 작업장에서 일하고 있다는 만족감을 얻을 수 있다.
④ 건강하고 행복한 가정생활을 영위할 수 있게 된다.

셋째, 개선의 실행과 개선효과의 확인이다.

실행계획에 따라 개선에 착수한다. 진행 중에는 목표대로 추진되고 있는가를 수시로 확인한다. 개선된 작업환경에 대해서는 목표대로의 개선효과를 얻었는가를 확인하고 만약 기대했던 효과를 얻지 못하였을 때에는 다시 그 원인을 조사하고 더욱 개선해 나간다.

환경개선에 의한 유해물질의 발산이 억제효과를 판정하는 공식은 다음과 같다.

$$\eta = \frac{W_i W_e}{W_i} \times 100$$

여기서, η = 개선효과율(%), W_i : 개선 전의 환경조건, W_e : 개선 후의 환경조건

3) 공학적 대책의 접근방법

공학적 대책은 상식적인 방법 또는 동일한 업종에서 설치한 방법을 그대로 옮겨 설치한다는 것은 위험하므로 이때에는 정확한 기초자료를 이용하여야 한다.

첫째, 환경개선의 목표를 설정해야 한다.

유해물을 발생하고 있는 배출원에 대한 정보(유해물의 종류, 배출량의 주기적인 변동, 연간배출량과 해당 유해물의 허용기준과 현재의 초과 정도)를 검토하여 제거 목표를 설정해야 한다.

효과적인 개선이란 개선후에 기대되는 효과와 투자 비용간의 효율을 뜻한다. 따라서 제한된 비용으로 목적을 달성하는 기술이 곧 공학적 대책이다.

둘째, 시설형식의 선정이다.

선정상 필수자료의 검토와 시설형식을 선정하는 데에는 시설설비의 검토 및 설비비용 등을 검토한 후에 이를 선정하여야 한다.

셋째, 시설규모의 결정이다.

시설의 규모는 대상 유해물질의 종류에 따라서 달라질 수 있다. 소음의 경우는 소음의 정도에 따라 투자비는 달라지며 이 경우 보수비 이외에는 거의 유지비나 관리비의 별도 지출이 필요없다. 한편 유해가스, 먼지, 유기용제, 온열과 같은 유해작업 환경의 경우는 환기시설의 보완으로 해결할 수 있다.

환기시설로서 공학적 대책을 세워야 할 때에는 설비비의 지출을 고려하여 최소의 지출로 포집공기량을 최소화하는 것에 목적을 두어야 한다.

4) 산업의 합리화

산업의 합리적 운영을 위해서는 여러가지가 고려되어야 하겠으나 인간의 측면에서 살펴보면 다음과 같이 요약할 수 있다.

(1) 근로자의 적정배치

여러가지 조건을 조사하여 적정배치함으로써 기업의 합리화를 가져올 수 있으며 근로자의 정기건강검진 즉, 신체계측(키 · 몸무게 · 가슴둘레 · 앉은 키), 기능검사(심폐기능 · 시력 · 색약 · 청력 · 악력 · 배근력), 건강진단(결핵 · 고혈압 · 간질), 정신적 적성검사(일반 지능검사 · 성격검사 · 일반직업 적성검사)을 실시하여 사전에 질병예방과 산업재해를 미리 알아야 한다.

(2) 작업동작의 합리화

동작연구를 위해 순간사진촬영을 이용한다. 그리고 자세의 안정도, 동작의 경제도, 동작의 안정도, 동작의 능률성 등 네 가지가 작업동작의 능률화를 위해 필요하다.

(3) 작업(생활)시간의 시간배분합리화

근로시간과 생활시간 즉, 몸차림, 식사, 가사근로, 휴식, 교양, 오락, 수면 등에 대하여 추적조사 기록을 함으로써 시간배분이 합리적인지를 추구한다.

(4) 작업강도(labour intensity)에 따라 작업관리합리화

육체적 작업강도의 지표로서 에너지대사율(RMR : relative metabolic rate)이 사용된다.

표 1.38 ‖ RMR에 의한 작업강도와 분류

구분	노동강도	실효율(%)	주작업의 RMR	근무시간 중의 RMR	근무시간 중의 소비열량 (cal)	1일 소비열량 (cal)	비고
A	경노동	80 이상	0~1	0~0.8	남 920 이하 여 720 이하	2,200 이하 1,920 이하	의자에 앉아서 손으로 하는 작업(2,200cal)
B	중등 노동	80~76	1~2	0.8~1.5	남 920~1,250 여 720~1,020	2,200~2,550 970~2,220	지속작업, 6시간 이상 쉬지않고 하는 작업(2,500cal)
C	강노동	76~67	2~4	1.5~2.7	남 1,250~1,750 여 1,020~1,420	2,550~3,050 2,220~2,620	전형적인 지속작업(3,000cal)
D	중노동	67~50	4~7	2.7~3.5	남 1,750~2,170 여 1,420~2,920	3,050~3,500 2,620~2,920	휴식의 필요가 있는 작업(3,500cal)
E	격노동	50 이하	7 이상	3.5 이상	남 2,170 이상 여 1,780 이상	3,500 이상 2,980 이상	중도적 작업 (4,000cal)

$$\text{RMR} = \frac{\text{작업시 소비에너지} - \text{그와 같은 시간의 안정시 소비에너지}}{\text{기초대사량}}$$

$$= \frac{\text{근로대사량}}{\text{기초대사량}}$$

(단, 안정시 소비에너지는 기초대사량의 1.2배로 계산된다)

RMR = 0~1(경노동), 1~2(중등노동), 2~4(강노동), 4~7(중노동), 7 이상(격노동)으로 구분된다.

여기서, 기초대사량이란 외부에서 일하지 않는 상태에서 몸의 열평형 유지를 위하여 방출되는 에너지의 양이다. 20~25℃의 쾌적한 실온과 정신적, 육체적 안정상태에서 음식물 섭취 후 12~14시간 사이에 생산, 방출되는 에너지 양은 생명유지에 필요한 최소한의 에너지량이다. 기초대사량은 체표면적에 비례하는데 동물의 종류와 관계없이 체표면적 $1m^2$당 약 1,000kcal가 된다.

(5) 작업조건의 합리화

작업자세를 편리하고 알맞도록 해야하며 작업대의 고저와 불안정, 서 있는 곳의 불편, 기계장치의 불편, 습관, 장해물개선 등을 실시한다. 그리고 작업속도를 경제적속도에서 생리적속도에 접근시키도록 작업속도를 조정한다. 또한, 중량, 속도, 시간을 고려하여 인력운반을 기계적운반으로 전환하는 등 운반 방법을 개선하여야 하며, 작업시간과 휴식은 그 기간과 횟수를 노동의 성격(육체노동 · 정신노동 · 신경감각노동)과 강도에 따라 조정하고 작업의 종류에 따라 교대시간의 간격과 교대순서, 야근교대, 휴일조정을 실시한다. 그리고 기기의 설계와 조작에 있어서 인간공학적인 견지에서 고려하여 공구의 무게, 크기, 굵기, 길이, 각도, 디자인 및 손잡이의 적합성 등을 고려하고 휴일과 여가를 제도화하여 유효하게 지내게 한다.

5) 기술훈련 및 보수교육 실시

일반 근로자와 신규채용자는 각각 그에 알맞은 교육훈련이 필요하며, 직책에 따라 그에 필요한 교육을 실시한다.

5.3 산업피로와 작업조건

5.3.1 산업피로

1. 산업피로의 정의

피로란 정신이나 몸이 지나치게 활동한 결과 신경이나 근육이 쇠약하여 일을 견뎌내기 어려운 상황이라고 사전에서 밝히고 있지만, 산업위생학적 입장에서는 정신과 육체적으로 고단하다는 주관적인 느낌이 있으면서 체내의 물리・화학적 변화로 생체기능변화를 초래해서 작업능률저하를 가져오는 현상이라고 정의할 수 있으며, 이 중 생체기능변화가 가장 중요하다.

2. 산업피로의 발생조건

Shimson의 주장에 따르면 피로물질이라 일컬을 수 있는 젖산, 초성포도당, 암모니아, 시스틴, 잔여질소 등 중간대사물질축적과 체내의 물리・화학적 변화와 산소, 영양소 등 활동자원감소 그리고 직접적인 발생조건으로 신체조절기능저하를 들 수 있다.

3. 산업피로의 발생요인

산업피로는 여러가지 요인에서 비롯되지만 이를 대별하면 작업부하조건(작업공간, 작업방식, 작업밀도, 작업환경의 상호관계), 노동시간조건(작업일수, 작업시간, 휴식시간, 작업일정), 휴식・휴양조건, 개인적응조건(개인의 영양과 체력상태, 작업적응력, 개인작업숙련도) 등 네 가지로 나눌 수 있다.

4. 산업피로의 종류

산업피로의 종류는 원인, 발생부위, 증상 등에 따라 정신피로(중추신경계피로-정신피로, 신체피로-근육피로), 국소피로와 전신피로, 보통피로(하루자고 나면 완전히 회복되는 피로), 과로(다음 날까지 피로상태가 계속되는 피로), 곤비(과로상태가 축적된 상태) 등으로 분류하고 있으나 피로의 본태를 확실하게 알지 못하고 있으므로 본질적으로 분류하고 그것을 정확하게 파악하는 것이 중요하다.

5. 피로의 증상

피로증상은 자각적증상, 육체적순환기와 호흡기변화, 정신적신경변화 등으로 나타나며 무엇보다 중요한 것은 자각적 증상이 일어났을 때 즉각적인 대응책을 펴야 하며, 자각적인 증상이 생기지 않도록 사전에 대책을 강구해야 한다.

자각증상으로는 순환기능변화(맥박이 빨라지고, 혈압은 높았다가 낮아짐), 혈액소견(혈당치가 낮아짐), 호흡기능변화(호흡이 얕고 빠르며, 심하면 호흡곤란), 오줌소견(소변량이 줄고, 진한 갈색), 신경기능변화(지각기능이 둔해지고, 반사기능저하, 판단력저하, 졸음), 체온변화(체온조절 기능의 장해 ; 체온이 높았다가 낮아짐), 지각증상(신체적 증상과 정신적 증상) 등이 온다.

6. 피로예방대책과 회복대책

피로의 본태가 명확하지 않기 때문에 그 대책은 경험에 의하는 것이 주가 되나 피로예방대책으로는 작업에 숙련될 것, 정적작업은 되도록 동적작업으로 전환할 것, 개인에 따라 작업량을 적당하게 조절할 것, 적정한 식사시간을 배정할 것, 쾌적한 작업환경으로 정비할 것, 체조와 레크레이션을 활용할 것, 충분한 수면을 섭취할 것 등 방법이 있으며, 피로회복 대책으로는 충분한 영양을 섭취(고온노동 – 식염, 비타민, A, B, C 복용 / 저온노동 – 지방질, 비타민, A, B, C 복용 / 중노동 – 비타민 및 칼슘 강화 식품 복용)시키거나, 작업 후 목욕 등 마사지로 혈액순환을 좋게 하거나 피로회복제(커피, 홍차, 엽차 등) 복용을 한다.

5.3.2 | 작업조건과 개선대책

1. 작업조건

작업조건은 작업종류에 의한 작업강도, 정적작업, 작업자세, 작업곡선, 그리고 근로자의 의욕, 숙련도, 피로 등에 영향을 받으며, 이외 작업시간과 휴식 등도 관련된다.

1) 작업강도

작업종류에 따른 생리부담의 크기를 작업강도라 하며 영향을 미치는 요인은 열량소비량이 클수록, 작업속도가 빠를수록, 작업대상의 종류가 많을수록, 정밀작업일수록, 작업대상이 자주 변화할수록, 작업대상이 복잡할수록, 판단을 요하는 작업일수록, 제약이 많은 작업일수록, 무리한 작업자세를 취하는 것이 많을수록, 위험도를 많이 느낄수록, 주의력을 집중하는 작업일수록, 대인접촉이 많을수록, 작업밀도가 클수록 작업강도에 영향을 미친다.

2) 정적작업

육체노동 중에서 근육을 정적으로 쓰는 경우를 말하며 동적작업에 비해 빨리 피로한다.

3) 작업자세

작업물체와 눈과의 거리를 30cm 정도 유지하도록, 작업에 사용하는 신체부위(주로 팔)를 심장 높이에 위치하도록, 정적작업과 불안정한 자세는 피하도록 하고, 의자에 앉을 때 작업대의 높이와 의자의 높이를 적정하게 배치한다.

4) 작업곡선

작업시간에 따른 작업량변동곡선을 말하며 작업조건, 작업환경, 근로자의 작업의욕, 숙련도, 피로의 영향을 받으므로 직종에 따라 차이가 있다. 작업능률은 작업을 처음 시작할 때는 낮고, 낮에는 점차 높아져 최고에 도달하였다가 다시 떨어진다(오전보다 오후에 최고 능률을 나타내고 시간은 짧고 그 정도는 낮다).

5) 작업시간과 휴식

작업의 종류에 따라 근로시간과 휴식시간을 달리해야 한다.

즉, 가벼운 일을 빠른 속도로 처리하는 작업은 짧은 휴식을 자주 배정하고, 지속작업은 휴식을 자주 취할 필요가 없고, 경작업은 3시간 이상 작업을 중지(15~20분씩 오전, 오후 휴식)하지 말아야 하고, 중작업은 1회 1시간 지속 후 20~30분씩 휴식으로 오전 3회, 오후 2회 정도 휴식을 취하고, 고온작업은 연속작업 시간을 보통 작업 때보다 단축하고 휴식시간을 길게 한다.

2. 개선대책

근로자는 자기적성에 맞는 직장에서 일을 하는 것이 개성의 주체성을 발전시키는 것이 되므로 노동에 있어 불필요한 낭비와 재해, 질병 그리고 노동수명단축 등을 방지하기 위하여 근로자에게 자기적성에 맞는 직장에 배치 근무토록 해야 한다. 이를 위한 적성검사의 종류에는 신체적성검사(신장, 흉위, 체중 등 신체계측), 생리기능검사(감각기능검사, 심·폐기능 검사, 체력검사), 심리적성검사(지능검사, 지각동작검사, 기능검사, 인성검사) 등이 있다.

5.3.3 근로시간과 교대제

1. 근로시간

1) 근로시간

인간은 최소의 시간으로 최대의 생산을 올릴 수 있도록 노력하고 있다. 특히, 근로시간은 근로자 건강 및 생산능률과 직결되고 있다.

국제노동헌장(1919년 제1회)에서 1일 8시간씩 주 48시간을 채택했었으나 1931년 이후에는 1일 8시간씩 주 40시간의 근로제가 채택 실시되고 있으며, 1919년 이래는 대개 주 52시간 이상을 근로시간으로 했었다.

우리나라 근로기준법에서 "근로시간은 휴식시간을 제하고 1일 8시간, 1주 40시간을 초과할 수 없다"라고 명시하였다.

2) 작업시간단축 실시조건

작업시간은 작업내용이 극단적으로 어려울 때, 작업이 야간업무일 때, 작업환경과 의식주조건이 불량할 때, 신규채용자·약력자·부녀자의 근로일 때, 심신이상자(병후·임신·생리일)일 때, 저임근로시 단축 실시하여야 한다.

3) 여성근로자와 연소자보호

여성근로자는 가벼운 수기적(手技的) 작업이 많은데 이와같은 작업은 남성보다 우수하다.

여성의 경우는 생리일 등이 작업에 어느 정도 영향을 줄 수 있으며, 기혼여성의 경우는 어머니, 아내 및 근로자로서 삼중부담을 지는 경우도 있다.

여성근로자보호를 위해서는 주작업의 근로강도는 RMR 2.0 이하일 것, 중량물 취급업무는 중량 제한을 할 것(16세 이하로서 연속작업은 8kg, 16~18세는 15kg, 18세 이상은 20kg), 서서하는 작업(방직 · 백화점)은 연속작업시간을 제한하고 휴식의 횟수와 그 시간을 고려할 것, 생리휴가 산전 · 산후 각 6~8주간의 휴가를 줄 것, 손의 과도 사용(타이피스트, key puncher)에서는 작업조건개선 및 적정배치를 할 것, 기타 환경관리를 실시할 것 등을 고려하여야 한다.

연소자는 신체 및 정신의 발육과정에 있으므로 중노동은 성장발육의 억제와 추리력, 통찰력, 운동조절력을 열등화시킨다. 또한, 성년에 비해 근로에 의한 피로가 빨리 오고 체중이 감소되며 결핵 등 질병에 잘 이환된다. 또한, 직업병에 잘 걸릴 수 있으며 인격발달도 왜곡된다.

연소자의 근로보호를 위해서 근로기준법은 취업최저연령, 보호연령, 유해위험, 근로의 제한, 근로시간제한, 취급물의 취급중량제한 등을 한다.

우리나라 근로기준법 제 50조에서 "15세 미만자는 근로자로 사용하지 못한다"라고 규정하였으며, 제51조에서 산후 1년이 경과되지 아니한 여자(임산부)와 18세 미만자는 도덕상 또는 보건상 유해한 사업에 사용하지 못하며, 15세부터 18세까지 보호연령으로 정하여 이들이 1주일에 40시간을 초과하지 못하도록 작업시간을 제한하고 있다.

2. 교대제

교대제를 채택하는 중요한 이유는 국민생활과 이용자의 편의를 위하여, 생산과정이 주야로 연속되는 산업을 위하여, 시설투자의 상각을 조속히 달성하기 위한 생산설비 완전가동을 위해서이다.

그리고 교대제도의 고려사항은 야근근속일수, 각반 작업시간배정, 각반 교대순서와 교대수 · 조편성, 반 교대시 휴일수 등이며 이상 모든 것은 휴식과 수면에 중점을 두어 고려하여야 한다.

바람직한 교대제도는 야간근무의 연속은 2~3일 정도, 각반(낮 근무) 개시 시간은 통근이 가능한 한 오전 6시에 가깝게, 각반의 근무시간은 8시간씩, 2교대면 최저 3조의 정원을, 3교대면 4조편성으로 하고, 야근 후 다음 반으로 가는 간격은 최저 48시간을 가지도록, 평균 주 노동시간은 40시간을 기준으로 갑반–을반–병반으로 순환되게 한다.

5.4 작업능률과 작업장애

5.4.1 | 근로자영양관리

근로자영양관리는 작업능률과 근로자건강에 직결되는 요소이다. 작업에서 소비되는 에너지를 충분히 공급함으로써 작업능률화를 기대할 수 있는 것이다. 에너지보급에는 당질을 주로 하며 일부를 지방질로 보충한다.

또한, 중노동자에게는 단백질 보급이 중요하며, 근육 내의 에너지공급을 원활하게 하기 위해 비타민 B_1의 보급도 필요하다. 성인의 활동별 에너지권장량은 표 1.39와 같다.

표 1.39 | 성인의 활동별 에너지권장량

	남자 에너지 권장량		여자 에너지 권장량	
	kcal/kg 체중	kcal/일	kcal/kg 체중	kcal/일
가벼운 활동	33	2200	32	1700
보통 활동	38	2500	38	2000
심한 활동	45	3000	40	2100
격심한 활동	55	3600	45	2400

노동의 종류에 따라 영양소가 다르게 필요하다. 고온노동에는 식염 및 비타민 A, B, C가 필요하고, 저온노동에는 지방질 및 비타민 A, B, C, D, 격노동에는 비타민 및 Ca 강화식품, 소음작업에는 비타민 B_1 등이 필요하다.

이와같이 근로자를 위한 급식관리도 세심한 주의가 필요하다. 즉, 식량구성비를 적절하게 하며, 음식의 양과 질을 고려하여야 하고, 근로자의 기호조사를 통한 변화 있는 공급이 필요하다.

직업중독에도 특별히 고려되어야 할 영양이 있다. 벤젠의 급성중독에는 vitamin B_2와 만성중독에는 vitamin B_6가 필요하고, 암모니아중독에는 vitamin C, 일산화탄소중독에는 vitamin B_1, 사염화탄소중독에는 vitamin E, 이황화탄소중독에는 vitamin B_2, 아연중독에는 철, 동, 대두단백 등이 필요하며 알카리성식품인 우유, 야채, 과실 및 해초 등의 투여가 좋다.

모든작업자에게는 특히, 급식관리가 중요하며 식량의 적절한 구성이 필요하고 양, 질, 맛, 기호의 변화 등에 많은 고려가 있어야 한다. 또한, 위생적인 관리를 해서 식중독 등의 예방도 필요하다.

5.4.2 직업병(occupational disease)과 산업재해

1. 직업병

1) 개념

일정한 작업에 종사함으로써 야기되는 질병이며, 그 직업에 종사하는 사람은 누구나 이환될 가능성 있는 직업기인성 질환이다.

2) 직업병의 역사

직업에 따라서 어떤 특별한 병에 걸리기 쉽다는 것이 예로부터 알려져 왔다. 그러나 직업병이 근대적인 사고로 종합하게 된 것은 1700년부터라고 한다.

그 후 유럽에서는 산업혁명의 진행과 더불어 산업노동은 한층 강화되어 작업환경은 더욱 나빠지게 되면서 산업재해도 다발하게 되었다. 또한, 여성과 어린이가 심한 노동에 종사하고 있었는데, 18세기 말부터 개선이 이루어져 근로조건은 조금씩 나아졌었다.

한국에서는 1970년 이후 급속한 중공업의 발달과 더불어 근로조건은 극도로 나빠져서 원진레이온산업 근로자의 죽음과 같은 비극적인 상태도 발생하였다.

1980년대 이후 경제안정과 더불어 생활환경이나 작업환경도 개선되고, 의료의 발달로 인하여 결핵과 같은 후천성질환은 급속히 감소하게 되었다.

한편, 새로운 산업이 개발되면서 새로운물질에 의한 산업중독이 발생하게 되고 또한, 주위의 주민에게도 공해병이 나타나게 되었다.

새로운공장에서는 자동기계화가 진행됨에 따라 인간이 하는 일은 소수인원으로 작업을 감시하는 업무 뿐이라고까지 하게 이르렀다. 이와같은 추세에 의하여 육체노동은 하지 않고 정신적긴장을 지속하게 되므로 일어나는 정신피로가 새로운 문제로 나타나기 시작했다.

또한, 사무실자동화(OA)가 발전되어 모든 사무작업에 컴퓨터를 사용하게 되고, 비디오디스플레이단말장치(VDT)를 이용한 작업이 급격히 증가하게 됨에 따라 자동화 기기로 인한 인체의 영향문제가 주목되고 있다.

3) 직업병의 발생원인

직업병을 그 원인별로 대별하면 다음과 같다.

(1) 근로조건에 의한 것

긴 근로시간과 잔업(殘業) 및 불규칙적인 야간근무 등은 피로를 심화시키며, 각종 질환에 쉽게 감염될 수 있게 하고 또한, 산업재해를 야기시키기 쉽게 된다.

(2) 작업방법에 의한 것

무거운 도구를 다루는 작업에서는 관절염, VDT 오퍼레이터에게는 화면을 주시하기 위한 눈피로 또는 동일자세를 장시간 유지하기 위한 근골격계피로 등 특유한 병이 발생된다.

(3) 작업환경에 의한 것

작업장소의 온도 또는 기압, 소음 등에 이상이 발생하게 되면 직업병이 발생되는 경우가 있다. 또한, 작업장의 공기 중에 부유하고 있는 유독가스가 피부에 접촉됨으로써도 장애가 일어난다.

4) 주요한 직업병

(1) 공업중독

옛날부터 알려진 대표적인 공업중독으로 납과 수은에 의한 중독이 있다. 그 후 계속적인 새로운 공업물질이 사용되면서 신종 공업중독이 나타나게 되었다.

세제 또는 도장, 접착 등에 널리 사용되는 유독용제 즉, 벤젠, 톨루엔, 신나 등의 중독이 종종 발생되고 있다.

(2) 진폐증

진폐증은 옛날부터 광산에서 일하는 광부들에게 많이 발생되었던 병으로 단단한 암석분말을 흡입하게 됨으로써 발생하게 된다. 암석 중 특히, 유해한 유리규산(SiO_2)의 먼지흡입으로 만성섬유증식을 일으키는 대표적인 진폐증으로 규폐증이라고도 한다. 증상으로 폐변성과 호흡곤란 등이 발생하게 되며, 폐결핵 등 합병증을 수반한다.

(3) 직업암

18세기 영국에서 굴뚝청소부에게 피부암이 발생되었는데 그 원인이 석탄의 매연으로 밝혀짐에 따라 이를 예방하기 위해서 목욕을 하도록 권장하였다. 그 외에도 우라늄광산근로자의 폐암, X선기사의 피부암 발생 등 특정한 직업인에게 많은 암이 발병하게 됨으로써 어떤 특정한 직업과 관련하여 암이 발생하게 된다는 것을 규명하게 되었다. 그 후 화학염료의 재료(벤지딘)에 의한 방광암 또는 석면에 의한 폐암발생도 알게 되었다.

직업암은 무엇보다도 조기에 발견하여 치료하여야 하고 그 예방대책에 꾸준한 노력이 있어야 한다.

5) 직업병의 예방과 건강관리

직업병은 일반적으로 만성이며 치료가 곤란하고, 일단 발생되면 치료하기가 어려우므로 무엇보다 예방에 노력을 집중하여야 한다.

(1) 근로조건의 대책

근로일수와 근로시간은 근로자의 일상생활과 관계가 있으며 건강에 큰 영향을 미친다.

근로시간에 대해서는 옛날에는 체력한도 내에서 작업하기도 하였으나 지금은 근로기준법에서 1일 또는 1주간의 근로시간 수가 정해져 있으며 그 이상은 근로자와 회사의 상호 협의하에 실시하도록 규정하고 있다. 인간의 생활에는 하루 24시간의 리듬이 있고, 생리적으로도 거기에 맞도록 되어 있다.

그런데 통신, 의료, 수송, 전기와 같은 서비스업무와 큰 설비로 연속 운전하여야 하는 철강업 또는 석유화학공업 등은 주야를 불문하고 작업을 계속하기 위해서는 주야교대근무 또는 휴일 근무제가 필요하다. 그러나 이러한 근무형태는 피로를 일으키기 쉬우며, 위장장애 또는 신경증을 일으키기 때문에 특별히 건강상의 주의와 배려를 하지 않으면 안된다.

표 1.40 **작업환경별 직업병**

물리적 환경에 의한 것			
이상온도	• 고온 • 저온	• 열중증 • 동상	• 제철, 조선, 유리의 용광로 앞의 작업 • 한냉지의 옥외작업

이상기압	• 고기압(급속감압) • 저기압	• 감압병 • 저산소증	• 잠수부, 턴넬작업 • 비행사, 등산가
방사선	• 자외선 • 적외선 • X선	• 각막염 • 백내장 • 빈혈, 암	• 전기 · 아세틸렌가스로 인한 용접 작업 • 유리, 제철 등의 용광로 앞의 작업 • X선 취급자
소리	• 소음	• 난청(C_5 dip현상)	• 제철, 각종 공장 내의 소음
진동	• 진동	• 레이노현상(백납병)	• 임업, 광업 등의 진동공구사용 작업
화학적 인자에 의한 것			
금속	• 납 • 수은 • 크롬 • 비소 • 금속 흄	• 빈혈 • 구내염 • 비중격천공 • 피부각화증, 피부암 • 금속열	• 인쇄, 축전지, 염료 • 체온계 제조 • 크롬제품 제조 • 금속제련소, 농약 공장 • 관련금속제조, 가공
유기 화합물	• 벤젠 • 기타 유기용제	• 빈혈 • 마취작용, 피부, 간장애	• 금속세척, 크리닝, 접착제, 잉크
가스	• 일산화탄소 • 황화수소	• 혼수, 사망, 보행장애, 실어증 • 폐염, 호흡마비	• 탄광폭발사고 • 하수공사, 펄프제조
먼지		• 심폐기능장애	• 광산, 탄광, 토석채취
생물학적 인자에 의한 것			
바이러스 미생물		• 암	

(2) 작업방식과 작업환경

작업방식에서 보면 위험을 수반하는 작업이 많지만 장치 또는 기계들의 개량으로 많이 감소하게 되었다. 유해작업환경에서도 설비 또는 공정개선으로 산업재해가 감소되었지만 바로 모든 위험작업이 없어졌다는 것은 아니다.

산업안전보건법 또는 진폐법, 유해화학물질관리법 등이 제정되어서 각각의 경우에 장애발생을 예방 또는 방지하기 위한 방법이 지시되고 있다.

작업환경에 대해서도 일정 이상의 기준을 유지하기 위하여 작업환경기준이 정해져 있다.

표 1.41 **직업병의 예방대책**

방법	환경 대책	근로자 대책
1. 대치 (substitution) 2. 보호 (protection) 3. 감독 (inspection) 4. 청결과 정돈 (cleanliness) 5. 보건교육 (education)	• 생산기술(설비, 원료 등) 자체의 무해화 · 작업방식의 개선 및 변경 • 작업환경의 개선(희석, 배기, 환기, 밀폐, 격리 등) • 환경 측정 • 작업장의 점검 및 보존 • 작업장의 청소와 정리, 정돈	• 채용시 신체검사 • 적정배치 • 정기신체검사 및 특수건강 진단 • 건강장해자의 조기발견 • 신체청결 • 개인위생철저 • 기업주 및 근로자에게 직업병 예방 및 사후 대책에 관한 지도계몽

(3) 건강관리

직업병을 예방하는 데에는 작업환경과 작업조건을 향상시키는 것이 가장 기본방법이긴 하지만 실제로 일하는 사람들이 건강장애를 일으킬 때에는 일찍이 그것을 발견하고, 조기치료를 시작한다거나 직장을 바꾼다던가 하는 조치를 취하여야 한다.

그리고 경영자는 일하는 근로자 전원에 대하여 정기적으로 건강진단을 반복하고, 이상자의 조기발견에 노력하여야 한다.

또한, 직업암과 같은 것은 발병까지 10년 이상이나 걸리는 것이 있으므로 주의를 기울여야 한다.

2. 산업재해

1) 개념

계획하지도 않은 돌발적인 사건발생을 재해라고 부른다.

2) 재해종류

산업재해는 크게 영구장해와 일시장해, 전면장해(1일 정규 근로시간에 종사할 수 없을 정도의 장해)와 부분장해(1일 정규 근로시간 중 일부시간에 종사할 수 없을 정도의 장해)가 있다.

3) 재해정도별 발생률

산업재해가 발생했을 때 근로자에게 발생되는 재해를 보면 사망 0.7~0.9%, 중상 23~27%(휴업 2주 이상, 중등상 휴업일수 8~14일), 경상 72~76%(휴업일수 3~7일)이며, 재해의 발생부위는 수족이 70~80%로 가장 많고 신체부위별로는 손 30~50%(왼손과 왼손가락이 다발), 다리 25~35%, 왼쪽 눈 순이다. 업무상으로는 근골격계 질환이 가장 흔하게 발병되며 고령일수록 증가한다.

4) 불휴재해

일일 정규근무시간 중 장해로 인하여 치료 등을 위해 근무시간의 일부를 비우더라도 나머지 몇 시간은 근무 가능하여 작업능력이 보존되어 있는 재해이다.

5) 하인리히(Heinrich) 법칙

산업재해의 결과로 일어나는 상해와 재산피해의 관계를 말한다. 즉, 현성재해(휴업재해), 불현성재해(불휴재해), 잠재성 재해가 1 : 29 : 300으로 발생되는 것을 하인리히 법칙이라 한다.

6) 산업재해의 발생

산업재해의 발생빈도와 작업에 미치는 손실을 산출하기 위한 산업재해지수로서,

$$\text{도수율} = \frac{\text{재해건수}}{\text{연근로시간수}} \times 1{,}000{,}000 \text{(산업재해발생 상황의 표준적 지표)}$$

$$\text{강도율} = \frac{\text{손실작업일수}}{\text{연근로시간수}} \times 1{,}000 \text{(손실 정도 파악)}$$

$$\text{건수율} = \frac{\text{재해건수}}{\text{평균실근로자수}} \times 1{,}000 \text{(산업재해발생 상황의 총괄적 파악)}$$

$$\text{평균손실 일수} = \frac{\text{손실작업일수}}{\text{재해건수}}$$

$$\text{연천인율} = \frac{\text{연간 재해지수}}{\text{연평균 근로지수}} \times 1{,}000$$

$$월천인율 = \frac{월간\ 재해지수}{월평균\ 근로지수} \times 1,000$$

$$연백분위율 = \frac{연간\ 재해지수}{연평균\ 근로지수} \times 1,000$$

등이 있으며, 산업재해 발생상황은 업종별(제조업과 소규모 사업장에서 빈발), 시간별(오전, 취업 후 3시간, 오후 2시경에 빈발), 주별(목, 금에 빈발(토요일 최저)), 월별(7, 8, 12월에 최대 발생률이 높지만 월별로 큰 차이는 없음)에 따라 다르고, 산업재해의 원인은 작업환경조건(이상온도, 소음, 채광, 조명불량 등)과 작업방법(작업속도, 작업의 규칙성과 복잡성, 노동시간과 휴폐시간 제도 등)에 기인하며 종업원의 심신에 이상(체질기능의 결함, 피로권태 유무, 과로와 음주 등)이 있을때나 기타 불가항력적 원인에 의해 발생된다.

7) 재해빈발소질(accident proneness)

같은작업, 같은위험에 폭로될 때 다른 작업자보다 빈번히 재해를 일으키는 재해경향을 말하며 신체의 형태 및 기능이상(사지질환, 난청, 색맹, 시력부족 등), 체질의 이상(혈우병, 흉선림프체질, 내분비이상, 기타 특이체질, 과민성체질), 기왕증 또는 잠재성질환(간질, 고혈압증, 심장병환자), 근속연수가 짧아서 익숙치않은 자, 정신적결함자 같은 사람에게 빈발한다.

5.4.3 | 산업재해 대책

산업재해의 예방대책으로 경영자주도, 책임할당, 안전한 작업조건유지, 안전훈련, 재해기록기구제도, 의료구급제도, 근로자에 의한 개인적책임의 인수 등 일곱가지 방법이 있으나, 이 중 경영자주도역할이 가장 중요하고, 재해기록제도는 모든 재해에 있어서 예방대책의 기본이 된다.

5.5 유해물질의 종류

5.5.1 자극물질(Irritants)

1차자극물질은 수용성이며 국소적으로 작용하고 암모니아, 염산(급격한 수용성), SO_2, 요오드, 불소의 할로겐화합물(중급의 수용성), O_3, 포스겐, 질소산화물(난용성), 유기성할로겐화합물(비수용성)등이 있다.

2차 자극물질로는 황화수소, 휘발성 탄화수소화합물, 산화에틸렌 등이 있다. 여기서 HCHO, NH_3, SO_2, 아크롤레인(CH_2=CHCHO)는 상기도에, Cl_2와 O_3는 상기도와 폐조직에, NO_2와 포스겐($COCl_2$)는 말단호흡기관 및 폐포에 영향을 미친다.

5.5.2 질식물질

단순성질식제로 산소결핍을 일으키는 수소, 질소와 질식을 일으키는 메탄, 에탄, 프로판, 에틸렌 등이 있으며, 화학적질식제로 시안화합물, 황화수소, 일산화탄소 등이 있고 흡입하면 혈액에서 작용하여 질식을 일으킨다.

5.5.3 휘발성물질

휘발성물질에는 마취성물질(에테르, 알데하이드, 케톤, 올레핀), 신경계침입물질(4에틸납, 2황화탄소, 메틸알코올), 간과 신장침입물질(4염화탄소), 혈관계침입물질(벤젠 및 그 동족체), 용혈성물질(비소, H_3As), 발암성물질(크롬화합물, 니켈, 석면, 비소, Tar물질, 방사선) 등이 있다.

5.5.4 유해물질의 종류와 표시방법

유해물질이 보관·저장된 곳에는 다음과 같은 표시를 하여 인명피해가 없도록 해야 한다.

안전을 위해 산업안전보건법에 근로자의 보건상 해로운 물질 등에 대한 표시방법을 명기 이를 준수토록 의무화하고 있다.

표 1.42 | **유해물질 표시방법**

유해물	종별	색채	비고
유기용제	제1종	적색 바탕에 흑색 글자	사염화 아세틸렌 류
	제2종	황색 바탕에 흑색 글자	파라클로로 에틸렌 등
	제3종	청색 바탕에 흑색 글자	노말 핵산 등
특정화학물질	제1류물질	적색 바탕에 청색 글자	디클로로 벤지딘과 그염,
	제2류물질	황색 바탕에 청색 글자	벤젠 등

5.6 공업중독

공업중독이란 공업계통에서 주로 사용되는 각종의 원료, 제품, 제조과정에서 발생하는 물질로 고체, 액체, 기체 및 이의 혼합물에 의해 생기는 건강장해를 총칭하는 말이다.

5.6.1 | 독물의 인체침입경로

독물의 종류에 따라서 침입경로가 다르나 대개 호흡기계, 소화기계 및 피부(점막)로 침입되며, 같은 독물이라도 침입경로에 따라 장애부위 및 증상이 다를 수 있다.

1. 호흡기계침입

침입방법 중에서 가장 심한 증상을 가져올 수 있어서 소화기계침입의 수배 내지 수십배의 독성을 나타낸다. 폐포에 도달한 독물은 모세관에서 쉽게 흡수되어 혈액에 의해 빨리 전신으로 운반된다. 유기용제의 경우는 80%가 폐포에서 흡수될 수 있다고 한다.

2. 소화기계침입

소화기계에 침입된 독물은 간을 통하여 일부는 담즙으로 배설되고 다시 소화관으로 나오는데, 일부는 림프·혈액에 의해 전신에 운반된다. 간에서는 산화, 환원, 분해, 기타의 과정에서 해독되는 수도 있으며 간에 머물러 간기능을 장애하는 것도 있다.

3. 피부를통한침입

유기용제, DDT·유기인제와 같은 지용성물질은 피부로도 쉽게 침입하여 전신장애를 일으킨다. 이 경우는 전신장애를 일으키는 일은 없지만 피부장애를 일으키며 비소먼지는 발적, 크롬 먼지는 수포 및 궤양 형성을 일으키고 다시 습진성 병변을 일으킨다.

5.6.2 독물의 흡수 및 배설

독물이 흡수될 때 다소의 차이는 있으나 As, Hg, U 염 및 인은 국소작용을 나타내지 않고 전신중독을 일으키는데 충분한 양이 흡수된다.

유기인은 흡수되더라도 쉽게 분해 배설되는데 Pb, Bi는 체내에 오래 머물러 서서히 배설된다.

특정의 장기와 세포가 친화성이 있어서 기능장애를 일으키는 것들이 있는데 납은 혈액, CO는 헤모글로빈, Hg, Pb, Mn, Benzol은 신경, 인 및 납은 뼈와 관계가 있음은 유명한 예이다.

독물의 배설은 주로 신장에서 이루어지며 그 밖에 장에서도 배설되는데 땀, 젖, 타액을 통해서도 분비되고 일반적으로 소변으로 대변의 5~10배가 배설된다. 대개 소변 중의 배설량에서 혈 중의 농도를 추정할 수 있다.

장기에 축적된 것이 서서히 혈액 중으로 동원되어 소변 중에 배설되는 경우도 있으며(Pb, Cd, Bi, Hg), 젖으로 분비되어 영아의 중독을 일으키는 경우도 있다(Pb).

5.6.3 공업중독의 종류

1. 납중독

공업중독의 대표적인 직업병으로서 납 및 그 화합물을 이용하는 경우가 많아서 중독자도 많이 발생되는 직업병이다.

1) 납중독의 원인

납중독을 일으킬 수 있는 작업은 납을 제련하는 작업, 납을 용해 또는 주입하는 작업, 납을 분쇄 및 소성하는 작업, 납의 축전지극도포작업, 납용접작업, 납안료를 사용하는 작업 등이다.

납중독발생기전은 납먼지 및 증기흡입에 의한 체내섭취가 중독의 주된 원인이다. 그 밖에 작업자의 손가락에 부착된 납이 경구적으로 섭취되어 장애를 일으키는 경우도 있다. 또 경피적으로 흡수될 수도 있으나 이로 인해 직업성질환을 일으키는 일은 별로 없다.

흡입에 의한 섭취로 장애를 일으키는 데 있어서는 먼지 중에 함유된 납과 그 화합물입자의 크기가 관계된다. 보통 입자가 작으면 호흡기계를 거쳐 폐포에 이르게 되는데, 폐에 흡수된 경우 중독은 증상의 발현이 빠르고 위독하며, 소화기를 거친 경우에는 흡수된 납의 양은 섭취량의 일부분으로 간에서 그 일부가 해독되므로 증상의 발현은 느리고 정도도 가볍다.

이 때 흡수되지 않은 납은 담즙 중에 분비된 납과 함께 분변으로 배설되며 혈액 중으로 이행된 납은 신장을 통해 소변으로 배설된다. 따라서 분뇨 중 납의 양은 어느정도 체내 납함량의 지표로서 의의가 있다. 그러나 음료수나 음식물에도 납이 함유될 수 있으므로 소량의 납은 분뇨 중에서 검출된다.

납 섭취시 초기부터 중독의 급성기에는 간, 신장, 십이지장 등의 장기에서 납이 검출되는데, 만성기에는 난용성인 인산염[$Pb_3(PO_4)_2$]의 형태로 골에 침착한다. 체액이 산성으로 되거나 칼슘 대사에 이상이 있으면 골중의 납은 용해성산성염($PbHPO_4$)으로 되어 혈류 중에 동원되며 이 때 중독증상이 나타난다. 즉, 만성중독에서 증상 발현이 불규칙하며 혈중농도가 어느 한도 이상으로 되었을 때에 발증하게 된다.

2) 납중독의 일반적 증상

초기증상은 권태, 체중감소, 연선, 식욕저하, 변비, 적혈구의 감소, hemoglobin량의 저하, 혈액비중저하, 염기성 과립 적혈구수 증가, 빈혈 등이 있고, 안면이 창백해지며, 소변 중에 coproporphyrin이 배출된다.

납중독 후기증상은 더 진행되면 연선통, 관절통, 심근마비가 나타난다. 납중독의 5대 증상이라고 하는 빈혈(납창백), 연선, 호염기성적혈구증가, 신근마비, 소변의 coproporphyrin의 검사는 중독의 초기진단에 유용한 소견이다.

연록선(lead line 또는 Burton's line)이란 치은에 흑자색의 착색선이 생긴 것을 말하며 음식물 등에서 발생한 황화수소와 납이온이 반응되어 황화납이 되어 치은에 침착되는 것이다. 보통 납 작업자의 80% 이상이 이런 소견이 나타난다. 염기성과립적혈구는 정상자에게도 나타나나 납중독자는 증량되며, 염색방법에 따라 차이는 나타날 수 있지만 1~2% 이상을 이상자로 본다.

3) 납중독의 예방 및 치료

공업중독의 일반적 예방대책에 준한다. 치료는 최근 Calcium disodium, EDTA(ethylene diamine-4-acetic acid), D-penicillamine의 투여가 납의 배설을 촉진하므로 경구투여에 의한 예방 또는 주사에 의한 치료가 실시되고 있다.

4) 4-에틸납중독

항공기 · 자동차 및 기타 연료의 옥탄가(octane)를 올려서 녹킹방지(antiknocking)의 효과를 촉진할 목적으로 4-에틸납이 가해지고 있어 이것을 제조업자가 가솔린에 혼합하는 작업 중에 중독의 위험이 있다. 휘발성이 높고 또한, 지용성이므로 흡입에 의해 또는 경피적으로 체내에 침입하여 장해를 일으킨다. 흡입에 의한 경우는 출혈성 폐렴을 일으켜 중독증상을 나타내며, 체내에서는 중추신경계의 친화성을 가지고 그 계통의 기능장애를 일으킨다.

2. 수은중독

수은중독은 주로 수은을 취급하는 업종 즉, 수은광산의 갱내작업, 수은의 정련 · 증류작업, 계기 · 수은등 등의 수은봉입작업 등에서 작업하는 근로자에게 무기수은은 급성호흡장애, 떨림(tremor) 등, 유기수은(메틸수은, 에틸수은)은 미나마따병이 발생된다. 일반적인 증상으로는 피로감, 기억력감퇴, 두통, 구내염, 설사 등의 자각증상이 있고, 진행되면 중추신경계의 장애가 나타나서 소위 홍독성흥분(汞毒性興奮)을 일으킨다. 초기에는 구내염이 나타나며 치은발적, 동통, 출혈이 있고 방치하면 치은이 괴사한다.

3. 크롬중독

크롬중독은 크롬도금작업과 크롬산염을 촉매로 취급하는 작업 등에서 종사하는 근로자들이 크롬증기 혹은 먼지를 흡입함으로써 장애가 일어나는 것이다. 전신장애는 확실하지 않으나 크롬산염이 피부점막에 부착해서 국소 부식궤양을 일으킨다. 그리고 호흡기계로 흡입되었을 경우에는 코, 인후 등 호흡기관에 영향을 미쳐 비염, 인두염, 기관지염, 천식, 폐암 특히, 비중격천공을 일으킨다.

4. 카드뮴중독

카드뮴관련작업 즉, 카드뮴정련가공 및 도금작업, 카드뮴합금제조 및 가공작업, 카드뮴전지와 화합물제조업 그리고 합성수지, 도료, 안료 등의 제조공정작업에 종사하는 근로자들에게 카드뮴은 접촉성피부염을 일으키고, 경구섭취나 먼지흡입으로 이따이이따이병이나 전신장애도 일으킨다. 경구섭취시 위장점막을 강하게 자극하여 급성위장염을 일으키며, 호흡기계 흡입시는 호흡곤란, 급성폐렴, 두통, 흉부압박감 등을 일으킬 수 있다. 만성중독의 3대 증상으로는 폐기종, 신장장애, 단백뇨 등이 있다.

5. 아황산가스중독

아황산가스(SO_2)를 발생하는 장소에서는 그 흡입에 의해 중독을 일으킨다. 아황산가스는 점막, 피부 등의 수분 존재하에서 산으로서 자극 작용을 하여 이것이 독작용의 본태가 된다.

만성적으로 되면 폐, 치아, 장기, 특히, 간, 소화기의 장애를 일으킨다. 대량 단기간의 폭로보다 소량 장기간의 폭로 쪽이 장애도가 강하다. 장애 우려가 있는 작업으로는 천연유황의 갱내굴착작업, 유황을 함유하는 암석 또는 황화물의 소결 혹은 배소작업, 황산제조작업, 셀룰로이드 제조, 제지·제빙 등의 공정에서 SO_2 가스가 발생하는 장소의 작업 등이 있다.

아황산가스중독 증상으로는 주로 눈, 상기도, 폐, 위 등에 만성염증이 발생하는 것 외에 흡수된 산에 의해 산혈증이 발생한다.

흡입에 의한 국소증상은 인두통, 해소, 기침, 재채기 등이 있으며 이런 증상을 일으키는 농도는 0.008～0.0012% 전후이며, 0.002%가 되면 안결막에 자극증상이 나타난다. 0.001%는 장시간 견딜 수 있는 농도인데 장기간 이 농도 또는 그 이상의 농도에 폭로되면 만성기관지폐렴의 증상을 나타내게 된다. 간장애가 있으며 albumin/globulin저하, urobilinogen 양성, cholinesterase 활성치저하가 나타난다.

또한, 체내에 섭취된 SO_2는 acidosis의 원인으로 되며 그로 인한 장애도 나타나고, 만성장애로서 빈혈이 있으며 치아산식증은 아황산가스 흡입에 의한 이상소견이 되기도 한다. 산식증은 황산뿐만 아니라 염산, 질산, 유기산의 mist가 발생하는 장소의 직업에서도 생긴다. 치아법랑질이 산에 약하기 때문에 침범되는 것이다.

- **제1도** : 치아표면에 광택을 잃는다.
- **제2도** : 치아가 결손된다.
- **제3도** : 치아결손이 고도로 진행되고 1/2 이상시 일어난다.

이와같은 현상은 전치에 많고 하악에 심하다. 만성의 소화기계 증상으로는 식욕부진, 위장염이 있을 수 있다.

6. 망간중독

망간이나 그 산화물의 먼지흡입에 의해 만성신경장애를 일으킨다. 망간광의 채굴작업 및 망간광의 분쇄작업에서 중독위험이 많다. 망간섭취가 장기간에 걸치면 특유한 신경증상을 나타낸다. 보통 파킨슨증(Parkinsonism)과 비슷한 증상으로 보행장애와 안면이 무표정하며 가면모양의 안면을 하여 악력과 배근력이 저하된다.

7. 인중독

황린 또는 인산염의 증기흡입에 의해 생긴다. 인은 산화효소작용을 저지하며, 독성도 심하고, 직업성의 장애로서는 악골에 대한 작용이 특이하다.

장애 우려가 있는 작업은 황린 또는 인산을 제조하는 작업 및 이를 사용하는 작업으로 살충제를 만드는 공장에서 황린을 가온 용해하여 혼합하는 작업과 인산을 사용한 세산작업에서 발생할 수 있다.

전신증상으로는 권태, 식욕부진, 소화기장애, 빈혈, 황달이 있을 수 있으며, 특이한 소견은 골혈관에 인이 작용하여 혈관벽세포를 침범하여 혈관지배부를 전색하는 결과로서 하악의 변화가 현저하여 불량육아 발생이 증가하게 된다.

정확한 것은 X선 진단에 의하여야 하며 치은의 발적, 종창, 농양을 나타내는 수도 있다.

8. 유기용제중독

공업에서는 용제 특히, 유기용제의 이용범위가 넓다. 종류도 많으며 용도에 따라 쓰는 용제도 다르다.

일반적인 특성으로 상온에서는 용액이며 휘발되기 쉽고 지용성이다. 이것이 유기용제 중독의 특성이 된다. 즉, 흡입에 의한 중독을 일으키기 쉬우며 피부에 닿으면 그 부위 지방을 용해하여 피부장애를 일으킨다.

흡수된 것은 지방이 많은 조직이나 장기로서 중추신경계나 부신피질 등과 친화성을 가져서 그 기능을 장애하는 것 등이다. 유기용제의 종류에 따라서 증상을 달리하는데, 각기 특유한 증상을 나타낼 만큼의 양이 흡수되기 전의 증상은 거의 모두 공통이며 피로감, 흥분, 두통, 현기증, 위의 팽만감, 식욕감퇴 등이 있다.

이런 증상이 있은 후에 각각 고유증상이 나타난다. 유기용제 중에서 흔히 쓰이는 것은 탄화수소계물질(벤젠류 및 그 유도체), 염화탄화수소계(메탄・에틸렌계 물질, 벤젠염화물, 염화나프탈린), 알코올, 알데하이드, 케톤, 에테르계의 물질들이다.

이들 독성으로 보면 그 독성이 높다고 생각되는 것은 methyl화합물, 사염화 또는 오염화메탄, 벤젠, 이황화탄소 등을 들 수 있다. 또한, 두가지 이상 용제작용은 일반적으로 그 합계 이상의 작용을 나타낸다.

1) 벤젠(benzene) 및 그 유도체의 중독

벤젠 및 그 유도체는 석탄의 건류 또는 코우크스제조의 부산물로서 만들어지며, 타르염색원료로서 쓰이는 외에 용제로서 가장 널리 쓰이고 또한, 그 독성도 강하므로 벤젠중독은 중요한 직업병의 하나이다.

주로 흡입에 의한 중독인데, 피부에 닿아서 직업성 피부장애를 일으킨다. 급성중독은 주로 신경계장애이며 만성중독은 혈관, 혈액, 간에 중독작용을 나타낸다.

중독을 일으킬 우려가 있는 작업으로는 벤젠 및 그 유도체를 제조하는 작업, 이를 분류・증류하여 용기에 주입하는 작업, 이를 이용하여 안료를 용해하는 작업, 이들을 용제로 하는 도료를 사용하는 작업 특히, 분무 도장작업 등을 들 수 있다.

이로인한 증상으로서 급성중독 증상은 두통, 이명, 현기증, 오심, 구토, 근육의 경련, 마비, 의식상실이 발생되며 중증 경우는 사망한다.

만성중독 증상은 피로감, 두통, 전신쇠약, 위장장애, 조혈기능장애가 일어나며 조혈기능장애로서 중증 빈혈을 일으키고, 혈구감소, 적혈구 대소부동증이 나타난다.

그리고 간기능장애로서 뉴로빌리노겐(urobilinogen) 양성, 알부민(albumin)/글로브린(globulin)저하를 나타내고, 소변이 요단백 양성으로 되는 수가 있다.

피부에 닿으면 그 부위의 홍반, 괴사, 각질 증식 등의 변화가 나타나며 어떤 사람은 알레르기 반응을 일으키기도 한다.

2) 이황화탄소중독

이황화탄소(CS_2)는 휘발성 액체이며 주로 CS_2 가스흡입으로 중독을 일으킨다. 인견 · 인조섬유 공업의 급속한 발전과 관계가 있으며 용제로서도 이용되므로 고무, 지방축출, 양모 · 피혁의 제조 및 가공 공업에서도 중독발생이 있을 수 있다. 지용성이며 체내에서 지방산이 많은 장관에 친화성을 가지고 신경장애와 부신피질의 기능장애 형태로 나타난다.

중독 우려가 있는 작업으로서는 이황화탄소제조작업, 인견 · 인조섬유를 제조하는 공정에서 방사를 하는 작업, 셀로판제조공정작업, 용제로서 이황화탄소(CS_2)를 사용하는 작업 등에서 발생할 수 있다.

증상은 폭로된 후 비교적 초기에 정신장애가 나타난다. 취업 1주일만에 생기는 수도 있고, 2~3개월 만에 생기는 수도 많이 있는데 종래의 보고에 의하면 평균 8~9개월이다. 정신장애로서는 흥분, 우울증, 기억력 감퇴, 주의력 산만과 환청 및 환시가 오는 수

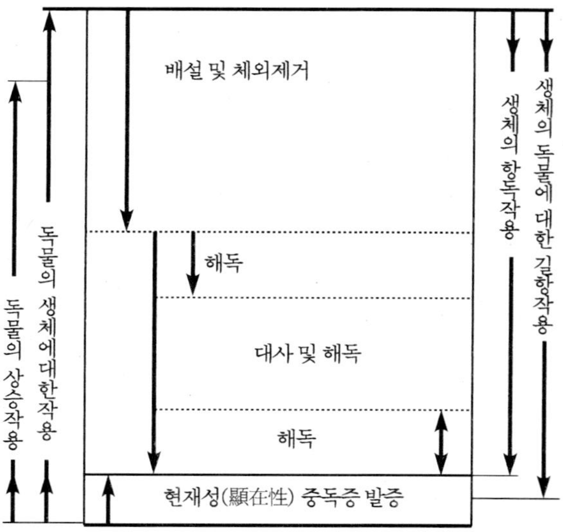

그림 1.23 ‖ 생체와 독물과의 상호작용 개념도(Stokinger)

가 있다. 이 정신장애는 그 직업에서 떠나면 소실된다고 한다. 전신증상으로서는 두통, 체중감소, 권태감, 불면 등이 있으며 hemoglobin감소 및 reticulocyte증가도 뚜렷하다.

3) Triclorethylene중독

탈지제로서 최근에 많이 쓰이고 있다. 상온에서 쉽게 휘발하므로 흡입에 의한 중독이 많으며 급성중독에는 마비작용이 주가 되고 만성중독은 아직 확실치 않다. 중독 우려가 있는 작업은 탈지・세정작업이 있으며, 증상은 복시, 피로감, 현기증, 구역증, 경련 등이 있다.

5.6.4 중독기전

이와같은 물질에 의해서 중독이 일어난다는 것을 그 정의를 명백히 하지 않으면 여러가지 오해가 생기게 될 것이다. 생체가 어떠한 이상적인 환경조건에 의해서 장해를 받는 경우 그 물질 고유의 성질이나 조건을 독성이라고 말하는 것으로서 통상 그 양(dose)은 일정시간 인자를 수반하고 있다. 중독학의 이론으로 하버(Haber)의 법칙이라는 것이 있다. 즉,

$$C \times T = K$$

이라는 것으로서 C는 농도, T는 시간을 표시하며, K는 어떤 결말 통상 죽음을 의미하고 있다. 실제로 K는 LD_{50}이나 LC_{50} 등일 것이다. LD_{50}이란 실험동물 등을 어떤 독물로 그의 50% 즉, 반수를 죽음에 이르게 하는 양이라는 것이며, LC_{50}이란 독물질의 반복흡입・폭로시험으로 그 반수가 죽음에 이르는 동물의 공기 중 농도를 의미한다. 현재까지 이와같은 실험은 세계에서 약 2,000개 이상 물질에 대하여 실험이 이루어졌다.

중독발현에는 독물질이 생체에 미치는 작용과 생체가 독물질에 대항하는 작용의 2개 요소의 차감에 의해서 설명될 수 있다. 이것을 제창한 것은 Stokinger이며, 그림 1.23에 도시한 것과 같은 개념이다 이 중에서 말할 수 있는 중요한 것은 현재성중독증상은 항상 진성중독 보다도 정도가 낮게 보인다는 것, 생체내현상은 항상 시험관내 실험의 현상보다도 낮게 보여진다는 것이다. 또 해독은 쌍날의 칼과 같은 것으로서

독성과 생체반응과의 양자에 대한 방향으로 화살표가 향하고 있다. 이 사실은 해독물질은 반드시 원래의 물질보다도 독성이 약하다는 일은 없다는 것을 의미하고 있다.

체내에 경구적 또는 경피적으로 섭취된 독물질은 체내에 상존하는 효소 등의 영향을 받아서 대사작용을 받지만, 이러한 효소는 본래 인간의 생존을 위해서 필요한 식물이나 영양물질의 대사를 위한 것이 주가 되므로 독물질의 대사는 통상 불완전하며, 대개의 경우 독물질은 체내에 일정기간 체류하는 일이 많을 뿐 아니라 본래의 정상적인 대사에 필요한 효소의 소모나 장해를 받게 된다.

현재 해독기구에는 다음 8개의 형이 인정되고 있다.

- Methylation($-CH_3$) : 비소 등의 무기화합물이나 환상질소화합물, 어떤 종류의 aromatic phenol 등의 해독에 도움이 된다.
- Acetylation(CH_3CO-) : 방향족아민류 및 어떤 종류의 발암물질을 제거한 산류의 해독에 사용된다.
- 에테르황산포함($-SOO_3H$) : 페놀류의 해독에 이용된다.
- Acetyl mercapturic acid($-SCH_2CHC-OOHNHCOCH_3$) : 방향족탄화수소화합물, 할로겐화방향족탄화수소, polycyclic의 탄화수소화합물 등의 해독, 또 슬폰산에 스텔니트로파라핀류의 해독에도 도움이 된다.
- Thiocyanate : 유기 · 무기의 시안화합물(니트릴을 포함)의 해독에 도움이 된다.
- Glycine($-NHCH_2COOH$) : 방향족 산류, 담즙산, furane carboxylic 산 등의 해독에 도움이 된다.
- Glucuronoside : Aliphatic 및 aromatic의 hydroxyl이나 aromatic carboxyl 등의 해독에 도움이 된다.
- Glucose hydrazine : 히드라진의 해독에 도움이 된다.

5.6.5 | 유해물질의 인체침입기관

유해물질이 인체로 침입하는 기관은 다음과 같다.

(1) 먼지(규소, 석면, 코발트, 산화철 등)-폐조직
(2) 벤조피렌-폐(암)
(3) 폐자극제(산화질소, 암모니아, 염소, 오존 등)-기도점막

(4) 황화수소-호흡중추
(5) 일산화탄소-혈색소(Hb)
(6) 폼알데하이드-피부, 폐
(7) 베릴륨-폐
(8) 청산화물-호흡기도
(9) 유기인제-신경근육
(10) 탄화수소의 염소화합물-간장, 지방조직

5.7 직업성 근골격계질환(Wokr-related Musculoskeletal Disorder, WMSDs)

5.7.1 직업성 근골격계질환의 정의

근골격계질환은 특정한 신체부위의 반복작업과 불편하고 부자연스러운 작업자세, 강한 노동강도, 과도한 힘, 불충분한 휴식, 추운 작업환경, 진동 등이 원인이 되어 목, 어깨, 팔꿈치, 손목, 손가락, 허리, 다리 등 주로 관절부위를 중심으로 근육과 혈관, 신경, 인대, 연골, 디스크 등에 미세한 손상이 생겨 결국 통증과 감각이상을 호소하는 근육골격계의 만성적인 건강장해로 알려져 있다.

근골격계질환은 여러가지 용어로 혼재되어 사용되고 있다. 최근 미국 산업안전보건청(OSHA)에서는 직업관련성을 강조하면서 직업관련성근골격계질환(Work-related Musculoskeletal Disorders, WMSDs)이라는 용어를 사용하고 있으며, 여기에는 가장 많은 비중을 차지하고 있는 직업성요통을 포함하고 있다.

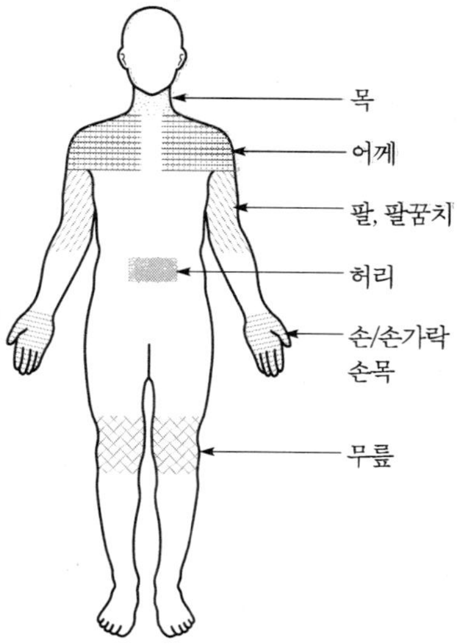

그림 1.24 근골격질환과 관련된 주요 관절 부위

이 외에도 주로 캐나다, 북유럽, 호주 등에서는 반복성긴장장해(Repetitive Strain Injuries,

RSI)라는 용어로, 그리고 일부에서는 누적외상성질환(Cumulative Trauma Disorders)이라는 용어를 사용하고 있다. 아직 우리나라에서는 통일된 용어로 사용되지는 않고 있으나 최근 개정된(2012.12.30) 산업안전보건법에서는 '단순반복잡업 또는 인체에 과도한 부담을 주는 작업에 의한 건강장해'로 규정하고 있으며, 산업보건기준에 관한 규칙 개정안에는 '근골격계질환'에 대한 용어를 다음과 같이 정의하고 있다.

> "근골격계질환이라 함은 근골격계 부담작업으로 인하여 발생하는 질환으로 목과 허리, 상·하지의 신경·근육 및 그 주변 신체조직 등에 나타나는 질환을 말한다."

미국에서는 근골격계질환을 정부에서 정한 포괄적 기록관리규정(29 CFR Part 1904)의 등록기준을 충족시키는 근육, 신경, 건, 인대, 관절, 연골, 척추디스크 등에 나타나는 상해 또는 질환을 포함하고 있다. 그러나 이러한 근골격계질환에는 미끄러지거나 걸어다니거나 넘어지거나 물건에 부딪치는 등의 사고 또는 이와 유사한 사고로 인한 상해는 포함되지 않는다.

근골격계질환과 관련된 다양한 용어들을 정리하면 다음과 같다.

- Cumulative Trauma Disorders(CTDs, 누적외상성질환) : 주로 상지에서 발생하는 근골격계질환을 말함
- Musculoskeletal Disorders(MSDs, 근골격계질환) : 요통을 포함한 포괄적 의미의 근골격계질환을 말함
- Repetitive Strain Injuries(RSI, 반복성긴장장애) : 주로 북미와 북유럽, 호주 등에서 많이 사용해왔던 용어로 상지의 근골격계질환을 말함
- Repetitive Motion Disorders(RMDs) : 주로 상지에서 발생한느 근골격계질환을 말함
- Overuse syndromes
- Microtraumas
- Shoulder-arm syndromes
- 경견완증후군(업무상재해인정기준, 노동부, 1994)

5.7.2 | 근골격계질환의 종류

1. 근골격계질환의 증상과 증후

미국 산업안전보건청(OSHA)에서 정의하고 있는 근골격계질환에 대한 신체부위 및 징후와 증상은 표 1.43과 같다.

표 1.43 | 미국 산업안전보건청(OSHA)에서 정의한 근골격계질환의 징후와 증상

신체부위	근골격계질환의 징후(signs)	근골격계질환의 증상(symptoms)
• 근육(muscles) • 신경(nerves) • 건(tendons) • 인대(ligaments) • 관절(joints) • 연골(cartilage) • 척추디스크(spinal discs)	• 기형(deformity) • 악력저하(decreased grip strength) • 행동반경 축소 (decreased range of motion) • 기능손실(loss of function)	• 감각의 마비(numbness) • 따끔거림(tigling) • 통증(pain) • 화끈거림(burning) • 뻣뻣함(stiffness) • 경련(cramping)

여기에서 말하는 증상과 징후는 다음과 같은 의미를 갖는다.

1) 증상(symptom)

작업자로부터 표현되는 감각마비, 따끔거림, 통증, 화끈거림, 뻣뻣함, 경련 등과 같은 주관적인 통증과 불편함을 말하며, 미국 산업안전보건연구원(NIOSH)에서는 근골격계질환에 대한 증상기준을 다음과 같이 정의하고 있다.

> "적어도 1주일 이상 또는 과거 1년간 적어도 한 달에 한번 이상 상지관절부위(목, 어깨, 팔꿈치 및 손목)에서 지속되는 하나 이상의 증상들(통증, 쑤시는 느낌, 뻣뻣함, 화끈거리는 느낌, 무감각 또는 찌릿찌릿함)이 존재하고, 동일한 신체부위에 유사질병과 사고병력이 없어야 하고 증상은 현재의 작업으로부터 시작되어야 한다."

2) 징후(sign)

작업자의 신체 및 운동기능의 변화로부터 나타나는 객관적근거를 말하며, 근골격계질환과 관련된 대표적인 징후는 다음과 같다.

- 특정 신체부위가 부었거나 혹이 생기는 등의 기형이 나타난 경우

- 손의 주는 힘 혹은 손가락의 집는 힘 등의 악력이 저하된 경우
- 팔을 들어올리거나 허리를 굽히는 등의 행동반경이 축소된 경우
- 손, 다리 등의 감각이 저하되는 등 기능의 손실이 나타나는 경우

2. 근골격계질환의 발전단계

이와같은 근골격계질환의 증상은 매우 다양하며 구분하기가 애매한 경우가 많으니 특히, 통증, 민감함, 쇠약함, 무감각함, 운동의 이상 등의 증세를 보이게 된다. 이러한 증세는 일반적으로 다음 세 단계로 분류할 수 있다. 여기에는 단계 2가 근골격계질환의 초기증상이며, 이 때부터 의학적 관리가 시작되어야 한다.

표 1.44 ‖ **근골격계질환 증상과 장해의 발전 단계**

증상 단계	증상 및 장해 내용
단계 1	작업시간 동안에 통증이나 피로함을 호소한다. 그러나 하룻밤을 지내거나 휴식을 취하게 되면 아무렇지도 않게 된다. 작업능력 저하가 발생하지는 않는다. 이러한 상황은 몇 주, 몇 달 동안 계속될 수 있으며 다시 회복할 수 있다.
단계 2	작업시간 초기부터 발생하는데 하룻밤이 지나도 통증이 계속된다. 통증 때문에 잠을 방해받으며, 반복된 작업을 수행하는 능력이 저하되고, 몇 달 동안 계속된다.
단계 3	휴식을 할 때에도 계속 고통을 느끼게 되며, 반복되는 움직임이 아닌 경우에도 발생하게 된다. 잠을 잘 수 없을 정도로 고통이 계속되며 낮에도 수행할 수가 없게 되어 다른 일에도 어려움을 겪게 된다.

표 1.45 ‖ **신체부위별 발생 가능한 작업관련성 근골격계질환의 종류**

신체부위	질병명
목	근막통증후군, 경추부추간판탈출증, 경추부염좌(cervical strain)
어깨	근막통증후군, 회전근개염(충돌증후군 포함), 유착성관절낭염, 이두근건염, 삼두근건염, 삼각근하점액낭염, 퇴행성관절염, 갱글리온, 반복적견관절 탈구
팔꿈치	주관절외상과염, 주관절내상과염, 퇴행성관절염, 요골, 척골 신경포착증후군, 전환부취의 건염 및 건활막염
손 및 손목	수근관증후군(정중, 요골, 척골 신경 포함), 신・굴근 건염, 드퀘르뱅 병, 수지 활액막염, 수지 퇴행성 관절염, 방아되 수지, 갱글리온, 수지진동증후군
허리	근막통증후군, 요추부 염좌, 요추부 추간판 탈출증, 요추관 협착증, 추간판 내장증, 악화된 요추 전방전위증 또는 분리증, 퇴행성관절염
무릎	연골연화증, 반월상연골 손상, 슬관절인대의 손상 및 긴장, 점액낭염, 퇴행성 관절염, 슬관절 염좌
발목 및 발	발목관절 염좌, 전족부 염좌, 발목관절 혹은 발의 건염, 지간신경종, 족저근막염

주로 문제되고 있는 근골격계질환을 신체 부위별로 정리하면 표 1.45와 같다. 그러나 이러한 근골격계질환은 진단하는 의사에 따라 동일한 질환이라 할지라도 각기 다른 진단명으로 진단될 수도 있으며 그 종류 또한, 매우 다양하다.

5.7.3 근골격계질환의 발생원인

근골격계질환의 원인이 되고 있는 위험요인은 그림 1.25에서 보는 바와 같이 매우 다양하며, 이러한 요인들이 복합적으로 작용했을 때 작업자에게 건강상의 문제를 일으킨다고 할 수 있다. 중요한 것은 이러한 문제점들은 과다한 업무량과 작업강도, 부적합한 작업장 설계와 그로 인한 부자연스러운 작업자세, 그리고 열악한 작업환경에서 기인된다는 점이다. 그리고 작업장 환경요인, 직무설계요인, 작업자의 특성을 복합적으로 고려하여야 근골격계질환의 발생요인에 대한 정확한 이해가 가능하다고 할 수 있다.

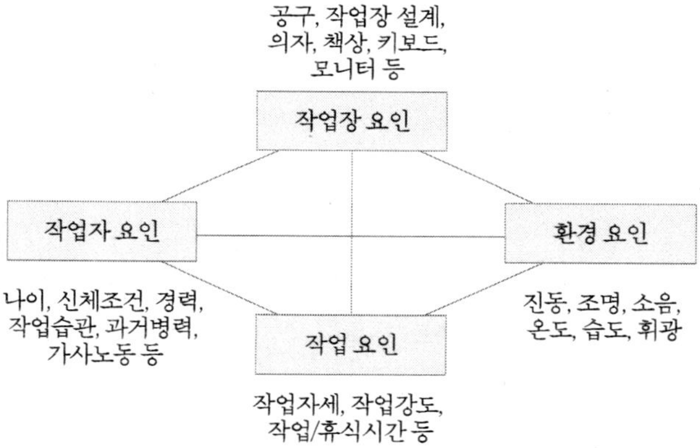

그림 1.25 **근골격계질환의 발생요인**

1. 인적요인 특성

근골격계질환에 영향을 미치는 인적요인들은 개인특성에 기인한 과거병력 및 사고력, 생활 및 취미습관, 작업방법 및 기술수준, 연령, 성별 등이 있다.

류마티스관절염이나 알콜중독, 당뇨병, 악성종양, 통풍 등과 같은 과거병력이 있거나 교통사고 혹은 추락과 같은 사고경력이 있는 경우 작업자가 느끼는 통증이 작업에 의한 것인지 여부를 분별하는 데 한계가 있을 수 있으며, 작업요인에 의해 증상이 더

악화될 수 있다.

생활 및 취미습관 등은 후천적인 요인에 의해 많이 좌우되는데, 예를 들면 규칙적인 운동습관이 있는 경우 운동종류와 강도에 따라 근육발달 및 근육 등이 변화되어 그렇지 않은 사람들에 비해 근골격계질환 유병율이 낮은 것으로 보고되고 있다. 또한, 손목을 자주 쓰는 취미활동(악기연주 등)을 많이 하게 되면 작업요인과 관계없이 근골격계질환과 관련된 통증이 문제될 수도 있다.

작업방법 및 기술수준과 관련되어 작업자숙련도가 떨어질 때는 무리한 작업자세나 불필요한 힘의 소요 정도가 더 커지게 되어 근골격계질환의 발생위험도가 높아질 수 있다.

그동안 많은 연구들에서 연령이 증가할수록 근골격계질환의 발생위험도가 커진다고 보고하였으나 그렇지 않은 연구결과들도 있으며, 성별에 따라서는 남성에 비해 여성작업자들의 근골격계질환 발병위험도가 커지는 것으로 보고되고 있다. 또한, 여성과 남성은 근골격계질환의 발생측면에서 차이가 있을 뿐만 아니라 질환에 걸린 이후 직장복귀를 하는 기간도 여성의 경우 긴 것으로 알려져 있다.

여성의 근골격계질환이 연구에서 높게 나타난 이유는 여성이 종사하는 산업이나 직무가 다르기 때문이다. 이러한 차이에 대해 어떤 연구자는(Faucett 등, 1998)은 성별에 따른 해부학적 차이를 지적하고 있으며, 어떤 연구(Messing 등, 1998)에서는 여성의 인체조건들이 남성 중심으로 디자인 된 많은 작업조건들에 잘 맞지 않을 뿐만 아니라 남녀간의 사회적 혹은 경제적인 차이의 복합적인 원인에 의해 근골격계질환의 차이와 회복에 영향을 미친다.

기타 유전적소인에 따라 뼈의 다양성, 근육질량과 근섬유형태 분포, 인대유연성, 추간판디스크단면적 및 수핵수분함유정도, 인대크기, 수근관크기 등에 차이가 있을 수 있다.

2. 작업요인특성

작업요인과 관련된 위험요인특성은 근골격계질환의 직접적인 발병요인인 물리적 스트레스가 중요한 요인들로 지적되고 있다. 최근 국제인간공학회기술위원회(International Ergonomics Association Technical Committee : IEA TC)에서는 상지에 대한 반복작업의 위험요인을 다음과 같이 정하고 그에 대한 예방대책을 세울 수 있도록 제안하였다.

① 조직 체계

② 반복 정도

③ 힘의 정도

④ 작업자세 및 동작의 형태

⑤ 휴식시간과 그 주기

⑥ 기타 : 진동공구의 사용, 극도의 정밀을 요하는 작업, 해부학적으로 극소의 물리적접촉을 요하는 자세, 작은 온도, 맞지 않는 장갑의 사용 등

표 1.46 **근골격계질환과 물리적 위험요인과의 관련성(NIOSH, 1997)**

<table>
<tr><th colspan="2">신체부위</th><th>위험요인</th><th>관련성 높음</th><th>관련성 있음</th><th>관련성 불충분</th></tr>
<tr><td colspan="2" rowspan="4">목
목-어깨 부위</td><td>반복성</td><td></td><td>○</td><td></td></tr>
<tr><td>힘</td><td></td><td>○</td><td>○</td></tr>
<tr><td>자세</td><td>○</td><td></td><td></td></tr>
<tr><td>진동</td><td></td><td></td><td></td></tr>
<tr><td colspan="2" rowspan="4">어깨 부위</td><td>반복성</td><td></td><td>○</td><td></td></tr>
<tr><td>힘</td><td></td><td></td><td>○</td></tr>
<tr><td>자세</td><td></td><td>○</td><td></td></tr>
<tr><td>진동</td><td></td><td></td><td>○</td></tr>
<tr><td colspan="2" rowspan="4">팔꿈치</td><td>반복성</td><td></td><td></td><td>○</td></tr>
<tr><td>힘</td><td></td><td>○</td><td></td></tr>
<tr><td>자세</td><td></td><td></td><td>○</td></tr>
<tr><td>혼합된 위험요인</td><td>○</td><td></td><td></td></tr>
<tr><td rowspan="10">손/
손목</td><td rowspan="5">수근관증후군</td><td>반복성</td><td></td><td>○</td><td></td></tr>
<tr><td>힘</td><td></td><td>○</td><td></td></tr>
<tr><td>자세</td><td></td><td></td><td>○</td></tr>
<tr><td>진동</td><td></td><td></td><td></td></tr>
<tr><td>혼합된 위험요인</td><td>○</td><td>○</td><td></td></tr>
<tr><td rowspan="4">건초염</td><td>반복성</td><td></td><td>○</td><td></td></tr>
<tr><td>힘</td><td></td><td>○</td><td></td></tr>
<tr><td>자세</td><td></td><td>○</td><td></td></tr>
<tr><td>혼합된 위험요인</td><td></td><td></td><td></td></tr>
<tr><td>수근관증후군</td><td>진동</td><td>○</td><td></td><td></td></tr>
<tr><td colspan="2" rowspan="5">허리</td><td>듣기작업/이동</td><td>○</td><td></td><td></td></tr>
<tr><td>자세</td><td></td><td>○</td><td></td></tr>
<tr><td>힘든 작업</td><td></td><td>○</td><td></td></tr>
<tr><td>전신진동</td><td>○</td><td></td><td></td></tr>
<tr><td>정적인 자세</td><td></td><td></td><td>○</td></tr>
</table>

이 중에서도 힘, 반복정도, 자세, 휴식시간에 관한 내용은 근골격계질환의 가장 중요한 위험 요인으로 알려져 있다(Putz-Anderson, 1988).

미국산업안전보건연구원(NIOSH)에서는 이와같은 위험요인들과 근골격계질환과 어떤 관련이 있는가에 대한 2,000개 이상의 연구들을 분석한 결과 표 1.46과 같은 결론을 얻었다.

다만 중요한 것은 여기에서 제시되는 모든 내용이 절대적으로 적용되는 기준이 아니라 일반적으로 참고할 수 있는 기준이라는 사실이다. 왜냐하면 근골격계질환을 일으키는 요인들은 한 가지가 독립적으로 문제되는 것이 아니라 다양한 위험요인들이 서로 복합적인 관계 속에서 질환의 원인이 되고 있기 때문이다.

3. 작업조직 및 사회심리적인 요인

미국 산업안전보청(OSHA)에서는 근골격계질환의 위험요인 중 물리적인 스트레스 외에 작업현장에서 관리되어야 할 작업조직(job organization)과 관련하여 다음과 같은 요인들을 지적하고 있다.

① 부적절한 휴식 시간
② 부적절한 작업 속도와 작업 시간(시간외근무, 장기간 지속되는 교대근무, 과도한 작업강도 등)
③ 비숙련된 작업(신규작업자나 작업전환자 등)
④ 다양성이 없는 단순작업(지속되는 제한횐 동작, 부적절한 작업순환, 제한된 작업 공간 및 내용)
⑤ 기계에 의존되는 작업 속도

이외에도 동료나 상급자에 의한 조직과 사회적 영향이 중요한 요인으로 지적되고 있으나, 이에 상반되는 결과를 보이는 연구도 있다(Dehlin et al., 1977). 이러한 연구 결과는 업무로 인한 정신, 사회적 스트레스에 대한 인지 정도에 따라 근골격계질환의 유병율이 달라짐을 시사하고 있다.

특히, 사회심리적요인은 최근 산업안전보건에서 새로운 분야로 떠오르고 있다. 기존의 산업보건의 접근방식이 물리적, 기계적, 화학적인 측면에 강조를 두었다면 노동자가 조직 내에서 느끼는 자신의 노동에 대한 통제정도, 자율권, 직장내의 사회적

지원 등이 건강에 영향을 미치기 때문이다. 특히, 사회심리적요인은 산업구조 서비스산업으로 나아갈수록 그 중요성이 더욱 강조되고 있다.

외국의 경우 사회심리적인요인과 근골격계질환과의 상관성에 관한 최근의 논의가 활발해지고 있다. 최근의 연구결과는 한마디로 사회심리적인 요인이 근골격계질환의 가장 직접적인 요인은 아니라고 할지라도 작업환경의 제반조건과 함께 노동자의 질환 발생률에 영향을 미치고 있음을 보여주고 있다(EU, 1999).

우리나라에서 가장 많은 부분을 차지하고 있는 소음성난청의 경우 발생건수에서는 중요한 비중을 차지하고 있지만 작업손실로 인한 경제적인 손실비용은 극히 미미하다고 할 수 있다. 그러나 근골격계질환은 주로 근육의 만성적인 피로로 인해 근육과 신경 및 혈관 등에 장해가 나타나는 병리적인 특성을 가지고 있다. 따라서 일정한 육체적인 활동을 해야하는 모든 노동에 있어 즉각적인 육체적 활동능력의 저하로 나타나 곧바로 노동력 손실을 가져온다는 데 그 문제의 심각성이 있다.

미국의 경우 1997년 한해 동안 근골격계질환으로 인한 작업 전체 경제적인 손실비용이 450~540억불(약 54조~64조 8천억 원) 정도인 것으로 알려져 있다(OSHA, 1999). 또한, 2000년 한 조선소를 대상으로 조사한 결과에 의하면 근골격계질환의 평균 노동력 손실 일은 21.3일 것으로 나타났고 치료비용과 보상비용만을 포함한(임금 손실 비용은 제외) 직접적인 손실 비용은 발생 건당 평균 5,523달러(약 663만원)인 것으로 조사되어 이로 인한 경제적인 손실 비용이 엄청난 것으로 조사되었다(NIOSH, 2001).

5.8 산소결핍

5.8.1 | 산소결핍의 정의

산소결핍이라 함은 공기 중의 산소농도가 18% 미만인 상태라고 되어 있다(산업안전보건법).

산소결핍위험작업을 할 때에는 작업장의 공기 중 산소농도가 18% 이상 유지되도록 환기시켜야 한다. 다만 폭발, 산화 등의 위험으로 환기가 곤란할 경우는 공기호흡기 또는 호스마스크를 착용하여 작업할 수 있도록 되어 있어 특별한 경우에는 18% 이하에서도 작업할 수 있다.

5.8.2 | 산소결핍의 발생기전

1. 호기성(친산소성)미생물증식에 의한 산소결핍

곰팡이류를 비롯하여 하수 중의 호기성미생물은 다량의 산소에서 급속한 증식을 한다. 호기성세균을 이용한 약품과 식품제조 및 저장탱크에서의 산소가 결핍되기 쉽다.

2. 혐기성(피산소성)세균의 가스발생에 의한 산소결핍(분뇨탱크, 제지공장탱크 등)

호기성세균의 증식이 멈추면 무산소화된 오수의 밑바닥에는 혐기성세균이 증식을 시작하면서 메탄가스・탄산가스・황화수소 등의 가스가 발생한다. 이렇게 발생된 가스의 농도가 높아지면서 산소농도가 감소하므로 산소결핍이 발생한다. 예를 들면 분뇨탱크, 사료부대를 사용하는 제지공장조성탱크 등이 있다.

3. 금속산화에 의한 산소결핍(화학공장의 철제탱크・염류농축탱크 내 잘 발생)

일반적인 철제탱크 내에 수분과 전해질이 존재하면 산화되기 쉬워지며 이 탱크가 밀폐된 경우 무산소상태가 될 수 있다. 화학공장의 철제탱크・식염 또는 기타의 염류농축탱크・철제 볼밀・해수로 내부를 청소하는 탱크 등의 내부가 산소결핍을 잘 일으키는 것으로 알려져 있다.

4. 환원성물질사용에 의한 산소결핍

화학공장에는 많은 종류의 환원성물질을 취급하며 이들 물질을 탱크 또는 밀폐구조 중에 넣음으로 인해서, 공간내의 공기 중 산소를 소모시켜 산소결핍 공간을 만드는 경우도 많다.

5. 광석, 토양의 성분 변화로 인한 산소결핍

일반적으로 지하에 매장되어 있는 광물질에는 황화철을 비롯하여 환원상태의 제1철화합물이 많이 함유되어 있다. 이들 환원상태의 물질은 공기와 접촉할 때 수분이 존재하면 쉽게 산화하여 산소를 흡수한다. 금속광산이나 탄광갱도의 암석표면과 틈새에 존재하는 환원상태의 물질들의 갱도 내 산소를 흡수함으로써 저산소환경을 초래한다.

6. 지하수공사로 인한 산소결핍

지하수에는 가끔 제1철염이 탄화수소철 등의 형태로 녹아서 공기 중의 산소를 흡수하여 적갈색의 수산화철을 침전시킨다. 여기의 제1철염은 지층 중에 함유된 제1철을 성분으로 하는 광석입자에서 지하수에 이온화하기 때문이다. 이러한 지하수를 뽑아내는 갱도, 터널, 우물, 배수암거와 이러한 물을 담았던 탱크 등이 때로는 위험하다.

7. 건성유사용으로 인한 산소결핍

도로용건성유 사용에 따른 저산소상태를 초래하는 유성분 분자 내에 포집하여 중합하며 동시에 일산화탄소와 알데하이드를 방출함으로 저산소상태를 만든다. 물론 내부를 건성유도료로 도장한 탱크, 선실, 기관실 등 건성유저장조는 도장 후 밀폐상태로 두면 산소가 결핍하게 된다.

8. 곡물 · 종자 · 야채 · 목재등 농산물저장창고에서 산소결핍

엽록소를 갖는 식물은 태양광선을 받을 때만 제외하고 식물체는 산소를 흡수하고 탄산가스를 방출한다. 곡물, 사료, 식품, 유지원료의 종자, 야채, 목재토막 등의 저장호퍼 · 사이로 · 창고, 선창(배의 화물칸), 지하실, 수송용 컨테이너의 내부는 산소 감소와 탄산가스 증가가 동시에 행하여져 산소가 부족하게 된다.

9. 질소가스의 봉입, 누출 및 방출에 의한 산소결핍

석유화학 또는 정유공업에서 대형 장치내의 가연성가스를 공정에서 뽑아내어 폭발을 방지하고, 물질의 산화를 방지하기 위하여 질소가스를 봉입하여 산소결핍상태를 형성시킨다. 이러한 설비를 정비할 때 환기불충분 또는 작업 중 질소 공급밸브를 잘못 조작하여 불의의 사고가 나게 되는 일이 있다.

10. 내연기관 또는 연소기구에 의한 산소결핍

지하작업장 또는 환기가 불량한 장소에서 불도저, 파워샤넬, 휘발유 엔진식의 발전기 · 양수펌프 · 토치램프 등의 기기를 사용하면 공기 중의 산소가 다량 소비되며 탄산가스가 증가하여 저산소상태가 된다. 이 경우는 저산소 외에도 일산화탄소 등이 발생하여 산소결핍과 일산화탄소 중독이 상승적으로 작용한다.

11. 냉매가스의 방출 또는 누출에 의한 산소결핍

냉동기용 프레온이 지하실이나 환기되지 않는 냉동기실에 방출 또는 새어나올 때는 저온 또는 높은 비중으로 실내공기를 밀어내게 되어 산소가 결핍하게 된다.

12. 드라이아이스의 기화에 의한 산소결핍

드라이아이스의 기화에 의해 높은 비중의 탄산가스가 지하실이나 밀폐공간에 가득차 산소결핍과 탄산가스에 의한 질식사고를 유발하는 경우가 있다. 지하실의 드라이아이스저장고, 드라이아이스방식의 냉동식품컨테이너, 연질플라스틱을 드라이아이스로 강냉하여 파쇄하는 작업장은 위험성이 크다.

5.8.3 산소결핍에 의한 인체반응

산소결핍증을 일명 저산소증이라고도 한다. 인체 중에서 산소결핍에 대하여 가장 민감한 조직은 생체 중 최대 산소의 소비기관인 뇌신경세포이다.

이 뇌신경세포는 산소결핍으로 순간에 그 기능을 정지할 정도는 아니지만 단시간 내 비가역적 파괴가 일어난다. 즉, 산소결핍에 의하여 순간적으로 활동을 정지하고 산소의 공급정지가 1.5분 이내일 때에는 모든 활동성이 복구되나 2분 이상이면 활동성이 회복되지 않는다. 산소결핍에 대한 생체의 항상성 유지의 한계는 14±2% 정도이고, 이 이하가 되면 산소결핍증 중증화가 되어 치사한계에 가까워지게 된다. 산소결핍의 증상은 초기에는 대뇌피질의 신경세포 기능이 저하되고 산소농도의 저하 상태가 진행됨에 따라 중추기능장해가 발생되면서 사망하게 된다. 산업장에서의 산소결핍은 일반적으로 작업하기 전에 산소가 결핍된 곳에서 발생되며, 작업 중 서서히 발생하는 일은 드물다.

5.8.4 산소결핍증의 방지대책

산소결핍증의 방지대책으로서 다음과 같은 방법이 있으나 무엇보다도 그 예방에 힘써야 한다.

표 1.47 **산소농도에 따른 인체의 영향**

산소농도(%)	산소분압 (mmHg)	동맥혈의 산소분압 (mmHg)	동맥혈의 산소포화도 (%)	증상
16～12	120～90	60～45	89～85	맥박 및 호흡수증가 · 정신집중곤란 · 두통 · 이명 판단력이 둔해지며 의기양양감
14～9	105～60	55～40	87～74	불안정한 정신상태, 자상 등을 못느낌 · 명정상태 · 전신탈력 · 청색증
10～6	70～45	40～20	74～33	의식불명 · 중추신경장애 · 경련 · 청색증
10～6에서 지속	45이하	20이하	33이하	혼수(호흡이 늦어짐 · 호흡정지), 6～8
그 이하				분 후 심장박동 정지

- 환기장치설치 및 정상가동
- 적정공기유지 : 작업장내의 산소농도 18% 이상 23% 미만, 탄산가스 1.5% 미만, 황화수소 10ppm 미만 유지
- 보호구 착용
- 작업자에 대한 교육 실시 : 산업위생교육과 작업수칙교육

참고문헌

1. 고용노동부, 산업안정보건관련법, 고용노동부, 2014
2. 김영환, 위생곤충학, 대학서림, 1998
3. 편집부, 최신의료관계법규, 대학서림, 2014
4. 박연규 외 환경생물학, 대학서림, 2006
5. 서광석, 신 대기오염개론 대학서림, 2010
6. 서광석, 신 산업위생관리사, 대학서림, 2007
7. 박경환, 환경과 인간론, 펴냄홍, 1999
8. 서광석, 환경학, 대학서림, 2013
9. 박종웅 외, 최신환경위생학, 대학서림, 2007
10. 이정환 외, 산업위생관리, 신광출판사, 1998
11. 이한기 외, 최신식품위생학, 대학서림, 2006
12. 편찬위원회, 보건학개론, 서울대출판부, 2006
13. 환경교재연구회, 환경학개론, 자유아카데미, 2000
14. 환경부, 환경관련법규, 환경부, 2014
15. 환경부, 환경백서, 환경부, 2014
16. 환경학교재연구회, 환경학개론, 자유아카데미, 2000
17. 황상용 외, 환경보건학, 대학서림, 2005
18. Benarie, M. M. ; Air Pollution Modelling, Macmillan Press, 1980
19. Bethee, R. M. ; Air Pollution control Technology, van Nostrand reinhold, 1978
20. Encyclopedia of Occuoational Health and Safety, 3rd Ed., International Labour Organization, 1983
21. Guene, W. D. : Pesticide in soiland water, Madison, 1974
22. Hanlon. P. ; Public Health(Administration and practice) Time, 1979
23. HohmoHol, : Soil chemistry, John wiley & sons, 1979
24. Krenkel, P.A., and novotny V. : Water quality Management. Academic Press, 1980
25. Metcalf & Eddy Wastewater Engineering, Trearment Disposal Reuse, Mcgraw- Hill, 1979
26. Miller, G. T., Environmental Science, 11th ed., 2006
27. Parker, S.P., Encyclopedia of Environmental Science, Mc Graw-Hill, 1980

28. Peavy, H.S. et al. ; Environmental Engineering, Mcgraw–Hill, 1985
29. Preston Gralla, How the Environment Works, ZIFF–DAVIS PRESS, 1997
30. Tehobamoplous, G. er al. ; Solid Wastes, Mcgraw–Hill, 1977
31. Turk, J. et al. ; Environmental Science, 3rd Ed., Saunders College Publishing, 1984
32. U.S., OSHA(Occupational Safety and Health Administraction), "Industrial hygiene Technical Manual", 1984

P/A/R/T

02

환경오염과 보건

환|경|보|건|학

CHAPTER 01

대기환경과 보건

1.1 대기오염의 정의

세계보건기구(WHO)에서도 대기오염이란 "대기 중에 인공으로 배출된 오염물질이 존재하며, 오염물질의 양과 그 농도 및 지속시간이 어떤 지역주민의 불특정다수인에게 불쾌감을 일으키거나, 해당지역에 공중보건상 위해를 미치고, 인간과 동·식물의 생활에 해를 주어 도시민의 생활과 재산을 향유할 정당한 권리를 방해하는 상태"라고 정의하고 있다. 대기오염의 정의는 국가나 단체 또는 학자에 따라 그 정의가 조금씩 다를 수 있으나 이를 종합해보면 "대기 중의 오염물질인 매연(煤煙), 먼지, 가스, 악취 등이 불특정다수인에게 불쾌감을 주거나, 사람의 건강과 보건위생상에 위해(危害)를 주며 또는 인간의 생활과 밀접한 관계가 있는 재산과 동·식물 및 그 생육환경에 해를 미칠 정도로 어떤 지역에 단위용적당 한 종류 또는 그 이상 다량으로 외기에 존재하는 상태가 되는 현상"으로 요약할 수 있다.

1.2 대기오염의 원인

서구의 산업혁명으로 석탄 등 화석연료가 주에너지원으로 사용되면서 대기오염문제가 야기되기 시작했으며, 근래의 대기오염문제는 석탄 등의 화석연료 뿐 아니라 기술사회의 편익 추구로 인한 실로 다양한 원인임을 발견할 수 있다. 그러나 무엇보다도 대기오염의 주원인이 되고 있는 것은 인구증가와 도시집중, 공업발달, 그리고 에너지개발로 집약할 수 있다.

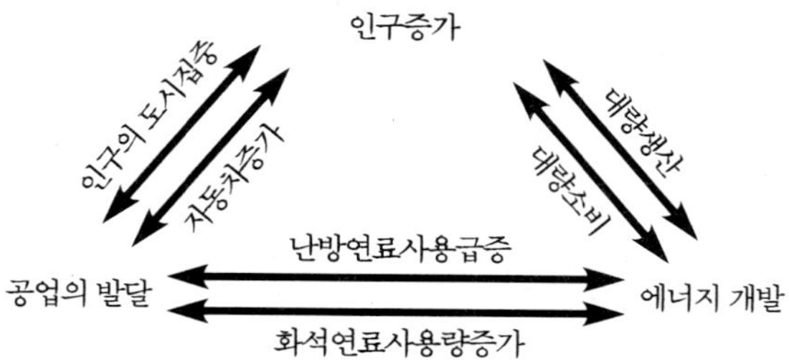

그림 2.1 ‖ 대기오염의 원인

1.3 대기오염물질

대기오염의 발생원으로부터 직접 배출된 것을 1차오염물질이라고 하며, 대기 중에 2종류 이상의 1차오염물질이 서로 태양자외선에너지에 의해 광화학반응을 일으켜서 생성된 오염물질을 2차오염물질이라고 한다.

1.3.1 ‖ 1차오염물질(primary pollutants)

1차적으로 발생원에서 직접 배출된 오염물질이다.

1. 가스상 오염물질

1) 황산화물(sulfur oxides ; SO_x)

황산화물은 각종 연료 특히, 석탄을 태울 때 많이 생기며 아황산가스(SO_2), 3산화황(SO_3), 아황산(H_2SO_3), 황산(H_2SO_4) 등의 황산염이다.

황산화물의 배출원은 크게 자연적인 것과 인위적인 것으로 분류할 수 있으며 석탄이나 석유를 연료로 사용하는 화력발전소, 자동차, 각종 난방시설 이외에 정유공장, 용광로, 코오크스공장, 황산제조공장 등이 주된 인위적 배출원이다. 그리고 총 배출량의 약 80%는 화석연료 연소과정에서 대기로 배출되고 있다. SO_2는 태양광선의 영향으로 SO_3로 산화되어 수분과 함께 H_2SO_4로 변화된다($SO_2 \xrightarrow[\text{물}]{\text{빛, 산소}} H_2SO_4$).

연료의 총 황분함량의 약 80%는 연소되어 연기로 배출되며, 나머지 20%는 재와 함께 황산염으로 배출된다.

2) 질소화합물(nitrogen oxides ; NO_x)

질소산화물은 주로 연료의 연소과정에서 배출되는 중요한 대기오염물질 중의 하나이다. 기체상태의 질소산화물에는 N_2O, NO, N_2O_3, NO_2, N_2O_4, N_2O_5 등이 있으며, 이들 중에서 NO, NO_2가 대기오염을 일으키는 주요 대상오염물질이다.

NOx의 반은 고정오염원에 의한 것이며, 나머지 반은 이동오염원인 교통기관에 의해서 배출된다.

3) 일산화탄소(carbon oxide ; CO)

일산화탄소는 무색, 무미, 무취, 무자극의 가스로 연소과정 중 불완전연소로 인하여 발생되며 산소공급이 불충분한 상태에서 다량 발생된다. 주된 발생원은 주택난방 및 자동차배출가스 등이다.

4) 산화제와 탄화수소(ozone-hydrocarbons)

오존(O_3), 탄화수소(HC) 및 그 외 유기물질은 최근 대도시에서 대기오염원으로 중요시되고 있다. 유기오염물질에는 탄화수소 이외에 알데하이드, 케톤, 유기산 등의 여러 종류가 있다.

특히, 유기물이 혼합된 탄화수소와 이산화질소의 혼합물은 태양광선에 의한 광화학반응에 의해 오존 등 광화학적산화물을 만들어 눈 및 목의 점막을 자극하는 로스엔젤레스스모그를 발생하는 원인이 되었으며, 미량이나마 배출가스 중에는 강력한 발암물질인 3, 4-benzopyrene이 함유되어 있다.

5) 휘발성유기화합물(VOCs)

실온에서 탄화수소류 중 레이드증기압이 0.3킬로파스칼(또는 1.5 psi) 보다 큰 석유화학제품, 유기용제 또는 기타물질을 휘발성유기화합물(volatile organic compound)이라고 하며 탄소원자가 12개 이하인 대부분의 유기화합물이 여기에 속한다.

VOC는 위에서 설명한 탄화수소로 분류되기도 하지만 탄화수소는 탄소와 수소로 구성된 화합물이고, VOC는 탄소와 수소 이외에 다른 원자들을 포함한 화합물로 구별이 된다.

VOC는 자외선 흡수가 강한 물질로서 O_3을 생성시키거나 광화학스모그를 유발시키는 오염물질이며, 지구온난화를 일으키는 독성이 강한 발암성물질로 자동차(주로 가솔린)나 유류, 유기용제공업(도장산업, 자동차, 주유소, 인쇄, 도로포장, 세탁소 등)에서 배출되며 도장산업과 자동차 등의 교통수단에서 제일 많이 배출된다.

6) 다이옥신(dioxin)

다이옥신은 1872년 독일 화학자에 의해 처음으로 합성되어 제초제나 살충제 등으로 사용해오다가 1960년대에 베트남 전쟁 때 사용된 고엽제에 불순물로 함유되어 있던 다이옥신(2,3,7,8-TCDD)에 의하여 기형아가 출생되면서 커다란 환경문제로 대두되게 됨에 따라 환경오염물질로 규제받게 되었으며, 아주 강한 독성물질이다.

다이옥신류는 크게 다이옥신(poly chlorinated dibenzo-p-dioxin ; PCDD)과 푸란(polychlorinated dibenzo furan ; PCDF)으로 대별된다. 다이옥신 배출원은 도시폐기물소각시설, 제철소나 금속제련공장의 각종 공정, 자동차배출가스, 펄프공업, PCB 공업, 농약 및 클로로페놀 공업 등이 있다.

2. 입자상오염물질

대기 중에 부유하는 입자상물질은 그 생성 메카니즘으로 보아 1차입자(primary particle)와 2차입자(secondary particle)로 나눈다. 1차입자는 발생원으로부터 대기 중에 직접 방출되는 입자이다. 그리고 2차입자는 발생원에서 대기 중에 방출된 가스상물질이 광화학 또는 열화학 반응으로 생성된 입자로서 그 성분은 주로 황산염・질산염 및 유기물질이다. 1차입자의 발생은 해염입자, 토양입자, 자동차배출입자, 스파이크타이어에 의한 먼지, 유기입자 등이다. 2차입자의 발생은 SO_2나 H_2S 등의 황화합물, NO_X나 NH_3 등의 질소화합물, terpene 등의 식물성 탄화수소, 화석연료의 연소에 따른 탄화수소 등이 자연 및 인공발생원으로부터 대기 중에 방출된 후에 광화학반응이나 열화학반응을 거쳐 입자상물질로 변화된 것으로 주로 황산염, 질산염, 암모늄염 및 유기입자상물질로 되어 있다.

한편, 국립환경과학원이 1987년도에 서울의 입자상오염물질의 발생원 추정에서 CMB(chemical mass balance)법과 원자분석이나 주 성분 분석에 의한 통계적인

해석방법인 다변량해석법의 두 가지를 적용한 결과에 의하면 토양입자가 24%, 자동차 31%, 석탄 18%, 중요 4%, 2차성 입자 7%, 폐기물소각 4%, 해염입자에서 4%가 발생되는 것으로 보고하였다.

대기 중에 존재하는 입자상물질로는 분진(particle), 연무질(aerosol), 먼지(dust), 작은물방울(droplet), 비산재(fly ash), 안개(fog), 흄(fume), 연무(mist), 매연(smoke), 검댕(soot)등을 들 수 있다.

대기 중의 먼지 중 비교적 무거워서 침강하기 쉬운 것을 강하먼지(dust fall)라 하고, 입자가 미세하고 가벼워서 좀처럼 침강하기 어려워 장기간 공중에 부유하는 것을 부유먼지(suspended particles)라고 한다. 대체적으로 대기 중의 먼지는 입자의 직경이 0.001~500μm이며 대부분은 0.1~10μm의 크기(초미세먼지 ; PM 2.5, 미세먼지 ; PM 10)를 갖는다. 크기가 0.1μm 이하인 입자가 분자와 비슷한 현상을 나타내며 기체분자와 충돌하여 브라운운동을 한다. 크기가 1~20μm의 입자는 그들의 운동성이 가스의 운동성을 따르는 경향이 있으며, 20μm 이상의 크기를 가진 입자는 침전속도가 상당히 빨라서 대기 중에서의 먼지 체류기간이 짧다.

1.3.2 | 2차오염물질

1. 정의

개개의 발생원에서 배출된 오염물질이 오염물질의 상호간 및 공기와 반응하거나 자외선(태양광선)과 탄화수소의 촉매로 광화학반응(photochemical reaction) 등을 통해서 성상이 다른 물질로 변화되어 대기오염을 유발시키는 물질을 2차오염물질이라고 하며, 이 경우를 2차대기오염이라고 한다.

따라서 2차대기오염물질은 대부분 광산화물(photochemical oxidant)로서 두 종류 이상의 오염물질에 대한 복합오염의 양상을 나타낸다.

2. 종류

2차대기오염물질은 O_3, PAN, PBN, H_2O_2, NOCl, CH_2CHCHO 등이 있다.

1.3.3 광화학적산화제(물) (photochemical oxidant)

1. 정의

대기오염물질로서 산화제(oxidant)라 함은 요오드화칼륨(KI)을 산화시킬 수 있는 물질을 총칭하며, 광화학적산화제(물)은 광화학반응에 의해서 생성된 물질로서 주로 여름철(7~8월)에 많이 발생되고, O_3 · PAN 등이 여기에 속한다.

2. 산화제의 종류

표 2.1 **오염물질과 그 발생원**

오염물질		발생원
황화물	아황산가스	보일러, 난방, 디젤엔진, 금속정련, 황산공장 등
	황산	보일러, 난방, 금속정련, 황산공장 등
	황화수소	도시가스공장, 타르증류, 석유정제, 제강정련, 펄프공장, 인조견 · 세로판공장, 오수 · 오물처리 등
질소화합물	질소화합물	보일러, 석유엔진, 먼지, 소각, 질산 · 황산제조공장 등
	질산	질산제조공장, 황산제조공장 등
	암모니아	암모니아 · 냉동공장, 식품 · 사료공장, 오수 · 오물 · 시체처리 등
	시안화수소	플라스틱소각, 가스공업, 제철공업 등
산소화합물	일산화탄소	보일러, 난방, 먼지, 소각, 석유엔진, 석유정제, 금속정련 등
	이산화탄소 (탄산가스)	보일러, 난방, 먼지, 소각, 석유엔진, 기타
할로겐화합물	불소, 불화수소	알루미늄전해, 인산비료공장, 도자기 · 유리공장세라믹공업 등
	염소, 염화수소	염소제조, 소오다공장, 펄프표백, 플라스틱소각, 활성탄제조업 등
유기화합물	탄화수소	보일러, 난방, 석유엔진, 먼지, 소각, 석유정제, 식품 · 사료가공, 오수 · 오물 · 시체처리 등
	알데하이드 등	석유정제 등
	유기산	식품 · 사료가공, 오수 · 오물처리 등
먼지	탄소	보일러, 난방, 먼지, 소각, 기타 다수
	재(fly ash)	알루미나, 카바이트, 제철제강, 주조 등
	산화납	가솔린엔진
	중금속	각종 공정에의해서(Cd, Zn, Cr 등)
	유기성먼지	방적 · 직물공장 등
흄	유기물타르	석유엔진 등
	기타	각종공정에 따라
미세먼지 (미스트)	황산 · 질산 등의 미세먼지	각종공정에 따라

대기에 존재하는 산화제로는 O_3 · NO_2 · H_2O_2 · peroxyacetyl형 질산염 · PAN · PBN 등의 유기성 peroxy 및 hydroperoxide 등이 있고, 여기서 NO_2를 제외한 산화성물질이 광화학산화제(광화학적산화물) 또는 2차오염물질이다.

3. 광화학산화제의 농도에 영향을 미치는 인자

대기 중 광화학산화제의 농도에 영향을 미치는 인자는 빛의 강도, 빛의 지속시간, 반응물질의 양, 대기안정도 등이다. 즉, 자외선이나 가시광선 등 빛의 강도가 센 한낮일 때, 빛의 지속시간이 긴 여름철, 광화학적반응물질의 양이 많을 때, 그리고 대기가 안정(기온역전) 되었을 때 대기 중 광화학적산화제의 농도는 높아진다.

1.3.4 스모그

스모그는 두 가지 형태가 있다. 하나는 작은 오염물질입자와 가스로 구성된 화석연료를 사용하는 화력발전소와 공장 같은 산업체에서 배출되는 스모그(smog=smoke+fog)로써 안개와 혼합되어 지표 가까이에 오염된 공기층을 형성한다(런던스모그). 또 하나는 여름날 도시 대부분을 두꺼운 아지랑이로 덮고 있는 것이 광화학스모그로 태양광선과 열이 있을 때 산업체와 자동차로부터 배출되는 다양한 형태의 대기오염물질(질소산화물+휘발성유기화합물 등)이 혼합되어 발생되며 오존과 같은 유독성 화학물질을 만들어내는 화학반응의 원인물질이 된다(로스엔젤레스 스모그).

스모그는 기온역전(상부의 온도가 하부의 온도보다 높을 때)이 일어날 때 가장 위험하다. 기온역전일 때 따뜻한 공기층은 찬공기층인 스모그 위로 이동한다. 즉, 더운 공기가 상승하면 이렇게 새로 형성된 더운 공기층은 기존 스모그 층의 위에 놓이게 되므로 스모그가 대기층으로 확산되어 흩어지지 못하고 더운 공기층 아래 머물게 되어 대기오염이 심화된다.

이런 위험한 스모그현상이 여러 날 계속되어 대기오염피해(LA스모그사건)을 일으킨 로스엔젤레스시는 기온역전이 일어나기 쉬운 지역이다. 왜냐하면, 산 가까이에 더운 공기가 흐르고 있어서 낮은 층에 있는 스모그를 확산시키지 못했기 때문이다.

1.4 대기오염의 피해

대기오염에 의한 영향은 오염물농도나 접촉시간의 변화에 따라서 여러가지 양상을 나타낸다. 오염농도가 높을 때는 화학반응이 급속하게 행해지기 때문에 단시간에 현저한 급성증상을 나타낸다. 그러나 비록 농도가 낮더라도 장시간에 걸쳐 접촉하면 완만한 장애작용이 축적되어 점차로 만성증상을 나타낸다.

오염물 중 가스상물질은 생체 내에 깊이 침입하고 또 급속히 반응하기 때문에 급성피해를 나타내기 쉽다. 에어로졸은 생체의 표층부에 머물러 대개 만성영향만을 미치지만 가용성 화학성분을 포함한 에어로졸은 급성피해를 끼치는 경우가 있다. 더욱 에어로졸은 직접적인 작용 외에 자외선을 막는 등 간접적인 영향을 준다.

대기 중에는 많은 종류의 오염물이 함께 존재하기 때문에 복합적인 피해를 일으키는 경우가 많다. 특히, 만성피해의 경우는 인과관계를 정확하게 파악하기가 곤란하다. 피해판정을 할 때에는 단지 증상만 살필 것이 아니라 오염발생원, 기상조건, 지리적조건 등의 상황 판단이라든가 체내 유해물질의 화학적판정 등과 병행해서 현미경적 판정 등을 실시하여 종합하지 않으면 안 된다.

1.4.1 역사적인 대기오염 사건

세계적으로 유명하였던 Belgium의 Meuse 계곡, 미국의 Donora, Los Angeles, 영국의 London, 멕시코의 Poza Rica, 일본의 Yokohama에서 발생한 대기오염사건은 표(2-2)와 같다.

이외에서도 인도 보팔시(1984. 12)의 M. I. C(methyliso cyanate) 가스유출사건과 구소련 우크라이나 체르노빌원자로폭발사고(1986. 4), 그리고 시베리아툼스크시 핵폐기물탱크 폭발사고(1993. 4) 등이 계속 발생되고 있다.

표 2.2 **세계적으로 유명했던 대기오염사건**

사건	환경인자	피해	오염원 · 농도
Meuse Valley (Belgium) 1930년 12월	분지 무풍상태 기온역전 연무발생 공장지대 철공장 금속공장 유리공장 아연공장	평상시 사망수의 10배, 60명 사망자외 전 연령층의 급성호흡기 자극성증환자발생, 해소, 호흡곤란이 주증상, 가축 · 새 · 식물도 치사적피해, 사망자는 만성심폐증 질환을 갖고 있던 사람들	공장 아황산가스, 황산 · 불소화합물, 일산화탄소, 미세입자
Yokohama (일본) 1946년 가을	무풍상태 농연무발생 (밤과 이른아침) 공업지대	주둔 미군차량 및 그 가정의 매연 발생시 그 가족에게 심한 천식 발생(전년에 기관지염을 경험한 자), 발생은 9월부타 3월에 걸쳐 발생했으며 지역을 떠나면 완전회복, 기관지 확정제가 효력.	불명 대기오염 물질로 추축
Donora (미국) 1948년 10월	분지 무풍지대 기온역전 연무발생 공장지대 철공장 전선공장 아연공장 황산공장	인구 14,000명 중 중증 11% 중등증 17% 경증 15% 의 전연령층에 자극증상 발생 18명 사망 특히, 만성심폐질환, 해소, 호흡곤란, 흉부협착감이 주증상	공장 특히, 아황산가스 및 황산미세입자 혼합, SO_2, SO_3, 0.32～0.39ppm
Poza Rica (Mexico) 1950년 11월	공장조업의 사고로 대량의 황화수소가스가 마을로 누출, 기온역전	22,000명 중 320명이 급성중독에 걸려 22명 사망, 해소, 호흡곤란, 점막자극 등 주로 호소	황산수소가스
London (영국) 1952년 12월	하천평지 무풍상태 기온역전 연무발생 습도 90%, 인구조밀, 차가운 취기가 있는 somg	3주간 4,000명의 과잉사망, 그 후 2개월에 8,000명 과잉사망. 전연령층에 심폐증질환다발, 입원환자중 특히, 45세 이상은 중증. 사망자는 만성기간지염. 천식기관확장증. 폐섬유증이 있던 사람.	석탄연소시 특히, 아황산가스. 60%는 가정난로에서 기타는 공장. 발전소에서 미립 aerosol 분진 등. SO_2 최고 0.75 ppm
Los Angeles (미국) 1954년 여름	해안분지, 1년을 통해 해안성안개와 기온역전이 매일같이 발생. 백색연무발생, 급격한 인구증가, 자동차수증가, 석유계연료 소비증가.	눈, 코, 기도, 폐 등 점막의 지속적 · 반복성 자극, 일상생활의 불쾌감(전시민), 가축, 식물, 과실의 손해, 고무제품, 건축물의 손해	자동차배기 등 석유계연료에 유래하는 CO, SO_2, SO_3, NO_2, O_3, aldehyde, ketone, acrolein, formaldehyde, nitroolefin 등

표 2.3 ‖ London형 smog와 Los Angeles형 smog의 비교

구분 \ Smog		London형 smog	Los Angeles형 smog
특징		1950년 London에서 개최된 공중위생 회의에서의 합성어 (smog=smoke+fog)	1952년 이후 미국의 Haegen Smit이론이 광화학작용(photochemical reaction)으로 형성
주오염물질		SO_2, smoke, CO, 부유먼지, H_2SO_4 mist	NOx, O_3, PAN, aldehyde, acrolein, nitroolefin
주오염원		공장, 가정난방	자동차
연료		석탄과 석유계 연료	가스, gasoline과 석유계 연료
기상조건	기온	4℃ 이하	25~30℃
	기습	85% 이상	70% 이하
	풍속	무풍	3m/sec 이하
	일량	없을 때(아침, 저녁, 흐린날)	강하게 쬐일 때(낮)
	계절	겨울(12~1월)	여름(7~9월)
	발생시간	아침 · 저녁	오후 2시
	역전종류	방사선(복사성) 역전	침강성역전
화학반응		환원	산화
시정		100m 이하	1.6~0.8km 이하
피해		i) 인체 피해가 심하다. 호흡기장애, 만성기관지염, 폐염, 심장질환 ii) 식물 및 재산피해도 크다. • 식물고사-큰 식물 피해 • 건축물 손상-철부식, 석조건물 피해	i) 인체 피해는 간접적이다. 점막자극, 시정악화 ii) 식물 및 재산피해도 비교적 적다. 연약한 식물피해(시금치, 상치, 샐러리 피해) 고무제품 손상

1.4.2 ‖ 사람에 대한 피해

1. 입자상 물질(particulates)의 피해

일반적으로 부유먼지라고 하면 입자직경이 10μm 이하인 먼지를 말하며, 총부유먼지는 입자직경 100μm 이하의 입자상물질을 총칭하고 미세먼지(fine particle)와 조대먼지(coarse particle)로 나누어진다. 조대먼지는 10~100μm의 거칠고 큰 거대먼지를 말하며, 공기 중에서 체류시간이 짧기 때문에 강하먼지(dust fall)라고 부르기도 한다. 이것은 호흡에 의해 인체에 흡입되지는 않지만 가시도(visibility)에 영향을 미친다.

부유입자상물질은 가스상오염물질과 달리 입자직경에 따라서 인체에 흡입된 후 이동이 전혀 다르다. 10μm 이상의 큰 입자는 흡입되어도 거의 전부가 상기도에 침착된 후 기도 섬모활동에 의하여 토출된다. 10μm 이하의 입자(PM 10, PM 2.5)는 입자직경과 흡입시의 흡기속도에 의하여 다르지만 5μm까지의 입자는 코 및 인두에, 1~5μm의 입자는 기관 및 기관지계에, 초미세먼지(PM 2.5)는 폐포까지 도달된다(폐포 침착율이 큰 먼지 입자의 직경 0.5~5.0μm). 입자상물질의 미립자는 흡입에 의하여 폐포에 침착하면서 인체에 영향을 미치게 된다.

한편 입자상물질 중 그 성분이 문제가 되는 것이 있는데, 광산의 경우 유리규산이 규폐증을 일으키기 때문에 문제가 되지만 실내공기오염의 경우는 근대과학의 발전으로 많이 사용되고 있는 석면류(asbestos)가 문제가 되고 있다. 이러한 석면을 취급하는 공장 근로자들에게 석면폐, 폐암, 악성중피종 등의 건장장애가 유발되는 등 인체에 미치는 영향이 막대한 것으로 알려져 있다.

2. 아황산가스(SO_2)의 피해

아황산가스가 인체에 미치는 피해는 농도와 노출시간이 문제가 된다. 아황산가스는 물에 잘 녹기 때문에 90%가 상기도에 흡수되어 주로 호흡기계통의 질환을 일으키며, 이외 급성결막염, 치아산식증 등이 알려져 있다.

표 2.4 **아황산가스 농도와 증상과의 관계**

농도(ppm)	증상
3~5	냄새로 가스의 존재를 알 수 있다.
8~12	몸이 자극된다.
10	장시간 견딜 수 있는 한도
20	눈에 자극을 느끼고 기침이 나온다.
50~100	단시간 견딜 수 있는 한도
400~500	단시간으로 심한 중독

3. 질소산화물(NO_x)의 피해

질소산화물은 연소시에 배출되는 것으로서 탄화수소(hydrocarbon)와 함께 태양광선에 의해 광화학적스모그생성 역할을 하는 물질로서 알려져 있고, 인체의 피해는 주로 하기도 호흡기조직의 세포파괴와 이로 인한 호흡기질환에 대한 면역성감소 및 혈

중 헤모글로빈과 결합하여 메트헤모글로빈(methemoglobin)을 형성함으로써 산소 전달을 방해한다. NO_2로 인한 급성피해를 종합하면 그 자체가 직접적으로 눈(眼)에 대한 자극이 없다는 것을 제외하고는 SO_2의 피해와 거의 일치되는 호흡기질환인 기관지염, 폐부종 및 폐렴 등이 있지만 SO_2에서는 천식까지 진전된다는 점과, NO_2에서 섬유성폐기관지염 및 폐암을 일으킨다는 점에서 다르다.

한편 NO_2 노출에 대한 인체의 영향에 대하여 냄새를 맡을 수 있는 최저농도와 어두움에 대한 적응시에 영향을 주는 최저농도에 대하여 연구가 진행되어 왔다. Henschler 등의 실험에 의하여 20~35세의 건강한 남자 중 NO_2 농도 0.12ppm에서 9명 중 3명이, 0.22ppm에서 13명 중 8명이 또한, 0.42ppm의 고농도하에서 8명 중 8명 전부가 즉각적으로 냄새를 감지하였다. 또한, Feldoman와 Salamberidze의 연구에 의하면 NO_2 농도가 0.11~0.12ppm에서 냄새를 감지할 수 있다는 보고도 있다.

표 2.5 ‖ NO_2가 사람에게 미치는 영향

농도(ppm)	노출시간	영향
0.2	-	우주여행 허용기준
0.5	90일	잠수함 운행 허용기준
1~3	-	취각감지
5	8시간	산업안전보건허용기준
10	1시간	산업안전보건 및 잠수함 운행기준
13	-	3/8 눈자극, 7/8 코자극, 5/8 폐장 불쾌감 2/8 중추신경 영향
20	18개월	종업원에 질병영향 있음
10~40	계속노출	만성 폐섬유와 폐기종
50~100	6~8주	섬유폐쇄성 기관지폐염
64	-	중등도 인후자극, 호흡회수 증가
80	3~5분	흉곽 압박감 느낌
100	3~5분	인후의 뚜렷한 자극과 심한 기침
500	3~5분	기관지폐렴이 겹친 급성 폐부종, 2~10일 이내 사망

4. 일산화탄소(CO)의 피해

일산화탄소는 혈중의 헤모글로빈과 결합하여 HbCO(carboxyhemoglobin)을 형성함으로써 혈액의 산소전달기능을 방해하고, 산소와 헤모글로빈의 결합체인 HbO_2 (oxyhemoglobin)의 분해를 방해함으로써 세포로의 산소공급을 더욱 방해하게 된다.

일반적으로 CO의 인체 피해는 HbCO의 포화정도와 밀접한 관계를 보이며, 이는 혈중의 HbCO와 HbO_2의 합에 대한 HbCO의 비율로 나타낸다.

정상적인 비흡연가의 혈중 HbCO의 포화율은 약 0.5%이며, 일반적으로 1% HbCO 이하에서는 아무런 영향이 없는 것으로 알려져 있다. 비흡연가에 있어서 2.5%의 HbCO는 시간간격에 대한 감지에 지장을 주며, 3%의 HbCO의 농도에서는 명암감각을 둔화시키며, 5% 이상에서는 심장혈관에 이상을 일으켜 심장병환자에게 과중한 부담을 주게 된다고 알려져 있다. 또한, CO에 단기간 노출되었을 경우 농도와 노출시간의 곱이 90ppm/hr이면 두통이 생기며, 1,500ppm/hr이면 생명이 위험하고, HbCO가 40%를 넘게 되면 완전한 회복이 어렵다.

5. 산화제(O_3)에 의한 피해

산화제의 농도가 상승하면 눈의 자극 등 점막계통에 통증을 일으킨다. 0.15~0.25ppm의 오존에 단시간 노출로 운동중인 건강한 사람과 민감한 사람에게서 간기능저해, 기침, 천식 등 임상증상을 유발하고, 0.37ppm의 O_3와 SO_2의 혼합폭로는 각각 단독폭로에 비해서 사람의 간기능에 더욱 피해를 미친다.

표 2.6 ‖ O_3과 기타 광화학적 oxidant의 급성 영향

최저영향 농도 (ppm)	평균 최고 1시간 농도(ppm)	영향	대상
0.08	0.004~0.235	흡연자와 환자에서 기침, 눈 · 코자극 증상을 증가, 부유황산염을 제외하고 먼지의 pH는 눈 및 코자극과 관계가 있음	천식 및 allergy 환자 및 정상 성인
0.08	0.01~0.12	O_3과 TSP에 의해서 1일 최대흡기량 12.24~14.8% 감소함	소아 및 젊은 성인
0.08	0.01~0.12	1일 최대흡기량 감소율과 급성증상을 나타내는 환자 발생률은 오존, 저온, 그리고 높은 TSP에 의해서 증가함	성인 천식환자
0.15	0.01~0.30	O_3, SO_2, 기온은 기도저항에 관계함	청춘기
0.16	0.16~0.17	정상인 및 천식환자에 있어서 운동시에 호흡기 기능을 다소 저하시킴	정상 및 천식환자

주) Air Quality Criteria for Ozone and Other Photochemical Oxidant, EPA-600/8-84-020 A, Vol I of V, 1084.

표 2.7 **옥시단트 농도와 폭로시간에 따른 피해정도**

옥시단트 농도와 폭로시간	피해정도
0.05ppm/4시간	농작물 피해 : 잎과 성장 방해
0.3～0.3ppm/1시간	운동선수 성적 저하
0.03ppm/8시간	코, 목 등의 자극
9ppm 이상	중태에 빠짐

6. 다이옥신의 피해

다이옥신중독은 급성독성과 만성독성으로 분류한다. 급성독성은 모르모트에 대한 치사량 LD_{50}이 0.6μg/kg(체중)으로 매우 강한독성(파라치온과 시안화합물 : 5～50mg/kg)을 나타내고 있다. 만성독성으로는 다이옥신 이성질체 중 독성이 약한 것은 다른 물질로 전환되나 독성이 강한 것(2,3,7,8-TCDD 등)은 잔류하여 효소의 활성을 저하시키거나 지방간을 유발시키거나 세포면역기능저하, 돌연변이, 폐암 등을 유발시킨다.

7. 기타 중금속에 의한 사람의 피해

중금속(heavy metals)이란 비중이 4.0 이상 되는 금속을 말하며 여기에는 거의 60종류 이상이 있지만, 대체로 대기오염에 의한 공해와 관련되는 중금속류로 니켈(Ni)・구리(Cu)・카드뮴(Cd)・수은(Hg)・납(Pb)・망간(Mn)・아연(Zn)・셀렌(Se)・바나듐(V)・크롬(Cr)・코발트(Co) 및 안티몬(Sb) 등을 들 수 있고, 이들 중 Ni・Cd・Pb・Hg 등은 생명유지에 필요없는 원소인데도 인간의 생산활동에 의해 환경 중에 대량 배출됨으로써 오염원이 될 수 있다.

그러나 Fe・Cu・Co・Zn・Cr・Mn 등은 미량으로 생명유지에 절대적인 존재가 되나, 이것들도 Fe를 제외하고는 모두 그 양이 과다해짐으로써 독성을 강하게 나타낼 수 있어 문제가 된다.

가령 생리적으로 볼 때, Fe는 헤모글로빈(Hb) 및 수많은 호흡효소계의 일종인 시토크롬(cytochrome)에 불가결한 성분이고, Cu도 Hb를 갖지 않는 연체동물의 호흡색소인 헤모시아닌(hemecyanin)의 성분으로 중요하고, Mn은 당이나 콜린(choline) 대사에서의 효소반응에 절대적 원소이며, Zn도 DNA나 단백질의 합성을 조절하거나 골격이나 피부형성에 관여한다. 한편 Cr 중 특히, 3가크롬은 당이나 지질(lipid) 대사에 필수적인 것이며 인슐린(insulin)의 기능을 돕기도 한다. CO도 비타민(vitamin)-B12

의 주성분으로서 생체 내의 물질대사작용에 있어서 효소활성에 관여하고 있다.

한편 공해론적으로 중금속류를 본다면, 이들은 유기금속화합물로서 휘발되는 것도 많고 지방조직에 침착되기도 쉬우며 특히, 금속흄(metals fume)은 그 입자가 1μm 이하로 작기 때문에 더욱 광범위하게 대기 중으로 확산되어 나감으로써 해당 공장지대는 물론이고 일반 대기도 쉽게 오염시킬 수도 있게 된다.

1) 납(Lead, Pb)

납은 건전지, 활자, 땜납 및 도료 등의 제조에 이용되는 일이 많아 그 영향도 크기 마련이다. 특히, 자동차의 녹킹이나 옥탄가를 향상시키기 위하여 휘발유에 4에틸 납과 4메틸납을 넣는 소위 앤티녹킹제(antinocktants)로서의 유기성알킬납(alkyllead, tetra-methyl lead)은 인위적으로 대기오염의 최대오염원이며, 이것이 가솔린 중에 0.02~0.07%의 비율로 함유되어 있어 그 연소 배출가스에 유래하는 납은 먼지에도 흡착되므로서 도시의 토양이나 그곳에 생장한 식물은 납에 의한 오염이 클 수 밖에 없다. 따라서 담배잎도 납이 함유되었다고 볼 때 흡연에 의한 납의 흡입이 공해문제로 중요시 될 때가 있다.

대기에 의한 납의 오염은 물에서처럼 식물연쇄로 사람으로까지 피해를 주는데, 물이나 먹이를 통한 것은 소화기관을 통하여 배설되는 반면에, 대기오염을 통해 폐로 흡입되기도 한다. 그림 2.2에서 보듯이 납 흡입량은 대기중의 납농도에 비례하여 증대되고, 경구적인 때의 5배 가량 된다. 이 그림에서 납의 최소흡수량은 최대흡수량의 60%에 지나지 않는 것을 알 수 있다.

그리고 혈액 중의 납은 혈장보다는 적혈구에서 1.5배 가량 더 흡수된다. 이밖에도 연부조직, 신장, 간 등에도 축적되며 골조직에도 흡착된다.

납 중독증상으로서는 전기에는 조혈기능장애로 인한 빈혈이며, 이 증상이 계속되면 후기에는 신경계통을 침해함으로써 간이나 신장에 나쁜 영향을 미치게 된다. 따라서 신경장해의 대표적인 증후로는 시신경위축에 의한 실명을 비롯하여 사지경련이나 뇌성마비를 일으킬 때도 있다. 어떤 경우에도 임신부에서의 조산이나 유산의 원인이 되는 한편 심하면 불임증이 될 수도 있다.

요컨대 납중독은 자연발생원에 의한 무기납의 위험성이 크다고는 하나, 인위적발생원인 유기납(가솔린 앤티녹킹제 : TEL, TML)은 주로 중추신경계를 침해하는 특징이 있으나 배설이 무기납 보다도 쉽다는 점에서 구별된다.

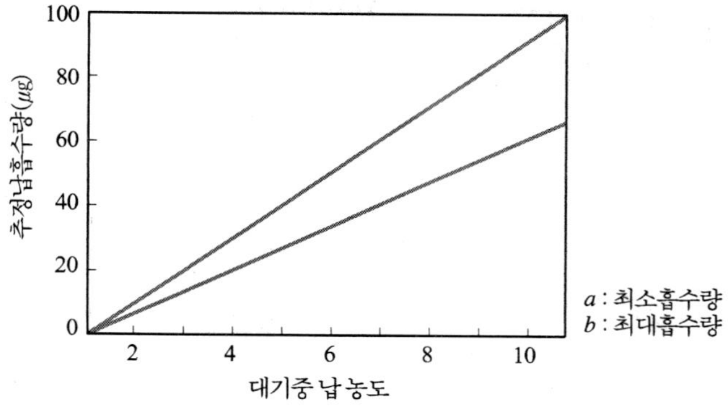

그림 2.2 **호흡에 의한 혈중의 납흡수량**

2) 수은(Mercury, Hg)

수은을 대별하면, 금속수은을 포함한 무기수은과 페닐수은(phenyl Hg)이나 메틸수은(methyl Hg)과 같은 유기수은으로 구별할 수 있다. 특히, 금속수은은 물이나 약산 및 알칼리에는 불용이나 실온에 방치하면 증발하여 공기를 오염시키게 된다.

인체에 대한 피해는 무기・유기수은은 공히 급성독성증을 발생시키지만 그 중 유기수은인 메틸수은은 만성독성증을 발생시킨다.

즉, 무기수은은 신장이나 간에 축적되어 각종 장해를 초래하는데 그 중에서도 신장 세뇨관의 손상이 심하고, 소장이 침해되면 이질을 일으킨다. 특히, 수은증기는 폐포를 침해하여 뇌까지 손상을 입혀 기능장해를 초래한다.

유기수은은 무기수은과 달리 신장보다 주로 창자로부터 배출된다. 따라서 아세트알데히드(acetaldehyde) 합성촉매로 사용된 메틸수은이 대기를 통해 수중에 오염되어 어패류를 거쳐 사람에게 수은중독을 일으켰던 이른바 미나마따병(minamata disease)은 이의 대표적인 예이다.

미나마따병의 주 증상은 뇌피질부의 위축을 일으켜서 손가락, 입술, 혀 등의 마비와 언어 및 보행장해를 수반하며 연하곤란 및 청각과 시각장해도 일으킨다. 물론 이 때에 다른 합병증이 수반되면 생명을 잃게 되는 수도 있다. 이때 특히, 알킬수은(alkyl Hg)은 임신부의 태반을 통해서 태아로 옮겨가 선천성뇌성마비를 일으키거나 염색체를 변이시켜 돌연변이(mutation)에 의한 기형아의 출산도 유발할 수 있다고 한다.

3) 카드뮴(Cadmium, Cd)

Cd은 아연광석 중에 탄소염이나 황화물로서 함유되어 있다. 아연정련을 통한 물이나 흙을 오염시키는 경우도 있으나 주로 대기를 오염시키는 근원은 금속 흄(hume)이다.

급성중독증상은 구토, 복통, 이질 등이 나타나며 기관지염이나 폐렴을 일으키는 경우도 있다. 반면에 만성적인 경우에는 취각신경마비와 폐기종 등을 일으키는 한편 이로 인한 동맥경화증이나 고혈압증의 유발 요인이 되기도 한다.

특히, Zn 광산의 채광과정에서 비산되는 카드뮴흄이나 먼지 및 그 폐기물로 오염된 공기흡입이나 물, 토양을 통한 동·식물(쌀 등) 섭취에 의해 인체에 축적되면 이른바 이따이이따이병(itai-itai disease)을 앓게 되는데, 이것은 뼈 중의 칼슘(Ca) 대사가 방해를 받으므로 골(뼈)연화를 초래하여 심한 통증이 생기는 동시에 골절상을 보일 때가 많다. 이 밖에도 Cd오염은 유전자돌연변이의 유발원으로나 발암원 및 생식기능장해원 등으로 작용하는 경우가 있으므로 중요시 된다.

4) 니켈(Ni)

Ni은 산화나 부식에 강하므로 도금용으로나 합금에 의한 귀금속장식품 및 스테인레스 등의 재료로서 우리 일상생활과 밀접한 관계가 있으나 대기를 오염시켜 발암원(carcinogen)으로서 작용하는 경우가 있으므로 중요시하지 않을 수 없다. 그러나 금속니켈은 거의 무독이므로 단일물질(원소)로서 공해보다는 가용성 니켈염화물이나 황화니켈(NiS) 및 기체상 니켈카르보닐($Ni(CO)_4$)로 되었을 때에 발암원으로서의 독성을 발휘할 수 있는데 문제가 있다고 본다.

이러한 금속니켈의 대기오염원은 주로 채광과 제련이지만, 이 밖에도 무기석면(asbestos)이나 석탄 중에도 대량 함유되어 있기 때문에 직업병의 원인이 되는 대기오염원으로서 중요시된다.

기체상 니켈카르보닐($Ni(CO)_4$) 가스는 대기오염보다는 주로 작업환경에서 그 피해를 볼 수 있고 질식, 오심, 구토 및 두통 등의 증상을 나타내며 심할 경우에는 호흡축진, 청색증(cyanosis), 허탈(collapse) 상태에 빠져 죽고 만다. 따라서 만성폭로나 대량의 급성폭로가 있을 때에는 비암이나 폐암이 유발 될 수 있다.

그리고 금속니켈가공장식품(가령 시계줄) 등이 피부에 접촉되면 땀에 의해 가용성염을 형성하게 되고 이로써 접촉성피부염을 발생하므로 알레르기(allergy) 체질과 구별된다.

5) 셀렌(Selenium, Se)

셀렌에 의한 급성중독증으로는 코피, 기침, 현기증, 후두부종, 호흡곤란 및 전두부의 두통, 경련, 혈압강하 및 호흡불완전 등의 증상을 보인다.

한편 Se 함량이 5~10ppm 정도로서는 인체나 가축에서 만성셀렌증을 일으켜서 정신적우울감, 피로, 소화기장애, 황달, 복수증, 간・신장・심장장해 및 비장장해 등을 수반하는데 특히, Se의 먼지나 가스에 장기간 폭로되면 폐조직증을 일으킬 수 있다. 그러나, 인체의 Se은 모발(머리털)에 축적되는 일이 많으므로 모발은 Se의 피폭시간이나 전체 조직 중의 Se 함유량을 추정하는데 필요한 지표물로 이용한다.

6) 바나듐(Vanadium, V)

바나듐은 직업병적인 중독증으로서 중요시되는데, 이것은 광석의 먼지나 흄의 흡입에 기인되는 것이다. 따라서 금속정련, 바나듐함유연료연소, 정유공정, 바나듐합금생산공정을 비롯하여 황산생산공정의 촉매로서도 널리 이용되기 때문에 이들은 모두 대기오염원이 될 가능성이 크다.

인체생리에 미치는 영향으로 콜레스테롤, 인지질 및 지방합성을 저해하거나 기타 다른 영양물질의 대사장해를 일으키기도 한다.

대기오염에서 문제가 되는 것은 오염도가 높은 대기흡입에 기인되는 만성폭로영향을 받게 되는 것이며, 고빈도의 만성기관지염과 순환기계통 질병이 발생하고 특히, 이산화바나듐에 폭로된 근로자는 혈청콜레스테롤양이 평균 10% 저하하며 소화기, 호흡기장해, 기침, 폐출혈, 기관지염 및 신장장해 등의 증상을 보인다.

7) 크롬(Chromium or chrome, Cr)

크롬에는 인체에 유익한 3가크롬과 유해한 6가크롬이 있는데, 3가크롬은 당・지질대사에 절대적인 필수요소로서 인슐린(insulin)과 유관하여 당뇨병, 심장병, 동맥경화증에도 유효하고 혈중의 콜레스테롤이나 지질의 양을 조절하기도 한다. 이에 반해 6가크롬은 자극성이 매우 강하고 부식성도 있으므로 먼지나 미스트에 폭로되는 도금공에서는 비중격천공이 생기며, 만성기관지염이나 발암증상의 전구증을 나타내고 간혹 일시적인 흡입으로도 피부궤양을 일으키며 이로 인한 치사율도 5% 가량된다는 보고가 있다.

8) 망간(Mangan, Mn)

급성중독증으로는 금속흄의 영향으로 오한과 금속열에 의한 고열을 보이고 결국 폐렴으로 변하며 감염성폐렴과 달라 비점막 자극에 의한 비출혈이 특징이다.

만성중독증으로는 호흡기계통보다는 오히려 중추신경을 해치는 일이 특징인데, 간뇌가 침해되므로 정신장해, 기억 및 판단력상실, 환각·망상 및 우울증상 등을 보이므로 급성중독증과 구별된다.

9) 아연(Zinc, Zn)

아연도 다른 금속류와 마찬가지로 정제할 때 혼합물로서 대기를 오염시키지만, 여기서 공해면으로 중요시 되어야 할 것은 아연화합물의 연소로 생긴 산화아연에 기인되는 금속흄(hume)이며, 이것은 직업병의 원인이 되어 Mn에서처럼 오한·구토 및 고열 등이 특징이다.

1.4.3 식물에 대한 피해

대기오염이 식물에 주는 영향은 민감하여서 사람에 주는 영향보다 먼저 나타난다는 점에서 주목된다. 식물에 영향을 주는 정도는 가스종류, 농도, 접촉시간, 식물종류나 품종 외에 접촉시 광선, 온도, 습도 등 기상조건이나 계절차 또는 낮과 밤의 시간에서 영향을 받는 식물활동상황, 식물생육기 등에 따라서도 크게 차이가 있다. 식물에 주로 피해를 주는 대기오염물질 중에서 독성이 큰 순서로 나열하면 HF, Cl_2, SO_2, NO_2, CO 순이며 이외 O_2, NH_3, ethylene 등도 있다.

1. 아황산가스의 피해

아황산가스가 식물에 미치는 영향은 급성 또는 만성이다. 식물이 아황산가스에 접촉하게 되면 잎 뒤쪽 표피 밑의 세포(parenchyma)가 피해를 입기 시작한다. 계속 아황산가스와 접촉하게 되면 내부세포(palisade)가 피해를 입게 되며 마지막으로 잎 전체에 영향을 미치게 되어 세포가 죽게 되고 그 부분은 시들게 되어 탈색되고 황갈색을 띄게 된다.

SO_2 피해기전으로 첫째, 히드록시슬폰산에 의한 독성설이다. 즉, 기공으로 흡입된 SO_2가 식물체 내에서 유기산 분해에 의해 생성된 알데하이드(HCHO)와 화합하여 히

드록시슬폰산($=C{<}^{OH}_{SO_3H}$)을 형성하므로 엽록소가 파괴된다는 설이고, 둘째 기공으로 흡입된 SO_2가 식물체 내의 수분과 반응하여 황산으로 변하는 데 이 황산에 의해 엽록소가 파괴된다는 설이다.

표 2.8 **아황산가스에 대한 식물별 저항력**

약한 것		중간		강한 것	
자주개나리	1.0	캘리플라워	1.6	장미	2.8~4.3
		파세리(parsely)	1.6	라일락	3.0~4.0
대맥	1.0	사탕무우	1.6	감자	3.0
양상추	1.0	민들레	1.6	나즈나	3.0
선(線)	1.0	토마토	1.7	엉겅퀴	3.1
연초	1.0	사과	1.8	피마자	3.3
사루비아	1.0	스위트크로바	1.8	단풍	3.3
코스모스	1.1	호배추	2.0	등나무	3.3
스위트피	1.1	백일초	2.1	잔솔잎시초	3.5
송양나무	1.2	배	2.1	털제비꼬갈	3.7
고구마	1.2	선선화	2.1	옥파	3.8
시금치	1.2	베고니아	2.2	담장넝쿨	3.8
무우	1.2	수국	2.2	옥수수	4.0
호박	1.1~1.4	포도	2.2~3.0	국화	4.3~7.3
메밀	1.2~1.3	복숭아	2.3	산삼	4.6
귀리	1.3	살구	2.3	표주박	5.2
질경이	1.3	과맥	2.3	담장넝쿨	6.4
나팔꽃	1.3	보리수	2.3	참외	7.7
해바라기	1.3~1.4	아이리스	2.4	측백나무	7.9
크로바	1.4	자작나무	2.4	까치밤나무	11.9
홍당무우	1.5	연미	2.4	쥐당나무	15.5
우웡	1.5	신두복숭아	2.5		
보리	1.5	포플라	2.5		
콩	1.5	우엉	2.5		
		글라디올러스	2.6		
		산겨자	2.6		
		칸나	2.6		
		수박	2.9		

아황산가스는 거의 모든 식물에 유해하다. 특히, 알팔파는 SO_2의 지표식물로 이용되고 있다.

한편, 아황산가스의 침해를 입은 잎은 물을 빼앗기며 건조되어 얇게 되고, 황갈색 내지 회백색으로 퇴색하여 반점이 생기며 특히, 생활력이 왕성한 잎이 피해가 크다.

2. 오존 및 옥시단트의 피해

오존은 먼저 식물 잎의 책상조직에 피해를 주어 회백색 또는 적갈색반점이 균일하게 확대되어 엽록소의 파괴, 조기낙엽현상 등을 일으킨다. 침엽수 잎의 끝부분은 갈색으로 변하고 흑반점(necrosis)이 일어난다. 시금치, 얼룩강낭콩, 토마토, 백송(白松) 특히, 담배는 O_3에 민감하다. 오존에 의한 식물의 피해기전은 강력한 산화작용에 의한 것으로서 엽록소의 파괴, 동화작용억제, 효소작용저해를 일으키는 원인이라고 생각되고 있다. 오존은 0.2ppm의 농도에서 2～3시간 접촉하면 피해를 일으킨다고 한다.

옥시단트나 불포화탄화수소를 포함한 스모그가 저농도일 때는 기공폐쇄로 흡수·증산이 저하되고 생육을 감퇴시키며 고농도가 되면 표피 밑부분이 은색 또는 청동색이 되어 세포를 파괴시키면서 점차 잎의 전면에 퍼진다.

3. 질소산화물의 피해

질소산화물이 식물에 접촉하면 엽록소가 갈색이 되어 잎의 내부에 갈색 또는 흑갈색 반점이 생긴다. NO_x농도가 0.5ppm으로 10～12일간 유지되면 얼룩강낭콩이나 토마토 등 식물의 성장은 감소된다.

4. 불소 및 그 화합물의 피해

불화수소는 식물기공을 통하여 잎의내부에 들어가지만, SO_x와는 달리 잎의 끝이나 주변으로 운반되어 축적된다. 일정량 이상 축적되면 탈수작용이 일어나 세포가 파괴된 부분은 건조하여 농갈색 내지 황갈색으로 변색한다. 불화수소는 매우 적은 농도에

표 2.9 **불화수소(HF)에 의한 식물 피해**

5ppb 이하의 농도에서 피해를 받는 것	5~10ppb의 농도에서 피해를 받는 것	10ppb 이상의 농도에서 피해를 받는 것
글라디올러스, 소나무(枯葉), 살구나무, 진달래, 튜우립, 옥수수, 매화나무, 딸기, 창포(菖蒲), 메밀	후추, 다알리아 클로버, 대맥, 아마, 뽕나무, 벚꽃, 물푸레나무, 플러터너스, 괭이밥, 별꽃	장미, 라일락, 자주개나리, 적클로버, 콩, 당근, 양상치(lettuce), 완두, 감자, 시금치, 사탕무우, 밀, 명아주, 질경이, 토마토, 전나무, 술송나무, 목화, 담배, 오이, 호박, 양배추, 가지, 양파, 대두, 스위트피(sewwt pea), 밀감, 월계수, 민들레

피해를 주며 특히, 어린잎에 현저하다. 메밀은 0.08ppm에 6시간의 접촉으로 피해를 입는다.

5. 기타의 물질에 의한 피해

1) 에틸렌

에틸렌은 이상낙엽, 어린 가지의 성장저해 및 생장억제를 일으킨다. 많은 식물 중에서 스위트피가 가장 민감하여 0.1ppm에서 이상이 발생된다. 그 밖에 해바라기, 토마토, 메밀 등에 피해를 준다.

2) 암모니아

암모니아는 잎 전체에 영향을 주는 것이 특징이며 암모니아에 접촉하여 수 시간이 지나면 잎 전체가 갈색이 된다. 토마토와 해바라기 등은 40ppm에서 1시간만에 피해가 나타난다.

3) 염소 및 염화수소

유리염소가스의 독성은 아황산가스의 약 3배 정도에 해당한 것으로 보고 되었으며, 염화수소가스는 쉽게 물에 용해하여 염산이 되기 때문에 강산성 반응이 식물체에 현저하게 피해를 주며 피해증상은 불화수소에 의한 증상과 유사하다.

4) 프레온가스 및 할로겐물질

에이콘이나 냉장고, 스프레이 등에 냉매제로 사용되는 프레온가스(CFC)와 할로겐(Cl, F, Br, I 등) 화합물들은 오존층을 파괴시킨다. 오존층이 파괴되면 유해자외선에 의하여 피부암, 실명, 백내장, 피부화상 등이 유발된다.

5) 황화수소(H_2S)

일반적으로 독성은 약하나 어린 잎과 새싹에 피해가 많다. 지표식물은 코스모스, 무, 크로바, 토마토, 오이, 사루비아 등이며, 강한 식물은 복숭아, 딸기, 사과, 카네이션 등이다.

6) 일산화탄소(CO)

식물에는 별로 심각한 영향을 주지 않으나 500ppm의 농도에서 토마토 잎에 피해가 나타난다.

7) 먼지

먼지가 식물의 잎에 부착하면 동화작용, 호흡작용, 증발작용을 방해하며 일사량 부족으로 생육에 악영향을 준다. 먼지 중에는 구리 독성이 제일 강하며, 흙 속에 다량으로 함유된 경우 어린 뿌리와 무성한 삼림이 곧 중독됨으로써 뿌리가 썩어 고사된다.

8) 매연

매연은 식물에 유해하여 큰 피해를 일으킨다. 최근 오염원의 다양화로 식물의 CO_2 입구인 엽공을 매연이 폐쇄시키므로 도시의 가로수가 호흡곤란으로 고사(枯死)되거나 이상낙엽 등을 일으킨다.

매연과 SO_2 가스에 강한 방연용 가로수 나무로는 상록활엽수와 낙엽활엽수인 협죽도, 무궁화, 벚나무, 플라타너스 등이 좋다.

표 2.10 ‖ **대기오염물질에 의한 식물피해 현황**

오염물질 구분	SO_2	O_3	광화학 스모그 (PAN 등)	NO_2	불소(HF)	에틸렌	암모니아	염소·염화수소	황화수소
피해증상	회백색 반점 백화현상 맥간반점	회백색 반점 갈색반점	백색반점 잎의 밑부분이 은색~청색	갈색, 흑갈색 반점 맥간반점	황갈색반점 (잎의 끝 또는 가장자리)	이상낙엽	갈색 초록색	엽록(흑) 반점 SO_2와 비슷	기저부와 가장자리가 마름
피해정도	왕성한 잎에 민감	고엽·성숙된 잎에 민감	성숙한 잎에 민감	젊은 잎에 민감	어린 잎(새잎)에 민감	고엽에 민감	어린 잎에 민감	고목에 민감	어린 잎에 민감

1.4.4 재산 및 물질에 대한 피해

재산에 대한 피해를 대별하면 오염물질의 화학작용에 의하여 변질, 부식하는 현상과 표면이 오염되어 재산가치를 감소시키거나 폐물화 시키는 현상이다. 특히, 산성비(pH 5.6 이하)는 두꺼운 금속이나 건물을 부식 또는 변질시키며 삼림고사뿐만 아니라 호수의 늪지대화와 토양을 오염시키는 등 막대한 피해를 주는 동시에 국제간의 분쟁으로 비화되고 있다. 물질에 대한 피해는 금속(철금속, 비철금속), 건축자재, 페인트, 피혁, 섬유, 염료, 고무와 탄성물질, 유리와 도자기 등에 대한 영향 등을 들 수 있다.

1. 금속의 부식

철, 니켈, 구리, 아연, 마그네슘, 알루미늄 등의 금속은 대기오염물질인 SO_2, H_2S, 매연재(fly ash) 등에 의해서 부식된다.

금속이 녹스는 속도는 습도와 밀접한 관계가 있으며 습도가 80% 이상일 때 현저하게 증가되지만 빗물은 부식금속을 씻겨 주어 금속부식률을 감소시켜 주는 역할을 한다.

특히, SO_2, H_2S, 매연, 습도, 연무질 등이 함께 존재할 때에는 SO_2 단독으로 존재할 때 보다 금속이 부식되는 속도는 매우 빨라지며 수증기와 결합해 간판, 건축물, 철분, 동상, 생필품 등을 부식시키기도 한다.

니켈은 촉매역할을 하여 공기 중 SO_2를 SO_3로 산화하여 황산박층을 만든 후 황산니켈이 되고, 구리는 실내와 건조상태에서는 산화동과 아황산동이 되며, 실외나 흐른 날에는 황산동을 만든다. 그리고 철은 대기오염물질의 농도, 습도와 온도에 따라 즉, 습도는 높고 표면온도가 낮을 때 부식속도는 빠르지만 시간이 지날수록 보호막이 생김으로써 부식속도는 떨어진다. 아연은 SO_2와 수증기의 공존시 표면에 피막을 형성해 보호역할을 한다.

또한, 알루미늄도 산화되어 알루마이트(Al_2O_3)를 표면에 형성하여 대기오염을 방지하는 보호막 역할을 한다.

2. 건축재료와 건축물

매연, 타르(tar) 및 점도가 높은 에어로졸(aerosol, 연무질)이 빌딩, 대리석 등의표면에 강풍으로 흡착되어 세척과 청결이 어렵거나 건물을 부식시킨다($CaCO_3 + H_2SO_4 \rightarrow CaSO_4 + CO_2 + H_2O$).

즉, SO_2는 각종 건축물, 예술품, 기념탑, 대리석, 석회, 시멘트, 슬레이트 등의 탄산염을 함유한 건축재료를 부식시킨다.

그리고 도심지에 위치한 대리석, 바위, 예술품들 아래 부분이 침식 분해되어 마침내 큰 파편이 되어 떨어져 손상되는 등 문화재에 많은 피해를 입힌다. 그러나 화강암과 사암은 대기 중 SO_2에 의해서 영향을 받지 않는다.

3. 도료(paint)

도시의 대기오염물질인 SO_2, H_2SO_4, mist, tar, aerosol 등이 페인트 속의 보호막을 파괴하여 도시 상호간판과 건물 등의 도료를 손상시킨다.

납성분을 함유한 주택용 도료는 황화수소(H_2S)와 반응하면 쉽게 검게 (PbS) 변색된다. 그리고 매연은 그림물감과 유화 등에 손상을 주며, SO_2는 유지・수지의 엷은 피막과 양피지, 그림물감 등에 피해를 준다.

4. 피혁과 섬유

소량의 SO_2에서도 가죽을 약화시키고, 황산인 경우는 미량철분이 함유될 경우 철분이 촉매역할을 하여 가죽을 쉽게 손상시킨다.

그리고 양모, 면, 나일론 등의 각종 섬유는 황산화물에 의하여 섬유색깔이 탈색 및 퇴색되며, 인장력이 감소된다. 예를 들어, 습한 공기 중에서 SO_2 10ppm 존재시 가죽은 6주일 만에 부식되었다.

오존은 착색된 각종 섬유를 탈색시킨다.

5. 고무제품

오존과 같은 대기 중의 산화물질들이 고무의 균열 및 노화를 일으키므로 자동차의 타이어, 전선피복 등에 피해를 일으키기도 하며 고압선의 애자에 먼지가 축적되어서 전선피복 손상으로 누전을 일으킬 우려도 있다.

6. 유리 및 도자기

각종 공예품에 칠한 에나멜은 3년간은 내부금속을 보호하지만, 습기와 황산화물 등의 산성오염물질에 의해 외형이 변화된다.

7. 전자계산기(computer)

아황산가스(SO_2) 같은 도시의 산성물질은 컴퓨터회로의 부속품인 은과 구리의 접합면을 부식하여 전류저항을 크게 일으키고 있다.

8. 기타

안개와 매연 등의 오염물질이 혼합된 농연무와 광화학 스모그가 발생하여 도로변에 시정장해와 가시거리감소로 교통장애를 일으키기도 하고, 대기 오존층에 오존량이 많으면 자외선의 양이 저하되며 대기가 오염되면 일사량부족 및 태양복사량이 단절된다.

그리고 대기 중에 탄산가스량이 많아지면 태양광선 중 적외선을 강력하게 흡수하고, 지구에서 생성된 복사열 방산이 억제되므로 지구표면의 기온을 상승하여 온실효과를 일으켜 이상기후를 초래한다.

또한, 대기오염이 건강에 미치는 영향이나 동식물과 생활환경에 미치는 피해를 경제적으로 평가하기는 곤란하다 하겠으나 농산물, 임산물, 수산물 및 재산상의 피해의 경제적인 가치 평가는 가능할 것이다.

최근에 각종 피해로 도시인이 농촌인보다 세탁비, 세차비, 자동차타이어 교체비, 대리석 부식 등으로 경제적 손실을 입고 있다.

직접적으로는 생산비, 유통비의 상승, 의료비의 부담증가 및 생산기반의 손상, 생활비의 상승 및 생활환경의 손상 등이 문제되고, 간접적으로는 방지시설을 위한 투자 및 운전비용, 방지를 위한 행정기구의 비대화와 공적대책비의 증대, 연구비의 증대 및 악화된 자연환경을 회복하기 위한 투자 등에 드는 비용이 문제된다.

1.5 지구환경문제 발생

오늘날 우리의 지구환경 문제는 전세계적인 몇 가지 중대한 환경위기적 도전을 받고 있다. 즉, 프레온가스에 의한 오존층파괴, 황산화물에 의한 산성비, 탄산가스에 의한 지구온난화, 사막화, 열대우림감소, 수질오염, 야생생물종감소, 개발도상국의 공해 등 여러가지가 있다. 이들 문제는 국경도 없이 전세계적으로 확산・악화되어 하나뿐인 지구환경을 오염시키고 자연생태계를 파괴하여 인류의 사활과 지구존망에 이르기까지 위협하고 있다.

1.5.1 지구온난화

지구온난화라고 하는 것은 우주공간으로의 복사열이 적게 방사되어서 온도가 상승하는 경향을 말한다. 다시말하면, 태양으로부터 지구로 들어온 태양광선 중 약 2/3는 지표에 흡수되고 약 1/3은 재방사되는데 재방사된 태양복사에너지가 CO_2에 의해 대기로 방출되지 못하고 일부는 CO_2층에 흡수되고 나머지는 지표로 환원됨으로써 CO_2층이 지구위에 뚜껑을 덮은 격이되어 우주공간으로 빠져나가는 열을 대기 내에 가두게 되고, 태양에서 지구로 오는 태양에너지는 영향을 받지않게 되므로 지표부근의 대기온도를 점점 증가시켜 지구를 따뜻하게 하는 현상이 발생되는데 이를 온실효과(green house effect)라고 한다. 온실효과의 주범인 탄산가스는 인간의 경제활동으로 발생된 것으로서 일단 대기 중에 방출되면 식물광합성이나 해수에 흡수 용해된다. 따라서 지구상에서 탄산가스의 자연순환은 물질수지방식에 따라 방출과 흡수의 균형이 이루어져야 하는데, 이 지구촌의 인류들은 자국의 이익을 위해 다량의 탄산가스를 배출하는데 비해 인간활동을 위해 열대우림의 파괴 등으로 탄산가스의 흡수원이 감소됨에 따라 자연순환균형이 무너져 대기 중의 탄산가스 농도가 지속적으로 증가해 1760~1830년 이전까지는 280ppm이었는데, 그 후부터 매년 1.5ppm씩 증가해 2025년 경에는 600ppm으로 될 것이라고 보고된 바 있다. 그렇게 되면 지구의 평균온도가 산업혁명 이전보다 3±1.5℃ 상승하게 되어 지구온난화로 인하여 남극이나 북극의 얼음이 녹고, 만년설이 녹아 해수면이 약 30~40m 가량 상승할 것이라고 예상하고 있다. 만일 해수면이 상승되면 남태평양, 인도양 등의 군도와 나일강하류 삼각주, 중국, 방글라데시 등 국가들이 수몰될 것으로 환경과학자들은 예측한다. 그리고 현재의 농작물지대가 이동한다는 것이다. 즉, 지구평균온도가 상승하면 당연히 평균강수량이 증가해서 미국 곡창지대에서 토양수분이 30~50% 감소해 현재의 농지는 황폐화되고, 북방에 있는 캐나다・러시아 등에 새로운 곡창지대가 생길 가능성이 높다고 예측하고 있다. 또한, 온난화에 의한 기온이나 해수온도의 상승에 의해 대기와 바다의 공기 이동이 미묘하게 변화하여 수분증발량이나 기류의 영향(예 : 엘니뇨현상 또는 라니냐현상 등)으로 기상이변인 대홍수 및 가뭄을 오게 할 수도 있다.

특히, 온난화로 겨울철에도 월동이 용이해져 해충과 질병발생으로 농작물이나 인간, 동물질병발생률도 급격히 증가해질 것으로 예상된다.

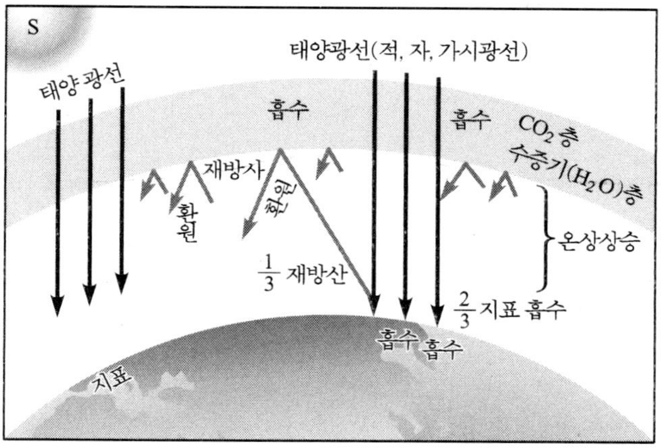

그림 2.3 | 온실효과

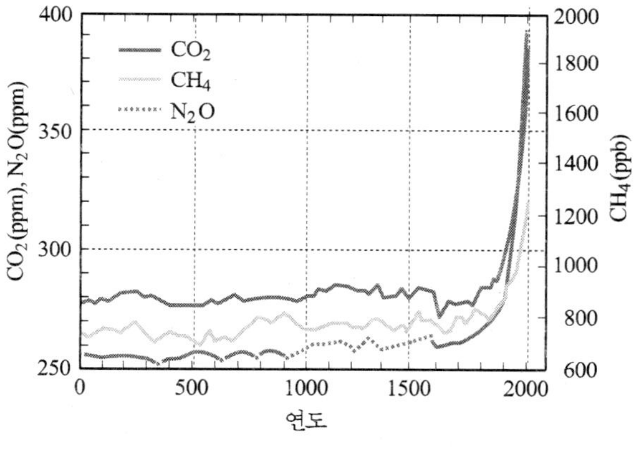

그림 2.4 | 온실가스의 농도변화

1.5.2 | 열대우림의 감소

열대우림의 채벌은 생물종 조성이 다양한 아시아에서는 목재생산을 위해 채벌되고 있으며, 서아프리카에서의 삼림벌채는 목재생산과 화전농업을 위해서이고, 중앙아프리카와 브라질(아마존 지역)에서는 가축방목과 국가정책을 위해 행해지고 있다. 삼림이 채벌된 열대지역에서는 내려진 비가 삼림에 흡수되는 일 없이 직접 하천으로 유출해 하천수위를 상승시킨다. 지표면을 덮고 있는 식물이 없기 때문에 토사도 함께 하천에 흘러 들어가게 된다. 이 때문에 해양생태계에도 악영향을 미친다. 즉, 유출한 토사에 의해 산호초가 파괴되고, 이곳에 서식하는 생물들이 사멸하게 된다.

1.5.3 산성비

산성비는 산성침전(acid deposition)이라고도 말하며 pH 5.6이하인 비를 말한다. 자연상태의 빗물은 수소이온농도(pH)가 평균 5.6인데 이는 대기 중의 탄산가스(CO_2)와 수분과의 평형을 이루어서 내린 물을 비라고 말한다. 산성비 외에도 산성눈, 산성이슬 등으로 대기 중의 산성성분이 지상에 내려오는 모든 형태를 통상적으로 산성비라고 한다.

1. 산성비의 원인

1) 자연적인 원인

해풍에 의한 바닷물의 비산(飛散), 생물학적 유기산의 형성, 질산과 유황을 함유하는 각종 광석의 산화, 화산 활동 등을 들 수 있다. 즉, 바닷물방울이 바람에 의하여 대기로 날아가서 건조하면 바닷물 속에 존재하던 황산염이 대기에 부유하다 빗물에 녹아서 산성화시킬 수 있으며 또한, 식물이나 동물시체가 지층에서 박테리아나 곰팡이류에 의하여 분해될 때 생성되는 각종 유기산도 지면을 흘러내리는 빗물을 산성화시킬 수 있다. 그리고 수중의 질소화합물이 세균에 의하여 산화될 때에도 산이 생기게 되며, 또 황철광 등의 광석이 유황박테리아에 의하여 산화될 때 생기는 황산도 산성비의 원인이 될 수 있다. 화산은 단기간에 대량의 아황산가스를 방출함으로써 산성비의 주요 원인으로 간주된다. 예를 들어, 1980년 5월 18일 폭발한 St, Helens 화산은 약 40만톤의 아황산가스를 분출시킨 것으로 추정되고 있다. 지금까지 그러한 자연적인 현상은 산성비에 의한 문제가 생기기 오래 전부터 있어 왔기 때문이다.

2) 인위적 원인

석탄・석유 등 화석연료의 연소가 산성비의 주된 원인으로 볼 수 있다. 석탄이나 석유는 산지에 따라 차이가 있을망정 모두 황을 함유하여 연료를 태울 때 황은 산화되어 아황산가스로 방출된다. 또한, 고온에서 연료를 태울 때 형성되는 공기 중의 질소

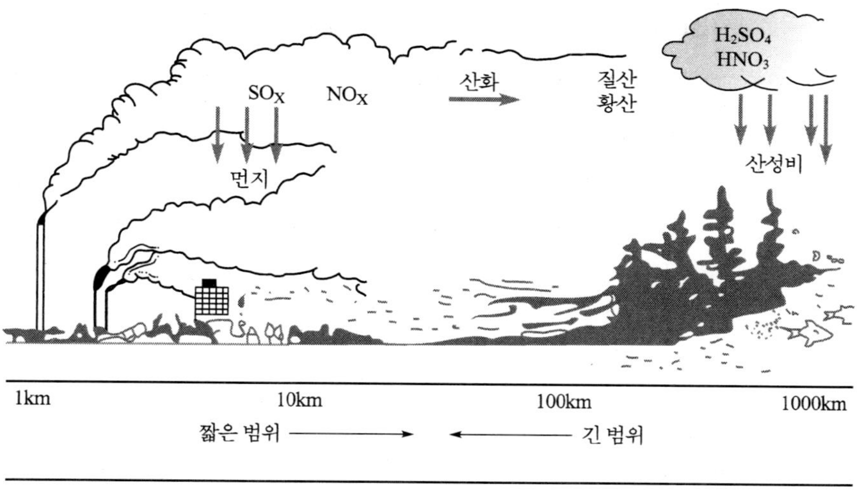

그림 2.5 | **산성비의 생성과정**

가 산소와 반응하여 일산화질소 또는 이산화질소를 형성함으로써 중요한 산성대기 오염물이 된다.

대기로 방출된 아황산가스와 질소산화물이 마지막으로 빗방울에 녹음으로써 황산과 질산이 되기 때문에 산성비가 생기게 되며, 때로는 지면에 침강하거나 지층에 흡수된 산성물질이 빗물에 용해함으로써 빗물을 산성으로 변화시키기도 한다. 또한, 산성비가 눈이 되어 지표에 쌓여 있다가 해빙기에 녹는 경우에는 한꺼번에 많은 양의 산성물질이 하천이나 호수로 유입하게 되어 그 피해는 가중된다.

역사적으로 보아서 산성비에 의한 피해를 이미 1662년 영국에서 관찰되었으나 그 후 200여년이 지난 1872년에야 영국의 화학자 Rober Angus Smith가 산성비(acid rain)란 용어를 처음으로 사용하였으며, 그후 1962년에 Rachel Carson은 그의 저서 Silent Spring에서 독성비(poison rain)이라는 용어를 사용하여 널리 알려졌고, 1967년에 스웨덴의 Suante Oden의 산성비에관한연구를 본격적으로 시작함으로써 오늘날에 이르게 되었다. Steven, E. Lindberg(1982)와 田中 저(1984)에 의하면 pH를 결정짓는 주 성분은 SO_4^{2-}, NO_3^-, Cl– 등의 음이온과 Na^+, K^+, Ca^{2+}, NH_4^+ 등의 양이온으로서 이들간의 이온평형(ionic balance)에 의해 산성비가 결정된다고 밝혀졌다.

2. 산성비에 의한 피해

첫 번째 피해는 산림황폐이다. 산성비가 내리면 산성물질의 독성에 의하여 나뭇잎은 황색으로 변하고 점차 갈색이 되어서 떨어져버림으로 나무는 고사하게 된다. 또한, 산성비가 지면에 떨어지면 토양 속의 인산, 칼슘, 마그네슘 등 식물에 영양분이 되는 광물질의 용해도가 크게 증가하여 씻겨내림으로 나무의 성장에 필요한 영양분이 부족하게 되며, 동시에 나무의 독성을 끼치는 중금속도 용해도가 증가하여 나무에 흡수되므로 피해가 커지게 된다.

두 번째 피해는 수질원의 산성화이다. 하천이나 호수 등의 수질원으로 산성비가 유입하면 물의 pH가 감소하고 산도가 증가하기 때문에 수중의 물고기가 독성을 직접 받을 수 있으며 카드뮴, 납, 아연, 수은 등 중금속의 용해도가 증가함으로써 피해를 받을 수도 있다. 또한, 수질원이 산성화가 되면 물고기 먹이가 되는 미생물의 종류나 수에 큰 변화가 생기면서 물고기 번식에 지장을 줄 수도 있다. 산성화가 되지 않은 호수에서는 황갈색 조류(golden brown algae), 녹조(green algae) 및 규조류(diatom) 등이 많이 번식하는데 특히, 영양분이 많고 완충이 잘 된 호수에서는 청녹조(blue green algae)가 풍부하다. 그러나 호수물의 산도가 증가하면 이들 종류 구성에 변화가 일어나며 종류의 수도 감소하게 된다. 산성비에 의한 세계적인 수질원 피해에 대한 예를 든다면, 노르웨이에서는 1,000여 개의 호수가 이미 한 마리의 물고기도 살지 않는 죽은 호수로 변했으며, 스웨덴에서도 10만여 개의 호수 가운데 2만여 개가 산성비로 오염되어 그 중 6,000개 정도는 물고기가 살 수 없는 사해(死海)로 변했다. 캐나다에서는 산성비에 대한 어떠한 조처가 취해지지 않는다면 금세기 말에는 4만8천여 개의 호수를 잃게 될 것이라고 추정하고 있으며, 이미 온타리오주의 2,000~4,000개 호수가 연어나 송어가 자랄 수 없을 정도로 심하게 산성비로 오염되었고 퀘백주에서도 1,300여 개의 호수가 파괴되는 과정에 있다고 보고되고 있다. 미국에서도 New England 지방의 226개의 제일 큰 담수호 중에서 약 10%가 산성비에 의하여 피해를 받고 있으며, 그 외 Minnesota, Wisconsin, Florida, California 주 등에서도 피해를 받고 있다고 한다. 또한, 산성비로 오염된 호수나 하천을 먹는물의 상수원으로 사용하는 경우 인체가 받는 피해는 아직 뚜렷이 알려지지 않고 있지만 혈중 알루미늄농도를 증가시켜 중추신경계통에 피해를 가해서 투석치매(dialysis demetia) 증세를 일으키며 $50\mu g/l$ 정도의 농도가 되면 위험하다고 한다.

그리고 산성비는 지층의 중금속을 용해시켜 상수원의 중금속 함량을 증가시키며, 정수장에서 적절히 처리하지 않는 경우에는 부식성이 강해 급수관을 부식시킴으로써 먹는물의 중금속 농도를 증가시키게 되는데 특히, 납관이나 구리관을 급수관으로 사용하는 경우에는 불리하다. 또한, 부식작용에 의하여 관 수명이 단축되어 비 경제적이 될 뿐만 아니라 관이 크게 부식되면 식수오염을 초래할 수도 있다. 용해된 철이나 구리 등은 인체에 유해할 뿐만 아니라 색깔을 나타냄으로써 미관상 나쁘기도 하거니와 용수 사용에도 부적합하게 된다.

또한, 산성비는 각종 구조물을 부식시킴으로써 많은 피해를 일으키고 있다. 금속이나 대리석으로 만들어진 동상, 기념탑, 유적 등은 물론이고 구조물 재료로 많이 사용되는 시멘트도 산성비에 약한 편이다.

1.5.4 | 오존층 파괴

지구의 대기를 표준상태로 환산하면 그 깊이가 약 8km가 되는데 오존량은 약 3mm로 아주 적은 양이 대기 중에 포함되어 있으며, 이 오존 전량 중 90% 이상이 성층권인 지상 20~25km 고도부근을 중심으로 오존층을 형성하고 있는데 오존량은 지구대기의 1ppm 정도이다.

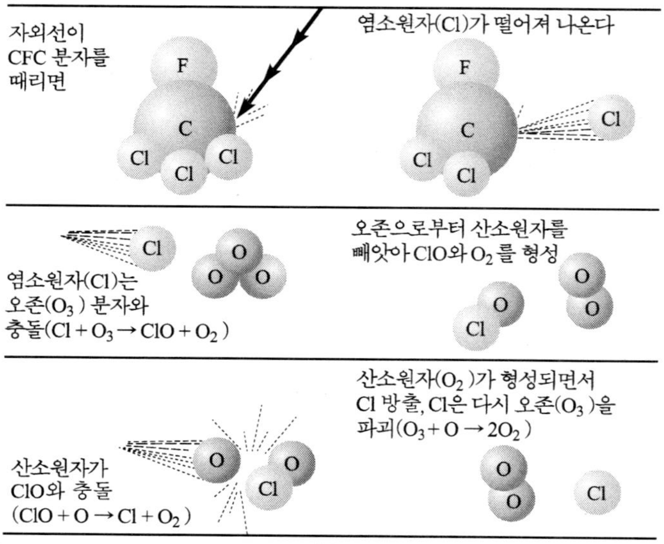

그림 2.6 | 프레온(CFC)에 의한 오존층 파괴기전

지구를 둘러싸고 있는 성층권의 오존층은 지상의 모든 생물들을 해로운 자외선, 우주선, 감마선으로부터 보호해 주는 역할을 하는 생물보호막이다. 그러나 냉장고 냉매, 플라스틱포장지제조, 스프레이분무제, 전자제품세척 등에 사용되는 프레온가스가 대기 중에 방출되면 분해되지 않고 천천히 확산되면서 오존층에 도달되는데는 약 6~8년 정도가 걸리는데, 일단 오존층에 도달하면 프레온가스(CFCs)는 태양으로부터 조사되는 자외선에 의해 분해되어 염소원자가 발생되어 반응성이 강한 염소원자가 오존(O_3)을 산소로 전환시키면서 오존층을 감소시킴으로 오존층이 파괴된다. Halon 역시 CFCs보다도 오존층 분해능력이 강렬해서 지구의 온실효과에 15~20% 기여하는 것으로 보고되어 있다.

1.5.5 | 사막화

사막화의 원인으로는 자연적인 것과 인위적인 것으로 나누어 생각할 수 있다. 첫째, 자연적인 요인으로는 대기 대순환의 변화에 의하여 고기압대와 저기압대가 변동하여 고기압대가 상주하는 곳에서 비가 내리지 않아 사하라사막 같은 사막화현상이 일어난다는 것이다. 둘째, 인위적인 사막화의 요인으로서 최근 문제가 된 지구환경 문제와 밀접한 관계가 있다고 할 수 있다. 그 중에서 이산화탄소 등의 온실효과가스에 의한 지구온난화현상이 지구사막화를 가속화시키는 원인으로 지적되고 또한, 열대우림 등의 삼림파괴, 산성비 등이 토양을 산성화시킴으로써 사막화 현상을 발전시키는 원인이 되며 지금까지 사막이라는 고정지역의 문제에서 사막이 세계전체로 “확대된다”는 즉, 사막화(desertification)가 국제 문제화되고 있다.

특히, 지구의 허파 역할을 하는 열대우림 등의 삼림파괴는 대기 중의 탄산가스량을 증가시켜 지구온난화를 유발하는 등 지구환경오염의 모든 문제와 관련있는 사막화의 직접적인 원인이라고 할 수 있다. 지구사막화 현상화 중에서 약 80% 이상이 이러한 인위적인 원인에 의하여 일어난다고 추정하고 있는데, 해마다 진행되는 사막화면적은 약 630만 ha 정도로 한반도 면적의 약 1/3 정도가 된다.

UNEP(United Nations Environmental Programs : 유엔환경계획)에 의하면, 사막의 궁극적 피해는 “세계의 건조지 또는 반건조지에서의 토지 생산력의 저하”라는 것이다. 즉, 지구상에서 사막화의 증가는 물이 없는 생물에서 열악한 환경증가, 다시 말해 생물이 살 수 있는 적합지가 감소한다는 것을 의미한다. 이와같이 사막화문제는 더 이상 어느 특정지역의 문제가 아니라 지구전체의 문제로서 그 대응책과 해결방안을 찾아 인류보존의 길을 열어야 한다.

1.5.6 | 유해화학물질의 피해

현대의 급속한 중화학공업의 발달로 인하여 화학물질의 사용이 급증하게 되었다. 현재 전세계적으로 개발된 화학물질은 약 500만종 이상에 이르고 있으며 그 중 상품화된 것은 약 6~7만종 정도이다. 이 상품화된 것 중 유해한 것은 15,000여 종으로서 그 중 DDT, PCB 등 발암물질로 판명되었거나 우려가 있다고 인정되는 것은 2,400여 종에 이르고 있다.

살충제(pesticide) 사용에 따른 피해를 살펴보면, 살충제의 연간 사용량은 전세계적으로 약 200만톤(전 세계인구 1인당 연 0.5kg) 이상을 사용하고 있으며 연간 약 500,000명 이상의 중독자가 발생하고 그 중에서 약 5,000명 정도 사망한다고 한다.

특히, 중금속을 비롯한 유독화학물질의 사용잔재물 및 이들 폐기물오염 피해가 심각하며 화학물질 생산공장의 잦은 안전사고로 인한 피해도 빈발하다. 또한, 각국의 금세기에 핵에너지의 개발 확대로 인하여 핵무기의 위험성이 증대되고 있다.

1.5.7 | 열섬현상

도시에서는 인구가 밀집되어 있으며 공장, 자동차, 냉・난방 등으로 인한 열 생산이 많고, 태양광선도 열로서 건축물에 흡수되거나 도로 포장률이 높아 반사된다. 또한, 오염된 대기는 도시를 돔과 같이 덮어 자외선을 차단하고 열 방산을 방해한다. 빗물은 수목 또는 지면에 흡수되어 있지 않고 대부분 하수관으로 들어가 멀리 강이나 바다로 흘러 들어간다.

이 때문에 도시에서는 불규칙한 지표로 인하여 공기의 이동이 적어 시골에 비해 바람이 적은 대신 공장, 화력발전소, 주택, 자동차 등에서의 연료소모가 크기 때문에 열 방출량이 크고 또한, 태양복사열도 지붕이나 도로 등에서 반사되는 율이 크므로 주위의 시골보다 기온이 2~5℃나 높고 비가 많이 오며, 안개가 자주 생기게 된다. 이러한 도시의 고온현상을 소위 열섬효과(heat island effect) 또는 먼지지붕효과(dust dome effect)라고 하며 특히, 직경 10km 이상의 도시에서 잘 나타나는 현상이다.

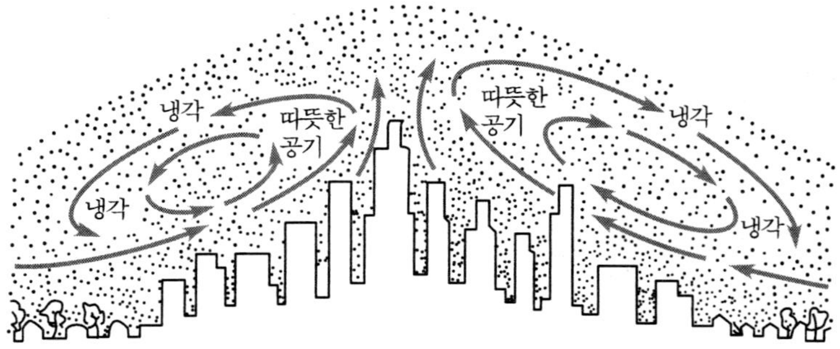

그림 2.7 | 도시에서의 열섬현상

1.6 대기오염관리

1.6.1 | 오염원 관리

대기오염관리방법은 오염물질배출량이 적은 연료 또는 원료사용에서부터 각종 방지장치사용, 배출허용기준강화, 기술적·경제적인 타당성여부검토 등이 필요하다. 대기오염물질의 배출원을 관리하는 방안 중에는 오염물질을 배출하는 공정을 조사하여 공정별 오염물질을 저감하는 방법이 바람직하며 그 방법은 다음과 같다.

1. 배출시설의 대체 또는 폐쇄

오염물질을 배출하는 공정이나 활동은 직접 또는 간접적으로 피해를 주게 되므로 이를 규제하기 위한 합리적이고 타당한 대안이 마련될 수 있다면 그 가동을 중지 또는 다른 배출시설 등으로 대체하는 방안이 강구될 수 있다.

2. 배출원의 설치지역 규제

특정지역의 대기오염에 의한 영향을 최소화하기 위하여는 배출원을 분산시켜 설치케 하거나 우리나라 대기환경기준에 부합되도록 대기오염물질 배출량을 지역적으로 제한하는 방법이 있다.

이 두 가지 방법은 법적기준, 토지이용규제, 지역별관리 및 토지이용허가제 등을 사용함으로써 가능하다. 이 방법은 대기오염물질의 단위면적당 배출량을 감소시켜 대상지역 내의 생활환경을 쾌적하게 하는 것으로서 지역별 관리 방안이 확립된 후에야 실시될 수 있다.

표 2.11 **우리나라 대기환경기준**

항목	기준	측정방법
아황산가스(SO_2)	연간 평균치 0.02ppm 이하 24시간 평균치 0.05ppm 이하 1시간 평균치 0.15ppm 이하	자외선형광법
일산화탄소(CO)	8시간 평균치 9ppm 이하 1시간 평균치 25ppm 이하	비분산적외선분석법
이산화질소(NO_2)	연간평균치 0.03ppm 이하 24시간 평균치 0.06ppm 이하 1시간 평균치 0.10ppm 이하	화학발광법
미세먼지(PM-10)	연간평균치 50$\mu g/m^3$ 이하 24시간 평균치 100$\mu g/m^3$ 이하	베타선 흡수법
미세먼지(PM-2.5)	연간 평균치 25$\mu g/m^3$ 이하 24시간 평균치 50$\mu g/m^3$ 이하	중량농도법 또는 이에 준하는 자동측정법
오존(O_3)	8시간 평균치 0.06ppm 이하 1시간 평균치 0.1ppm 이하	자외선광도법
납(Pb)	연간평균치 0.5$\mu g/m^3$ 이하	원자흡광광도법
벤젠	연간평균치 5$\mu g/m^3$ 이하	가스크로마토그래피법

비고
1. 1시간 평균치는 999천분위수의 값이 그 기준을 초과하여서는 아니되고, 8시간 및 24시간 평균치는 99백분위수의 값이 그 기준을 초과하여서는 아니된다.
2. 미세먼지(PM-10)는 입자 크기가 10μm 이하인 먼지를 말한다.
3. 미세먼지(PM-2.5)는 입자의 크기가 2.5μm 이하인 먼지를 말한다.

3. 공정의 개선

1) 연료 및 원료 변경

공정상 배출되는 오염물질을 저감하기 위하여 단순히 오염물질을 적게 배출하는 연료 또는 원료를 사용하는 방법이다. 고황유를 저황유로 대체한다거나, 자동차의 액체연료를 기체연료(LPG, LNG)로 대체하는 것 등이 그 좋은 예이다.

2) 공정 및 시설의 변경

오염원관리에 필요한 배출시설이나 공정을 변경하여 오염물질을 저감시킬 수 있으며 경우에 따라서 공정상 작업조건을 변경함으로써 오염물질의 배출량을 크게 줄일 수 있다.

3) 공정개선

각 공정을 면밀히 분석하면 오염물질 배출을 줄일 수 있는 방안을 모색할 수 있다. 먼지를 줄이기 위해서 물을 뿌리는 일은 대상공정을 일부 변경시킨 경우라고 볼 수 있으나 일시적인 효과밖에 기대할 수 없다. 공정개선이란 연속공정의 일부를 개량한 경우를 의미한다. 만일 어떤 공정에서의 대기오염물질량이 기대치 보다 예상 외로 많다면 공정이나 시설을 현대화 하거나 유지관리를 보다 효율적으로 수행함으로써 이를 개선할 수 있다.

4) 방지시설 설치

대기오염방지 시설에는 후드, 닥트, 송풍기, 압축기, 가스조절기 및 대기오염물질이 함유된 가스를 효과적으로 포집하여 대기오염방지장치로 전달하는데 필요한 각종 보조시설 등이 포함된다.

1.6.2 | 광화학스모그 관리

광화학오염에 대한 대책을 수립하기 위해서는 기본적으로 오염발생에 관여하는 여러 인자의 변동에 따라 오염발생을 예측할 수 있는 모델이 개발 되어야 한다. 이 모델을 이용하여 어떤 인자를 어떤 방법으로 통제하는 것이 효과적인가 또는 예측되는 기상조건 하에서 오염정도가 어떻게 나타날 것인가 등에 대한 문제를 해결할 수 있게 된다. 이러한 모델개발을 위하여 일반적으로 실험적방법과 이론적방법을 이용하게 되는데, 실험적방법이란 주로 스모그실(室), 백테스터(bag tester), 소형반응기 등을 사용하여 여러가지 인자를 통제하면서 광화학반응의 인과관계를 조사하는 방법이 있다. 이론방법은 오염물질배출, 반응확산 등 유동하는 대기반응모델을 미리 조합하여 컴퓨터를 이용하여 해석하는 방법으로 최근 급속히 발전하고 있는 일종의 시뮬레이션(simulation) 기법이다.

광화학스모그의 원인물질과 옥시단트 등에 관한 환경목표를 설정하기 위하여 스모그 발생의 제반요인을 고려한 각종모델을 이용하여야 하며 특히, 오염물질로서 광화학옥시단트농도의 환경기준과 대표적인 원인물질이 되는 질소산화물(NO_x), 탄화수소(HC)에 대한 환경기준을 설정하여야 한다. 국지적으로는 탄화수소 종류별 규제 또는 NO_x/HC 비율설정 등에 관한 목표치를 설정하는 것이 바람직하다.

1. 광화학스모그의 모델화 및 기구의 조직
2. 각종 오염원의 물질별 개별 대책

NO_x 대책으로 고정발생원에 대한 배출규제실시(총량규제), 이동발생원(주로 자동차 배출가스)대책이 있으며, HC 대책에는 고정발생원에 대한 탄화수소류 배출억제대책, 자동차의 탄화수소류 배출방지대책(증발가스, blow-by 가스 등) 등이 있다.

3. 오염원에 대한 대책

오염물질의 배출억제를 위한 기술적대책과 자동차정비점검 및 교통규제의 실시 등이 있다.

표 2.12 ‖ **산업별 대기오염 방지시설**

산업명	제조공정	오염물질	방지시설
알루미늄 전해업	1. 원료처리(알루미나, 빙정석, 불화 알루미늄)	먼지	여과집진기
	2. 전극제조	먼지, 탄화수소	기계집진
	3. 배소	먼지, CO, SO_2, 탄화수소, 불소화합물	고효율 cyclone, 전기집진기, 여과집진기, 세정기, 촉매에 의한 연소
	4. 장입	먼지, CO, HF, SO_2, CF_4, 탄화수소	고효율 cyclone, 전기집진기, 분무탑, 흡착촉매에 의한 연소
	5. 용조	Cl_2, HCl, CO, 먼지	세정기
시멘트 제조업	1. 채석, 쇄석, 운반, 저장	먼지	살수, 기계집진
	2. 건조	먼지	기계집진, 여과집진기
	3. 원료분쇄 및 혼합 콘베어, 원료 mill, 저장싸이로	먼지(건식공정에 한함)	여과집진기
	4. 소성 및 냉각 소성로, 크링커냉각기, 석회	먼지, CO, NO_x, SO_x, HC, aldehyde, ketone 먼지	전기집진기, 여과집진기, 기계집진
	5. 크링커분쇄 및 포장		기계집진

산업명	제조공정	오염물질	방지시설
아스팔트	1. 원료취급저장, 운반(콘베어), 진동체 2. 건조 유류 또는 가스연료 3. 트럭운반	먼지 먼지, smoke 먼지	cyclone, 세정기, 여과집전기 연소방법의 개선, 연료의 예열, cyclone, 세정기, 여과집진기 노면살수
석탄 가공업	1. 원료 운반, 저장 2. 선별 분쇄, 사별, 분류 3. 성형 4. 저장 5. 건조	먼지 먼지 먼지 비산먼지 먼지, smoke 황산화물, H_2S	cyclone cyclone cyclone, 여과집진기 살수, 합성수지물질의 표면처리 cyclone 충전탑을 가진 벤튜리 스크라바
코오크스 제조업	1. 채탄 및 수송 2. 원료탄의 사전처리, 파쇄, 선별, 분쇄, 배합 3. 장입, 코오크스화 4. 압출 및 냉각 5. 부산물회수, 페놀, 암모니아, 경질유, 타프 등 6. 저장	먼지 먼지 먼지, smoke, HC, CO, SO_X, NO_X, 암모니아 CO, H_2S, 메탄 H_2, N_2, 페놀, 벤젠 등 먼지	
화학비료 제조업	1. 인광석의 분쇄 및 소성 2. 황인제조 3. 인산제조 • 반응시설-분해조, 수화조 • 농축시설 4. 과립산 석회 • 중고인산석회, 용성인비, 소성인비	먼지 먼지, CO 불소화합물 불소화합물, NO_X, SO_X	세정기, cyclone, 여과집진기, 전기집진기, 여과집진기, 세정기 세정기 세정기
주물공업	1. 철(용선로) • 장입 • 용융 • 출탕 • botton drop 2. 동합금 • 장입 • 용융 • 출탕	 매연, 먼지 매연, 먼지, fume oil mist, CO 매연, 먼지 매연, 먼지, oil mist 먼지, 산화아연 fume 매연, 산화아연 fume 산화납 fume 매연 및 먼지	 건물집진 CO는 2차연소 전기집진기 여과집진기 동에 아연이 적게 포함된 경우 : 연소기의 개선, slag의 뚜껑사용 동에 아연이 많이 포함된 경우 : 연소기의 개선, 국소박이 및 여과집진기

산업명	제조공정	오염물질	방지시설
주물공업	3. 알루미늄 • 장입, 용융, 출탕 4. 아연 • 장입 • 용융, 출탕 5. 탈소시설 6. 분쇄기, 사별기, 혼합기, 냉각기 7. core 제조	매연 및 먼지 매연 및 먼지 산화아연 fume, mold로부터의 HC 및 oil mist 먼지, 매연, HC 먼지 유기산, aldehyde, 매연, HC	원료물질의 수송, 가동조건의 개선, 세정기, 여과집진기 매연발생이 적은 이형제의 사용, dross 제거 여과집진기 cyclone, 여과집진기 저온에서의 처리 또는 2차 연소
도금공업	1. 아연욕 침지 dusting	fumes, 먼지 vapors 염화암모늄, 산화아연, 염화아연, Zn, NH_3, oil 및 HC	고속흡입후드, 여과집진기, 전기집진기
크라프트 펄프 제조공업	1. 중배관 2. 응축기, 증발기 3. 회수로 4. 석회로	메르캅탄, 메탄올(악취) H_2S, 악취, 메르캅탄 먼지	응축 및 석회킬른의 사용 보일러를 사용한 2차 연소 소다액, 세정기 벤튜리 스크라바
비철금속의 제련	1. 구리(Cu) • 배소로 • 반사로 • 전로	 SO_2, 먼지, smoke, fume SO_2, 먼지, smoke, fume SO_2, 먼지, smoke	 중력침강, cyclone, 세정기, 전기집진기, 황산제조
	2. 납(lead) • 소로 • 소결 • 아연추출(용광로)	먼지, SO_2	전기집진기, 여과집진기, 황산제조
페인트 및 바니쉬(vanish) 제조공업	1. 수지 제조 2. 바니쉬 제조	acrolein, aldehyde 지방산, 프탈렌 무수산 케톤, 지방산, 개미산, 초산, 글리세린, 알데히드, 페놀	세정기 및 연무연소기 세정기 및 연무연소기
Redering plant	1. 저장 및 보관 2. 조리기 및 여과기	악취 SO_2, 메르캅탄, 암모니아, 악취	공정의 고속화, 청소관리 철저, 하수관리 철저, 응축기, 세정기, 소각로
루핑(roofing) 공업	펠트(felt) 및 종이 포충기	아스팔트 증기 및 먼지	후드(hood)의 유입속도를 크게하고 분무 세정기, 여과집진기, 전기집진기
아스팔트 포충기			세정기, 여과집진기, 전기집진기

산업명	제조공정	오염물질	방지시설
아스팔트 포충기	1. 소결 2. 용광로 장입, 출강 3. 전기로 장입, 출탕, 산소 4. 평로, 염기성 산소로 5. 진공탈가스	SO_2, NO_X, 먼지 smoke CO, fume, smoke, 먼지 악취, smoke	cyclone, 흡수탑 전기집진기, 스크라바, CO의 2차 연소 여과집진기, 전기집진기
철제공업	6. 연속주조 및 조괴 7. 압연가공 8. 산세작업 9. 마감처리	먼지, CO	벤튜리스크라바
황산제조 공업	1. 황의 연소, 황철강의 배소, 폐산의 연소 2. 가스의 정화 3. 전화 4. 흡수	 SO_2 SO_2, SO_3, 황산 mist	 공정의 개선 공정의 개선

1.6.3 | 가스 및 입자상 물질관리

1. 아황산가스(SO_2) 대책

대기로 방출되는 황산화물의 대부분은 석탄이나 석유 등의 연료를 태울 때 생기므로 아황산가스를 저감하기 위하여 연료의 황 함량을 감소시키든지(저황연료사용, 석탄 및 석유탈황 등) 아니면 배출가스로부터 아황산가스를 제거(배출가스 탈황)하여야 한다.

1) 황함량이 낮은 연료를 사용하는 방법

저황 원유(low sulfur crude oil)를 도입하여 정제 공급하는 방범 또는 액화천연가스(liquified natural gas), 도시가스 등 연료 자체의 황함량이 적은연료를 공급하거나 대체하는 방법이다.

2) 석탄 및 석유의 탈황법

석탄내의 황은 유기성 및 무기성으로 존재하는데, 황철광 같은 무기화합물은 입자로 존재하기 때문에 중력세척에 의한 물리적제거가 가능하다. 미국에서는 국내 석탄수요의 50% 정도를 기계적세척공정에 의해 석탄내의 불순물 및 묵황(mineral sulfur)

을 제거시키고 있다.

석탄탈황은 기계적세척(mechanical cleaning)과 화학적세척(chemicla cleaning)의 두 가지 방법이 있으며, 석탄 내의 유황성분은 황철광(pyrite) 형태로 존재하는 무기황(mineral sulfur)과 화학적으로 결속되어 있는 유기황(organic sulfur)이 있다. 현재 국내탄의 대부분을 차지하고 있는 무기황은 석탄파쇄, 세척 및 침전 등의 기계적 세척공정에 의해 효과적으로 제거되며, 총유황분의 40~90% 제거효율을 기대할 수 있는데, 이는 무기황의 입자크기와 함량비에 좌우된다.

한편 미국이나 일본에서 아황가스 농도를 낮출 수 있었던 것은 주로 탈황중질유를 사용하였기 때문이다. 중질유에 대부분 함유되어 있는 황화합물은 중유탈황방법에는 상압증류(atmospheric distillation) 후의 잔사유를 직접 촉매 하에서 수소와 반응시켜 탈황하는 직접탈황방식과 상압잔류를 다시 감압증류(vacuum distillation)하여 유출되는 감압유출유(vacuum distillate)를 촉매 하에서 수소와 반응시켜 탈황하는 간접탈황방식이 있다.

3) 배출가스탈황

배출시설의 굴뚝마다 매연탈황시설(fuel gas desulfurization)을 설치하는 방법으로 시설비가 막대하고 장치의 부식에 따른 비용증가, 2차 오염물질 생성에 따른 처리문제가 있다. 배출가스로부터 탈황하는 방법은 건식석회법주입법, 석회세정법, 촉매산화법, 재생알카리세정법 등이 있다.

2. 질소산화물에 대한 대책

질소산화물은 주로 연소과정 중에 생성되거나 탄화수소 연료 내에 화학적으로 결합되어 있는 질소 즉, 연료질소(fuel nitrogen)에 의해서 생성된다. 질소산화물은 연소를 통제(저과잉공기연소법, 2단연소법, 배기(출)가스재순환법, 연소기개량법 등)하여 감소시키거나 배출가스 내의 질소산화물을 제거함으로써 통제할 수 있다.

연소과정을 통제하여도 질소산화물 배출기준을 달성할 수 없는 경우에는 배출가스가 방출되기 전에 배출가스 내 질소산화물을 제거하는 방법(촉매분해법, 촉매환원법, 흡수・흡착법 등)이 채택되어야 할 것이다.

3. 먼지대책

배출원에서 발생되는 먼지배출량을 저감시키기 위하여 도로포장, 차량통행제한, 방진망설치, 화학약품, 기름 또는 물살포, 방지시설의 시설 및 개수, 도로청소, 연소효율개선, 경유차량포집기부착 등을 들 수 있다.

먼지나 매연을 발생하여도 연도나 굴뚝에서 방출하기 직전에 집진장치를 설치하여 제거할 수 있다.

4. 매연대책

매연은 검을수록 오염도가 큰 것은 상식적인 문제이지만 각 나라의 사정에 따라 다소 차이는 있어도 대체로 각국의 대기오염법규상 매연농도를 대기오염척도로 삼고 있다. 대체로 매연농도는 그림 2.8에서 보는 바와 같은 링겔만비탁도(Ringelmann chart)를 이용하여 측정하게 된다. 즉, 굴뚝에서 배출되는 검은연기의 색도를 기준하여 매연에 의한 오염을 모니터링(monitoring)하는 것이다.

매연을 적게 배출하려면 연료양질화가 필요하며 동시에 배출시설개선이나 굴뚝높이조절(건물의 2.5배 이상) 및 굴뚝 내부에 매연 덩어리 제거를 위한 살수 장치(spray equipment) 등을 해주어야 한다.

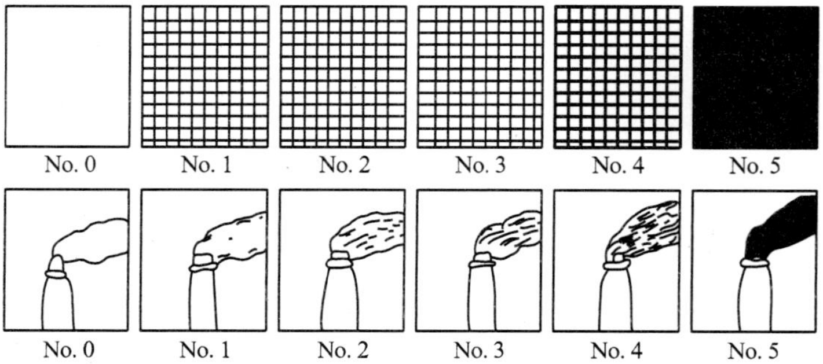

chart 번호	흑색의 폭	백색의 폭	백색의 부분	매연농도
No. 0(0도)		전부 백색	100%	0%
No. 1(1도)	1.0mm	9.0mm	80%	20%
No. 2(2도)	2.3mm	7.7mm	60%	40%
No. 3(3도)	3.7mm	6.3mm	40%	60%
No. 4(4도)	5.5mm	4.5mm	20%	80%
No. 5(5도)	전부 흑색		0%	100%

그림 2.8 Ringelmann's chart

1.6.4 자동차배출가스 관리

자동차로 인한 주요 대기오염물질들은 널리 알려진대로 휘발유차량에 의하여 배출되는 일산화탄소, 질소산화물, 탄화수소 등이 있으며, 경유차량의 경우에는 이 세가지 오염물질 이외에 매연이 크게 문제되고 있다. 그러나 매연의 발생원인으로 자동차엔진이나 부속품만이 아닌 연료품질, 저장 및 수송관리, 정비불량, 과적, 도로망 시스템도 매연발생의 주요 원인이 되고 있다.

지금까지 자동차배출가스 저감기술은 엔진내에서의 방지기술로써 공연비제어, 흡·배기계통의 엔진개선 등의 방법이 있다.

그 밖에도 옥탄(octane)가 향상제인 기존 4-에틸납(TEL : tetraethyl lead) 대신 MTBE(methyl tertiary butyl ether) 등 함산소화합물의 첨가제를 첨가하여 증진시킨 납성분이 거의 함유되지 않는 무연휘발유를 필히 사용해야 하며, 신규제작차의 배출가스허용기준과 검사기준을 강화해야 하고 이를 위하여 저공해자동차 즉, LPG, LNG 혼소장치를 실용화하도록 한다. 특히, 경유자동차에 대하여는 보다 개선된 저공해 엔진을 부착토록 유도하면서 시내버스의 고출력화를 추진한다. 그리고 운행 중인 자동차에 대한 배출가스처분기준 및 단속지침을 제정하여 상설단속반으로 하여금 자동차 배출가스를 단속해야 하며, 무엇보다 차주, 기사, 승객 모두가 자동차 배출가스 저감에 상호관심을 가지고 노력하는 마음이 필요하다.

1.6.5 악취관리

악취물질에 의한 피해를 최소로 하기 위한 이상적인 방법은 악취물질을 대기중에 방출하지 않는 것이 최선이지만 사회경제적 및 기술적 문제로 악취물질은 끊임없이 발생되어 대기 중으로 방출되고 있는 것이 실정이다. 그러므로 발생원에 대한 악취방지대책에 이용되는 탈취방법은 세정, 흡수, 산화, 흡착, 연소, 촉매, 희석, 응축, 정전, 침강, 생물처리, 중화, 위장(masking) 등이 있고, 용제 회수 또는 공정변경 등이 대책으로 이용되고 있다.

표 2.13 ‖ **업종별 악취발생 가능물질**

고무공장	• 용제(톨루엔, toluene) • 이황화물 • 메르캡탄류 • 아세트알데히드(acetaldehyde)	• 신나냄새 • 자극취 • 자극취 • 역겨운 냄새 • 석유공장에서 배출되는 냄새
합판제조	• 포르말린(formalin) • 신나(thinner) • 본드	• 자극취 • 신나냄새 • 신나냄새 • 생고무냄새
어분사료제조	• 트리메틸아민(trimethyl amine)	• 생선 썩는 냄새(물고기 냄새) • 시궁창 냄시 • 건어물 냄새
그라비아인쇄	• 잉크 중의 휘발성분 • 신나(thinner)	• 신나냄새 • 신나냄새
페놀수지가공	• 페놀(phenol)	• 의약품 냄새
호마이카 제조	• 스티렌(styrene)	• 양파 썩는 냄새
페인트 제조	• 스티렌 • 유기용제 키시렌(xylene) 톨루엔(toluene)	• 양파 썩는 냄새 • 양파 썩는 냄새 • 신나냄새
알미늄 가공	• 황산(hydrogen sulfide) • 신나(thinner) • 수산 mist	• 자극취 • 신나냄새 • 산(酸) 냄새
펄프제조	• 황화수소(hyfrogen sulfide) • 메틸메르캡탄(methyl mercaptan)	• 달걀 썩는 냄새 • 양배추 썩는 냄새
카렌다 (인쇄시설 포함)	• 메틸에틸케논(MEK) • 암모니아(ammonia)	• 방향성 자극취 • 자극취
주물(특수주물)	• 페놀(phenol) • 포름알데히드(formaldehyde) • 암모니아(ammonia)	• 의약품 냄새 • 불쾌한 냄새 • 자극취
석유정제	• 황화수소(hydrogen sulfide) • 메틸메르캡탄(methyl mercaptan)	• 달걀 썩는 냄새 • 양배추 썩는 냄새
도장(塗裝)공업	• 유기용제 톨루엔(toluene) 키시렌(xylene) 벤젠 등(benzene)	• 신나냄새 • 신나냄새 • 자극취
소오다 비료공업	• 염화수소(hydrogen chloride) • 염소(chlorine) • 암모니아(ammonia)	• 자극취 • 자극취 • 자극취

- 물리적 방법
  - 수세방식－물, 활성현탁액
  - 흡착방식－활성탄, zeolite
  - 냉각응축방식－수냉, 공냉
  - 희석방식－공기, 대기확산
- 화학적 방법
  - 약용액 흡수방식
    - 산화흡수법－기상 산화제(O_3, Cl_3, ClO_2)
      액상산화제($NaClO$, $NaBrO$, $KMnO_4$, H_2O_2 등)
    - 산, 알카리－산(H_2SO_4, HCl 등)
      흡수법－알카리($NaOH$, CaO 등)
  - 화학흡착방식－이온교환수지, 염기성가스흡착제(설폰화탄, 산첨착탄)
  - 산성가스흡착제(염화철, 수산화철, 염기첨착탄) 등에 의한 방식
  - 연소방식－직접연소법, 촉매산화법
  - 중화제－masking제, 중화제(식물정유)
- 생물학적방법
  - 토양흡착방식－soil filter
  - 활성슬러지방식－활성슬러지
  - 효소첨가방법－소화촉진제

그림 2.9 **처리방법별 탈취방식**

1. 통풍 및 희석법

악취가 나는 공기를 통풍시설을 통하여 수집한 후 높은굴뚝을 통하여 방출시킴으로써 대기 중에서 악취가 분산 희석되도록 하는 방법이다. 이때 지상에서의 악취농도에 유의하여야 하며 특히, 악취는 보통 기체오염물과는 달리 먼지나 기타 물체에 잘 달라붙어 장기간 지속될 수 있다는 점을 고려하여야 한다. 또 대기 중에서의 자연적 희석이 만족스럽지 않을 때에는 다른 방법을 강구하여야 한다. 즉, 주변의 건물과 구름의 영향을 받지 않도록 굴뚝높이를 건물의 2.5배 이상으로 높여야 한다.

2. 흡착법

대기오염의 악취처리는 물리흡착이 주로 이용되며 악취 제거를 위하여 흡착제 표면과 가스가 접촉하지 않도록 할 필요가 있다. 일반적으로 모세관 작용이 크고 넓은 내부표면적을 갖는 다공질의 흡착제가 사용되는데 활성탄은 가장 중요한 흡착제로 사용되며 용제나 취기를 가진 분자에 대하여 우수한 흡착능력을 갖는다. 또한, 활성탄은 비교적 무극성이므로 수분이 존재하여도 유기분자의 흡착성능이 약간 저하할 뿐이며 알루미나, 보오크샤이드, 실리카겔, 분자채(molecular sieve)보다 극성이 강한 흡착제로써 건조조작에 있어서 액상흡착과정에 이용된다. 점토나 이온교환수지는 탈색에도

이용되며, 은, 구리, 아연 등의 무기첨가제를 포함한 특수한 탄소는 가스마스크나 그와 관련된 용도에 이용되기도 한다.

3. 흡수법

흡수에 의하여 제거되는 가스상오염물질은 세정액에 잘 녹아야만 한다. 비용, 부식성, 휘발성, 점성처리의 용이성 때문에 세정액으로서는 물이 가장 적당하고, 일반적으로 산은 알칼리수용액 즉, 염화수소(HCl)는 알칼리수용액에, 황화수소(H_2S)는 에탄올과 아민 등에 잘 흡수된다.

4. 응축법

냄새를 가진 가스를 응결 혹은 냉각시켜서 응축시키는 처리법으로 가스의 직접냉각인 접촉응결법과 표면응결법 등이 있다. 유기용제를 비교적 고농도로 함유하는 (200g/Sm^3 이상) 배출가스에 적용되며, 혼합기체를 노점 이하로 냉각하여 용제 증기만을 액체화시키고 회수하는 장치이다.

5. 연소산화법

많은 대기오염 문제에 있어서 가스 중의 가연성분은 연소범위의 하한보다도 낮기 때문에 완전연소하기 위해서는 충분한 반응시간이 필요하다. 또한, 충분한 보조연료의 연소도 필요하게 되며 부분적인 산화는 가스 중에서 허용되지만 유해성분을 생성시키게 된다. 적절한 연소가 행해지려면 소각로는 배출가스로부터 가연성 에어졸과 가스를 제거하여 배연투시도를 높이고 악취를 제거하여 폭발위험을 피한다. 여러 경우에 90% 이상의 효율을 거둘 수 있다. 연소온도는 일반적으로 649~816℃가 적당하며 효과적인 소각을 위해서는 산소가 충분히 공급되어야 하고 오염가스와 염의 혼합이 완전하고, 연소온도가 적당하고, 고온연소의 접촉시간이 적당해야 한다. 이때의 연료는 탄산가스와 물 이외는 생성시키지 않아야 하며 부분 산화를 피해야 하고 알코올과 같은 것은 악취가 강한 카르복실산을 형성하기도 한다. 접촉시간은 0.3~05초이며 장소가 넓지 않아도 되고 장기간 사용하여도 성능저하가 없는 것이 장점이다. 또한, 압력손실이 적고 보수할 필요가 없지만 운전비로 816℃ 정도에서 가열하기 위한 연료비가 들어야 하지만 큰 장치에서는 열교환기의 이용과 연소가스를 건조로로 보내어 열을 회수하여 경제적으로 이용하기도 한다.

6. 촉매산화법

고온연소법에 대하여 백금이나 금속산화물 등의 산화촉매를 이용하여 배출가스 중의 유기물을 260~350℃ 정도의 낮은 온도에서 산화 처리하는 방법이다. 이 방법에서는 연료비가 25~40% 절약되며 또한, 재료부식 등이 적은 이점이 있다.

그러나 정도가 높은 연소관리를 필요로 하며 특히, 온도가 낮으면 불완전연소를 일으키고, 반대로 너무 높으면 열화를 초래한다. 기름 중에 금속이 함유되어 있다면 촉매독이 되어서 기능이 저하되는 경향이 있다.

7. 화학적산화법

산화력이 강한 오존(O_3), 과망간산칼륨($KMnO_4$), 염화나트륨(NaCl) 등의 산화제를 사용하여 악취물질을 화학적으로 산화시켜 제거한다. 오존은 알데히드, 케톤을 유기산으로 산화시킬 수 있으나 사람이 없는 곳에서 제거해야 한다. 과망간산칼륨은 황화물, 아민, 페놀, 스틸렌, 아크로레인 등의 제거에 효과적이다. 메르캡탄(CH_3SH)을 산화시켜 아황산가스, 이산화탄소, 물이 생성되어 1ppm 정도의 냄새가 된다.

악취물을 산화제로서 반응하여 제거한다. 특히, 오존(O_3)은 유기물을 반응하여 알데히드, 유기산, 케톤으로 변화한다.

$$CH_3SH + \text{산화제} \rightarrow SO_2 + CO_2 + H_2O$$

여기서, 메르캡탄(CH_3SH)과 아황산가스의 최소감지농도는 1ppm이며, 이산화탄소와 물은 냄새가 없다.

8. 위장법

소극적인 방법으로써는 좋은 냄새를 풍기는 향료 등으로 악취를 위장시킬 수 있는 방법이다. 이 방법은 고대로부터 채택되었다. 보통 화장실에는 나프탈렌, 장뇌, 벤젠 등이 사용되고 이외 레몬유, 각종 수지 알코올, 향수 등이 이용되고 있다.

9. 기타방법

폐수처리장에서 폐수나 슬러지를 잘못 처리하면 혐기성상태가 되어 악취가 발생할 수 있다. 이런 경우에는 처리장 부하를 줄이고 산소공급을 충분히 하여 호기성화시킨다. 폐수처리용 산화지가 혐기성이 되면 악취가 발생하는데, 여기에 질산나트륨($NaNO_2$)을 뿌려주면 냄새가 제거된다.

후드나 닥트를 사용하여 냄새를 지닌 공기를 제거하거나 한 곳에 통제하는 희석법도 있고, 악취물을 제거하는 수세법도 이용되고 있다.

CHAPTER 02

수질환경과 보건

2.1 수질오염의 정의

수질오염(water pollution)이란 인간의 생산활동에 따라 배출되는 하수, 폐수 등 오염물질이 공공수역에 유입되어 오염물질의 양 증가로 물의 자정작용 능력이 상실되어 수인성질환 즉, 사람과 동식물의 건강과 재산, 생활환경에 피해를 발생시키는 것을 말한다.

2.2 수질오염의 원인

자연계에서 항상 순화하는 물은 어느정도 오염이 되었다 하더라도 방치해 두면 흘러 순환하는 동안에 물리적(침전, 분해, 희석, 여과, 기체전달 등), 화학적(용존, 탈기, 산화, 환원 등), 생물학적 작용에 의하여 자연적으로 안정화된 자연수로 되돌아가게 되는데 이를 물의 자정작용(selfpurification action)이라고 한다.

수질오염의 대종을 이루는 하천오염의 발생원으로는 도시생활오수, 공장 및 산업폐수, 분뇨 및 축산 폐수, 비점오염원(농약, 비료, 지하수유출 등), 광산지역 등의 폐수를 들 수 있다.

또한, 수질을 오염시키는 주요 물질로는 물속의 용존산소를 소모하는 유기물(펄프·식품공장의 폐수), 수은·납·카드뮴·구리·불소·비소 등의 화학적유해물, 장티푸스·이질·콜레라 등의 수인성감염병원균, 물속의 수초를 무성케 하는 인·질소계의 부영양화물, 비중이 큰 수중의 현탁고형물, 경성세제를 비롯한 농약·방사능 등의 비분해성물, 기타 공장에서 버리는 온폐수 등이 있다.

2.2.1 생활오수

인간의 생활로 인하여 발생되는 오염물질의 문제는 시골보다 인구가 집중된 도시에서 일어난다. 도시하수는 가정에서 배출되는 가정오수(domestic sewage)와 상업시설 및 각종 공공기관에서 배출되는 폐수(wastewater)를 포함하며, 그 성분은 주방의 음식찌꺼기 및 식기류 세척 및 세탁폐수 그리고 화장실의 분뇨 등으로서 세척 시 사용되는 세제류를 제외하면 대부분이 천연유기성물질이라 할 수 있다.

도시하수는 최종적으로 집중처리 방식을 취할 수밖에 없는데, 문제는 세제류의 무분별한 사용으로 인해 집중처리작업에 지장을 주거나, 거품발생으로 도시하천의 미관을 해치고 있는 것이다. 고급지방산소다인 비누 대신 합성세제로 바뀌게 됨으로써 세척력은 뛰어나지만 비천연 물질이라는 점에서 미생물에 의해 분해되기 어려운 난점이 있다. 세제는 ABS(알킬벤젠슬폰산 : 하드형)에서 현재 비교적 미생물분해가 잘 되는 LAS(직쇄형 알킬벤젠 슬폰산 : 소프트형)으로 전환되어 사용되고 있지만, 이것 역시 부영양화(entropication)의 원인이 되고 있다. 왜냐하면 합성세제에는 거품이 잘 일게 하고 세척력을 높이기 위해 보조제(builder)를 사용하는데 이 보조제에 인산염, 표백제 등이 사용되기 때문이다. 이의 대응책으로 최근에는 미생물에 의한 분해가 아주 용이한 천연물질에 가까운 알코올계의 합성세제 개발이 이루어지고 있다.

생활오수는 크게 가정오수와 영업 및 공공하수로 구분할 수 있으며, 가정오수는 가옥형태 및 변소형태(수거식, 수세식)에 따라 용수사용량 및 오수 발생량이 다르다. 생활오수 가운데는 미처리된 인간의 배설물이 가장 중요한 오염원이 되며 또한, 생활오수폐수 가운데서는 각종 세척수와 함께 합성세제 등의 성분이 혼합된 유·무기물질과 영양염류 등이 오염원이 된다.

2.2.2 산업폐수

수질오염에 대한 가장 큰 문제는 산업폐수(industrial wastewater)에 있다 해도 과언이 아닐 것이다. 산업의 다양화, 대규모화 등으로 인하여 각종 중금속을 비롯하여 하수보다 영향이 큰 고농도 유기성물질, 고도처리를 요하는 난 분해설물질 등이 배출되기 때문이다. 이들은 대부분 기존 하천, 호소 등 자연의 자정에 의하여 정화되지 않거나 자정되는데 오랜 시간이 소요된다. 중금속을 함유한 폐수는 생물농축이라는 순환 싸이클에 의해 결국 인간의 몸으로 되돌아와 무서운 환경질환 또는 공해병을 유발하게 된다.

현재 문제가 되고 있는 주요 업종은 피혁, 도금, 석유, 화학공장 등으로 이들 시설에서 나오는 산업폐수는 중금속 등 유해 화학물질을 함유하고 있으므로 특별한 관심과 노력을 기울여야 할 것이다.

소위 물 파동으로 기억이 되는 1989년 수돗물 중금속 검출사건, 1990년 트리할로메탄(THM) 사건, 1991년 낙동강 페놀사건은 우리가 실제로 체험한 사건들이며 이들은 대부분 산업폐수와 관련이 있는 사건들이다. 여기서 낙동강 페놀사건은 1991년 3월 구미공단 소재 두산전자의 페놀유출로 인한 상수원 오염사건으로 그 결과 구미 하류지역의 낙동강의 페놀 농도가 2~3ppm으로 급격히 증가하여 이를 취수원으로 사용하는 대구 시민들에게 직접 피해를 일으킨 사건이다. 이 사건을 계기로 두산전자는 200억을 보상비로 헌납하였고, 기업 이미지 손상으로 인한 막대한 피해를 입었다.

1. 피혁폐수

생활수준의 향상과 더불어 피혁의 수요가 증가함에 따라 피혁 제조시설 또한, 증가를 가져왔다. 피혁 제조시설 중 모피제조나 양피, 돈피, 우피 등을 가공 제조하는 시설에서 고농도 유기성 악성폐수인 피혁폐수를 배출한다. 폐수성분은 도축시설로부터 배출되는 폐수성분과 유사하여 황화소다 및 크롬 등을 부원료로 사용함으로써 심한 악취를 동반하며 중금속인 크롬 등을 배출한다. 특히, 쉽게 부패되는 성질을 가지고 있어 하천에 그대로 방류될 경우 생물에 독성을 나타낸다.

2. 금속폐수

도금 등 금속공장의 폐수가 대표적인 악성폐수이다. 금속공장에서 배출되는 폐수성분은 제품에 따라 다르나 6가크롬, 납, 카드뮴 등의 중금속을 함유하며 강산, 강알칼리 등의 폐액이 발생된다. 보다 더 심각한 문제는 대개가 소규모 영세업자이기 때문에 처리를 위한 시설투자나 운영관리가 어렵다는 데 있다.

3. 섬유폐수

단순 직조시설에서부터 합성섬유의 염색가공에 이르기까지 제품마다 섬유폐수가 배출되는데 배출되는 오염물질의 종류에는 차이가 있다. 문제가 되는 것은 합성섬유 가공시설로부터 배출되는 폐수로 미생물이 분해하기 어려운 난 분해성 유기물질을 함유하고 있으며 염색 시 사용되는 염료로 인하여 색도를 지니고 있다는 것이다.

4) 제지공장폐수

펄프제조시설로부터 배출되는 제지공장폐수는 다량으로 배출되는 것이 특징이며, 환원성이 강한 아황산을 함유하므로 하천의 용존산소를 소모하여 혐기성 상태로 된다. 따라서 주로 해안에 위치하는 경우가 많다.

5) 채광 · 채석폐수

채광 · 채석 작업 시 암석의 파괴와 가공 시에 발생되는 석분에 의한 채광과 채석폐수 오염으로, 이들 물질이 하천에 그대로 유입될 경우 일시적으로 죽음의 하천이 된다. 침적된 오니 즉, 퇴적찌꺼기가 하천 바닥에 쌓이므로 여기에서 살아가는 어류의 아가미를 덮어 호흡을 방해하여 죽게 되기 때문이다.

2.2.3 분뇨 및 축산폐수

1. 분 뇨

분뇨의 발생은 인구증가와 함께 계속 증가하고 있는데, 우리나라 분뇨발생량을 보면 2000년 말 현재에는 하루 1인당 약 1*l* 정도의 분뇨를 발생시키고 있다. 한편 분뇨처리과정을 보면 수세식변소가 설치된 가정 · 산업체 등에서 발생되는 분뇨를 각 가정과 산업체내에 설치된 단독정화조 또는 오수정화시설에서 처리하고, 이 시설들의 청소과정에서 발생되는 오니와 재래식화장실 발생 분뇨를 수거하여 분뇨처리시설 등에서 최종처리된다. 처리대상 분뇨 중 98.7%가 분뇨처리시설, 해양투기, 재활용 등의 방법으로 처리되고, 나머지 1.3%는 오지의 미수거 분뇨로서 퇴비화 방법으로 자체처리하고 있다.

2. 축산폐수

토지면적이 넓은 나라에서는 농지환원방법 즉, 거름과 퇴비 등으로 사용하고 있다. 우리나라 상당수의 축산농가에서는 축산폐수를 적정 처리하지 않고 하천에 그대로 방류하는 경우가 발생되고 있다. 최근에는 대규모 사육이 늘고 있고 특히, 이들 축산 시설물들이 대부분 상수원 근처에 위치함으로써 문제의 심각성을 더해주고 있다. 한편, 축산폐수는 오염부하량이 폐수발생량에 비해 크기 때문에 미처리 방류 시 하천의 수질악화 및 호소의 부영양화를 초래하여 상수원 및 농업용수를 오염시킬 뿐만 아니라 악취 및 해충피해 등으로 쾌적한 생활환경을 해치는 요인이 되고 있다.

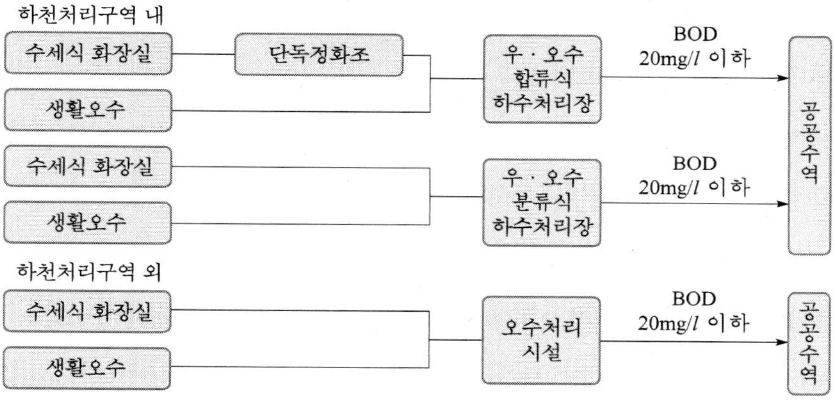

그림 2.10 **생활오수 · 분뇨처리체계**

2.2.4 비점오염원

이상에서 설명한 생활하수, 산업폐수, 축산폐수 등 오염원이 쉽게 확인되는 점오염원(point source)은 자체 정화시설의 설치와 설치된 정화시설의 적정관리를 유도함으로써 오염원의 통제와 관리가 가능하다고 보여진다. 점오염원에 대한 상대적 개념으로 오염원 확인이 어렵고 규제가 용이하지 아니한 비점오염원(non-point source) 문제가 차츰 심각한 수질오염의 원인이 되고 있다. 이들 비점오염원으로는 농약, 비료, 합성세제, 지하유출 등을 들 수 있다.

2.3 수질오염의 지표

수질오염의 지표는 수질오염의 물리적・화학적・생물학적 모든 요인을 조사하여 종합판단하는데 사용된다

2.3.1 | 수소이온농도(pH)

물의 수소이온농도란 수중에 존재하는 수소이온농도를 대수로 나타내는 지수로서 수중에서 일어나는 모든 화학・생화학 변화에 대한 지배적인 인자이며, 수질분석에 있어서도 여러가지 화학반응의 중요한 제약인자이다. 일반적으로 먹는물의 적당한 pH는 5.8~8.5이다.

2.3.2 | 용존산소(DO, dissolved oxygen)

용존산소란 물 속에 용해되어 있는 산소량을 mg/l 또는 ppm 단위로 표시한 것이다. 일반적으로 용존산소는 수온이 낮을수록, 기압이 높을수록 증가하며 순수한 물일 때가 최대이고, 물에 용해되어 있는 염류의 농도가 높을수록 감소한다.

2.3.3 | 생물화학적산소요구량(BOD, biochemical oxygen demand)

생물화학적산소요구량이란 물속의 유기물질이 호기성상태에서 미생물에 의해 분해되어 안정화되는데 소비하는 산소량을 말하며, 보통 20℃에서 5일간 측정한 BOD를 mg/l 또는 ppm으로 표시한 것이다.

일반적으로 공공수역의 오염지표로 이용되고 있으며, BOD가 높을수록 오염된 물이다.

2.3.4 | 화학적산소요구량(COD, chemical oxygen demand)

화학적산소요구량이란 물속의 피산화성물질인 유기물질이 산화제($KMnO_4$, $K_2Cr_2O_7$

등)에 의해 산화될 때 소비되는 산소량을 mg/l 또는 ppm 단위로 나타낸 것이다. 일반적으로 호수와 해양오염의 지표로 이용되고 있으며 특히, 유독물질을 함유한 공장폐수의 오염을 알고자 할 때 적당하다.

2.3.5 부유물질(SS, suspended solids)

부유물질이란 여과 또는 원심분리에 의해 분리되는 0.1μm 이상의 입자를 말하며 현탁물질이라고도 한다. 부유물질에는 유기질과 무기질이 있으며 물의 탁도를 초래하는 원인이 되고 침전해서 오니가 되는데, 이 오니는 혐기성분해에 의해 CH_4, NH_3, H_2S 가스 등의 유해가스 발생의 원인이 된다.

즉, 부유물질은 불용해성물질과 미세물질을 측정한 것으로, 간격이 약 0.1μm인 여과지로 여과할 때 여과되지 않고 남은 잔류물의 무게를 구한 것이다.

2.3.6 질소화합물

물속의 질소화합물은 유기성질소와 무기성질소로 존재한다. 하수 중에는 단백질, 아미노산, 요소, 요산 등 다양한 유기성질소화합물이 존재하며, 이것이 생물학적분해에 의하여 생긴 암모니아성질소, 아질산성질소, 질산성질소 등의 무기성질소도 존재한다.

질소화합물의 유입원은 분뇨, 생활하수, 분뇨처리수, 축산분뇨처리수, 공장폐수 등이다. 질소화합물 중 암모니아성질소(NH_3−N), 아질산성질소(NO_2−N), 질산성질소(NO_3−N)는 음료수의 위생학적 안전도를 확인하는 데 지표물질로서 중요하다.

1) 암모니아성질소(NH_3−N)

암모니아성질소는 유리암모니아암모늄염을 질소량으로 나타낸 것으로 NH_3−N으로 표시한다. 물속에 암모니성질소가 검출된다는 것은 비교적 최근에 오염되었다는 것을 의미하며, 이 때문에 소화기 감염병의 병원균이 생존해 있을 위험성이 높으므로 위생학적으로 중요한 오염의 지표가 된다.

2) 아질산성질소(NO_2−N)

아질산성질소란 아질산염을 그 질소량으로 나타낸 것이며, 물 속의 아질산성질소는 분뇨와 하수 등의 혼입에 의한 암모니아성질소가 산화되어 생긴 것으로서 물의 오염을 추정하는 유력한 지표가 된다.

3) 질산성질소(NO_3–N)

질산성질소란 질산염을 그 질소량으로 표시한 것이며, 물 속의 질산성질소는 질소화합물이 산화되어 생성된 최종 분해산물이다.

다량의 질산염이 함유된 물을 어린아이가 음용하면 유아의 위액의 산도가 낮기 때문에 위 속에 환원균이 존재하여 NO_3–N을 HNO_2로 만들어 hemoglobin과 반응하여 methemoglobin이 되어 blue baby(청색아) 현상을 초래한다.

2.3.7 Phenol류

물속에 존재하는 phenol류는 주로 공장폐수의 혼입에 의한 것이며, phenol류를 함유한 물은 자체의 냄새 때문에 0.01~0.1 mg/l 정도에서도 특이한 냄새를 검출할 수 있다. 이 phenol류의 제거에는 활성탄흡착법과 O_3산화법이 유효하다.

2.3.8 N.hexane 추출물질

N–hexane 추출물질이란 물속의 유지류인 광물유와 동식물성 유지를 말하며, 이들을 분석하기 위하여 n–hexane 추출법을 사용한다. 유지류는 생활하수와 산업폐수 중에 유리, 유탁 또는 검화 용해되어 혼입되어 있다.

2.4 수질오염피해와 관리

수질오염으로 인한 피해로는 자연환경, 보건환경, 용수이용, 농축산 및 수산생물에 미치는 영향과 부영양화 등으로 대별할 수 있다.

2.4.1 | 수질오염의 피해

1. 자연환경에 미치는 영향

수질오염의 결과는 자연생태계에서 동식물의 생활환경을 악화시키며, 하천 및 해양의 미관손상과 인간의 질을 저하시키는 요인이 된다.

2. 보건환경에 미치는 영향

사람과 동물의 배설물에 의한 병원균이나 기생충에 의한 감염, 중금속 등 유해물질에 의한 급・만성 중독, 오염작물과 어패류 등의 섭식에 의한 피해와 먹이연쇄에 의한 건강피해 등을 들 수 있다.

수질오염에 의한 건강피해는 과거에는 주로 수원의 오염에서 오는 세균성질환들이 문제시되어 왔으나 근래에는 급속한 산업발달로 인한 산업폐수의 증가로 폐수에 함유된 유독성 중금속으로 인하여 건강피해가 발생하게 되어 이로 인한 급・만성중독의 원인이 되고 있다. 중금속으로 기인된 세계적인 주요 공해병은 미나마따병과 이따이이따이병을 예로 들 수 있다.

미나마따병은 구마모토현 미나마따시(態本懸, 水俣市) 연안에서 발생하기 시작한 질환으로 처음에는 고양이가 죽어가는 이상한 사건이 발생하였다. 1956년에 환자가 급증하여 1983년 3월 말까지 1,926명의 환자 발생하였으며, 사망이 668명이나 되었다. 연령적으로는 9세 이하와 40세 이상이 많고, 증상은 중추신경계질환으로 언어장해와 보행장해, 시야협착을 일으키면서 사망하거나 후유증을 남기는 질환이다. 이 원인은 신일본질소공장의 아세트알데히드(acetealdehyde)의 합성과정에서 나오는 메틸수은(methyl-mercury, $HgCH_3$)에 오염된 어패류를 장기간에 걸쳐 섭취한 결과 나타난 중독이다. 1964년 니이가다현 아가노가와 유역에 제2의 미나마따병이 발생하였고, 이때의 원인은 인근소화전공장의 수은전해법에 의한 가성소다(NaOH) 제조시설의 폐수임이 판명되었다.

이따이이따이병은 후지야마현 신쓰가와(富山懸, 神通川) 유역에서 발생하였으며 장기간 원인불명의 풍토병으로 알려졌으나 그 후 상류에 있는 삼정금속 신강광업소에서 배출하는 카드뮴(Cd)에 기인된 것으로 밝혀졌다. 이 카드뮴이 쌀에 농축되어 이것을 먹은 임산부와 출산을 거듭한 임산부에 증상이 많았다. 이 병은 카드뮴 섭취 외에 칼슘부족으로 인한 위장장해나 호르몬의 불균형이 발병을 조장(助長)하는 것으로 알려져 있다.

1956년부터 1983년 3월말까지 116명의 환자 중 77명이 사망하였다. 이 병의 증상은 초기에 흉부・사지 동통(疼痛), 골연화, 단백노출현, 그 후 극심한 동통, 골절, 골격변형을 초래한다.

이러한 사건 이외에 1971~1972년 이라크에서 알킬수은계 살균제로 소독시 오염된 밀로 만든 빵과 그 외 곡물류 식품을 먹고 6,000명의 환자와 500명 이상의 사망자를 낸 사건이 발생하였다. 1969~1973년 캐나다의 온타리오주 케노라군의 2개 인디언 거주지에서도 미나마따병과 같은 증상환자가 62명 발생하였다. 이 지역은 호수와 하천이 많은 유역으로 1950년대부터 상류에 위치한 펄프공장에서 무기수은을 폐수로 배출함으로써 이에 오염된 물고기가 발견됨에 따라 1970년 이후부터 어업금지, 섭취금지 등의 조치가 있었으나 일부 인디언들이 물고기를 섭취함으로써 발생하였다.

한편, 국립환경과학원이 1984년에 조사한 바에 의하면 낙동강은 수은(Hg)이 1년 동안에 700배, 크롬(Cr)은 40배나 늘어났으며, 금강은 수은이 444배 늘어났고, 만경강은 22배나 늘어난 것으로 각각 밝힌 바가 있다. 이처럼 인체에 치명적인 피해를 주는 중금속이 자신도 모르는 사이에 체내에 서서히 축적되어 만성중독을 일으키는 수가 많다. 이들은 우리 몸에 차곡차곡 쌓여 암과 피부병 및 괴질 등 각종 질환을 유발할 뿐만 아니라 독성이 매우 강해 태아에게도 영향을 미쳐 기형아를 출산하게 될 확률이 높아지게 된다.

3. 용수에 미치는 영향

여러가지 유기물질이 하천에 유입되었을 때 그 오염피해는 다양하다. 예컨대 유류오염은 하천의 미관상 좋지 않을 뿐만 아니라 물표면에 퍼져서 엷은막을 형성함으로써 공기 중의 산소가 물속에 용해되는 것을 방해한다. 그러므로 기름양이 과다하면 물고기는 질식하게 된다. 또한, 페놀, 타르, 시안화물 및 DDT와 같은 유독성 유기화합물은 하천에 서식하고 있는 미생물에 영향을 줌으로써 하천의 자정작용을 방해할 뿐만 아니라 극소량으로도 물고기와 수생식물을 죽일 수 있다.

그러나 대부분은 유기물 하수 중에 있는 미생물에 의해 분해되며, 그때 생물학적 작용에 의하여 용존산소가 소비된다. 그러나 탄화수소, 에테르, 비닐, 리그닌, 섬유소 등과 같은 유기물질은 세균에 의하여 잘 분해되지 않는다. 만일 유기성오염물질이 적고 하천의 용존산소가 풍부할 때는 이러한 유기물질은 호기성세균에 의해서 분해가 되며, 대부분 냄새가 나지 않는 최종물질로 분해되지만 유기성오염물질은 혐기성세균에 의하여 분해된다. 이때 유기물은 부패하여 전술한 경우와는 다른 최종물질을 만드는데 분해 중에 방출되는 유기성아민, 황화물 등은 악취의 원인이 되며, 용존산소의 고갈을 초래하게 되므로 호수나 하천 등은 썩게 되고 죽게 된다.

4. 농축산 및 수산생물에 미치는 영향

농작물 고사(枯死) 등에 따른 수확량감소, 토질변화에 따른 생산성감소, 오염작물의 사용불능, 가축의 생육부진, 어패류의 사멸 등을 들 수 있다. 특히, 수산생물에 영향을 미치는 요소 및 댐의 부영양호나 해수의 적조현상으로 인한 피해는 날이 갈수록 증가하고 있으며 이들은 육지로부터 영양염류(질소, 인 등)의 대량유입으로 발생한다.

5. 부영양화

호수의 생성초기는 영양염류가 적은 빈영양상태(oligotrophic)이나 차츰 시간이 경과함에 따라서 주위에서 유입되는 물에는 자연상태의 깨끗한 물이라도 어느 정도의 영양염류는 포함되어 있으므로 수리학적 체류시간이 긴 호수에서 축적되기 시작하여 중간단계의 영양상태인 중영양상태(mesotrophic)를 거쳐 마침내 영양염류가 풍부한 부영양상태(eutrophic)로 된다. 이와같은 현상을 부영양화(eutrophication)라 하며, 부영양화된 호수를 부영양호라고 하는데, 부영양화는 탄소, 질소, 인 등과 같이 조류의 증식에 영양분이 되는 물질들이 호수에 축적될 때 일어나게 된다. 부영양화된 호수가 수질오염 문제를 발생시키는 것은 부영양화 자체에 있는 것이 아니고 호수의 물이 부영양화되어 일차생산성(primary productivity)이 증가하여 조류번성(algal blooming)가능성이 높다는 것이다. 조류가 호수 표면에 대규모로 형성되면 빛의 투과를 막아 수중식물의 광합성을 저해하여 대기 중의 산소가 수중으로 용해되는 것을 막아 용존산소량을 감소시킨다.

또한, 호수 표면에 형성된 조류가 죽어 호수바닥에 가라앉으면 미생물에 의한 분해작용으로 효소에 용존산소의 결핍을 초래하게 되고, 봄과 가을에 상하층의 밀도차에 의해 일어나는 물의 전도(turnover) 현상에 의해 호수는 점차 용존산소가 결핍되는 영양물질의 축적으로 인하여 조류의 번성을 비롯하여 수온, 빛의 투과율, 수리학적 체류시간, 호수의 성층화(stratification), 수표면의 형태 등이 모두 부영양화의 원인이 될 수 있는데, 그 정확한 원인으로는 아직 영양염류의 축적이 가장 큰 요인으로 알려지고 있다. 특히, 인이 조류번성의 가장 큰 제한인자(limiting factor)로 보고되는 경우가 많다.

계절별로 조류는 봄철에는 규조류(Cyclotella), 봄에서 가을철은 녹조류, 여름철에는 남조류가 출현한다. 그래서 부영양상태와 수온증가로 여름에 남조류에 의한 저수지와 댐은 수화현상(algal Bloom)과 바다에는 적조현상(redtide)을 일으키거나 또한, 물이 오염되면 남조류가 급격히 증가하여 녹조현상을 일으킨다.

표 2.14 **부영양호의 일반적인 특성**

항목	특성
색	녹색 내지 황색, 때때로 현저하게 착색되는 경우가 있다.
투명도	2m 이하
pH	중성 또는 약 알칼리성, 여름에는 표층이 때때로 강 알칼리성
영양염류	N > 0.15mg/L, P > 0.20mg/L
현탁물질	플랑크톤 및 그 잔재에 위한 현탁물 다량
용존산소	표층은 포화 또는 과포화, 심층은 상당히 감소
저생동물	산소부족에 강한 종류
식물성플라크톤	풍부, 주로 남조류 · 규조류가 많음
어류	양이 많음, 온수성의 것이 많음(잉어, 붕어, 뱀장어 등)

표 2.15 **US · EPA의 저수지의 영양상태 분류기준**

영양상태	엽록소-a (mg/m^3)	총인 (mg/L)	투명도(m) (Secchi disk depth)
반영향 (oilgotrophic)	7 이하	0.010 이하	3.7 이상
중영양 (mesotrophic)	7～12	0.010～0.020	2.0～3.7
부영양 (eutrophic)	12 이상	0.020 이상	2.0 이하

2.4.2 | 수질오염관리

1. 오염원 관리

1) 생활오수

인구증가 및 국민생활수준의 향상으로 1인당 배출량 증가로 생활오수 발생량은 76%가 하수처리구역 내에서 발생하고 있으나 하수관거정비미흡, 하수종말처리시설의 시설용량부족 등으로 인하여 실제 하수종말처리시설로 유입 처리되는 생활오수량은 이보다 적을 것으로 추정된다. 하수처리구역 외에서 발생되는 오수는 개별건물에 설치된 오수처리시설로 유입처리되도록 하고 있으나 현재 수세식화장실 발생오수만 처리하는 단독정화조가 설치된 건물 및 방류수 수질기준인 BOD가 40mg/L 내지 80mg/L로 완화되어 있는 오수처리시설이 현존하고 있는 실정이다.

2002년부터는 하수처리구역 외의 모든 오수발생신축건물(수세식화장실이 설치되지 않는 건물로서 1일 오수발생량이 1세제곱미터 이하인 건물은 제외)에 오수처리시설설치가 의무화되고, 모든 오수처리시설의 방류수수질기준이 하수처리장과 동일한 수준인 BOD 기준 20mg/L(특정지역 내는 10mg/L)로 강화되므로, 오수처리시설이 오염부하량의 삭감에 크게 기여할 것으로 기대된다.

표 2.16 | **폐수종말처리시설의 방류수 수질기준**

1. 방류수 수질기준

구분	적용기간 및 수질기준									
	2010.12.31.까지	2011.1.1.부터 2011.12.31.까지	2012.1.1.부터 2012.12.31.까지				2013.1.1. 이후			
			I 지역	II 지역	III 지역	IV 지역	I 지역	II 지역	III 지역	IV 지역
생물화학적 산소요구량 (BOD) (mg/L)	20(30) 이하	20(30) 이하	20(30) 이하	20(30) 이하	20(30) 이하	20(30) 이하	10(10) 이하	10(10) 이하	10(10) 이하	10(10) 이하
화학적 산소요구량 (COD) (mg/L)	40(40) 이하	40(40) 이하	40(40) 이하	40(40) 이하	40(40) 이하	40(40) 이하	20(40) 이하	20(40) 이하	20(40) 이하	20(40) 이하

부유물질 (SS) (mg/L)	20(30) 이하	20(30) 이하	20(30) 이하	20(30) 이하	20(30) 이하	20(30) 이하	10(10) 이하	10(10) 이하	10(10) 이하	10(10) 이하
총질소 (T-N) (mg/L)	40(60) 이하	40(60) 이하	40(60) 이하	40(60) 이하	40(60) 이하	40(60) 이하	20(20) 이하	20(20) 이하	20(20) 이하	20(20) 이하
총인 (T-P) (mg/L)	4(8) 이하	4(8) 이하	0.2(0.2) 이하	0.3(0.3) 이하	0.5(0.5) 이하	4(8) 이하	0.2(0.2) 이하	0.3(0.3) 이하	0.5(0.5) 이하	2(2) 이하
총대장균군수 (개/mL)	3,000	3,000	3,000	3,000	3,000	3,000	3,000 (3,000)	3,000 (3,000)	3,000 (3,000)	3,000 (3,000)
생태독성 (TU)	-	1(1) 이하	1(1) 이하	1(1) 이하	1(1) 이하	1(1) 이하	1(1) 이하	1(1) 이하	1(1) 이하	1(1) 이하

비고

1. 산업단지 및 농공단지 폐수종말처리시설의 페놀류 등 수질오염물질의 방류수 수질기준은 위 표에도 불구하고 해당 처리시설에서 처리할 수 있는 수질오염물질 항목으로 한정하여 별표 13 제2호 나목의 표 중 특례지역에 적용되는 배출허용기준의 범위에서 해당 처리시설 설치사업시행자의 요청에 따라 환경부장관이 정하여 고시한다.
2. 적용기간에 따른 수질기준란의 ( )는 농공단지 폐수종말처리시설의 방류수 수질기준을 말한다.
3. 생태독성 항목의 방류수 수질기준은 물벼룩에 대한 급성독성시험기준을 말한다.

2. 적용대상 지역

구분	범위
I지역	가. 「수도법」 제7조에 따라 지정·공고된 상수원보호구역 나. 「환경정책기본법」 제22조 제1항에 따라 지정·고시된 특별대책지역 중 수질보전특별대책지역으로 지정·고시된 지역 다. 「한강수계 상수원수질개선 및 주민지원 등에 관한 법률」 제4조 제1항, 「낙동강수계 물관리 및 주민지원 등에 관한 법률」 제4조 제1항 및 「영산강·섬진강수계물관리 및 주민지원 등에 관한 법률」 제4조 제1항에 따라 각각 지정·고시된 수변구역
II지역	법 제22조 제2항에 따라 고시된 중권역 중 화학적 산소요구량(COD) 또는 총인(T-P)의 수치가 법 제24조 제2항 제1호에 따른 목표기준을 초과하였거나 초과할 우려가 현저한 지역으로서 환경부장관이 정하여 고시하는 지역
III지역	법 제22조 제2항에 따라 고시된 중권역 중 한강·금강·낙동강·영산강·섬진강 수계에 포함되는 지역으로서 환경부장관이 정하여 고시하는 지역(I지역 및 II지역을 제외한다)
IV지역	I지역, II지역 및 III지역을 제외한 지역

2) 산업폐수

산업폐수는 유기물이 주종을 이루고 있는 생활오수와는 달리 중금속이나 유해성물질을 많이 함유하고 있으므로 그 관리에 있어 특별한 주의가 요구된다. 산업폐수는 원칙적으로 하수종말처리장에서 합병처리를 하지만 하수 및 폐수처리장이 건설되기 이전이나 건설계획이 없는 공업지역 내 공장 혹은 사업장 등의 배출시설은 자체의 오염방지시설인 폐수처리장을 갖추어야 한다. 이 경우 동일계 업종이 밀접한 공단 또는 공업지역 내 공장끼리 폐수성질이 유사한 공장은 각각의 폐수처리장을 설치하여 운영하는 것이 보다 경제적이다. 향후 계속적으로 폐수종말처리장을 설치하여야 하고 이미 설치된 시설을 철저하게 관리하는 것도 중요하다.

3) 오수 · 분뇨 및 축산폐수

오수 · 분뇨 및 축산폐수는 극히 고농도의 유기물을 함유하고 있으므로 처리하지 않고 방류할 때에는 방류수역의 수질을 악화시킬 가능성이 크며, 질소와 인 등의 영양염류에 의한 부영양화에 의한 수질오염도 우려되므로 철저한 관리대책이 요구된다. 집단 농장시스템에는 가축분뇨를 콘크리트구조물에 저장하여 혐기성소화 후 발생가스는 에너지로 사용하고, 방류수는 연못으로 유입시켜 조류 영양원으로 이용하여 성장한 조류를 가축사료로 이용하며, 안정화된 슬러지는 토양개량제로 이용한다. 그러나 대부분 소규모 축산시설에서는 현재 폐수가 무처리 방류되고 있는 실정이다.

4) 비점오염원

비점오염원에 의한 수질오염은 강우시 지표면이나 배수로에 퇴적된 오염물질이 우수유출수에 혼합되어 하수도 등의 배수계통을 통하여 방류수역으로 유입되어 발생하게 된다. 국지적으로는 점오염원에 의한 수질오염에 못지않게 이러한 비점오염원에 의한 수질오염도 중요시 될 경우도 있으므로 방류수역의 수질관리시 고려할 필요가 있다.

(1) 도시우수유출수의 관리대책

도시지역의 도로상에는 공장이나 상가에서 발생되는 폐기물, 자동차의 배출가스, 먼지 등 다양한 오염물질이 쌓여 있어 강우시 우수유출수 특히, 초기우수유출수에 의한 방류수역의 수질오염의 가능성이 있다. 이러한 도시우수유출수의 관리대책으로는 도로청소, 초기우수유출수의 일시 저류(貯流)(체류지 설치), 초기우수유출수의 처리(우수토옥을 설치하여 하수 종말처리장으로 유입처리) 등이 있다.

(2) 농경지우수유출수관리대책

우수 배수로 및 체류지를 설치(일시저류 방류)하거나 관개배수를 다음 전답의 농업용수로 사용하며, 비료 및 농약사용량을 적정화하므로 농경지의우수유출수를 관리한다.

(3) 매립지 침출수의 관리대책

대부분의 폐기물 매립지는 위생매립을 설치하지 않고 있으므로 발생하는 침출수에 대한 관리가 전무한 실정이다. 침출수는 대체로 COD 및 BOD가 고농도이며, 중금속 등의 독성물질이나 유해성물질을 함유할 가능성이 높다. 이러한 침출수로 인한 방류수역의 수질오염을 관리하는 대책으로 일반적인 침출수량 감소대책(매립지 건설시 침출수유출방지시설설치와 침출수조사정설치 등)과 발생된 침출수를 차집처리하는 대책 등이 있다.

2. 부영양화관리

부영양화 방지를 위한 주요 관리방법은 다음과 같다.

1) 영양염류의 과다유입 억제

(1) 영양염류(질소 및 인)에 대한 배출허용기준의 설정
(2) 고도처리(3차처리) 시설의 설치
(3) 합성세제의 사용규제 및 인 함유량이 적은 세제개발 사용
(4) 비료 및 농약사용량의 적정화
(5) 배수로를 설치하여 호수로 유입되는 하・폐수를 호수 하류부로 배출시킴
(6) 축산폐수에 의한 영양염류의 유입억제
(7) 신규오염물질 배출원의 발생억제(신규배출시설, 위락시설 등)
(8) 호수의 수위를 일정하게 유지시켜 유역의 영양염류 용출 최소화
(9) 상류의 갯벌농경지의 이용 억제
(10) 양식업자로 인한 생활하수 및 분뇨 등의 발생억제
(11) 관광객 및 관광업소 종사자들에 대한 환경보전 의식제고

2) 부영양호에 대한 수면관리대책

(1) 호수바닥에 침전된 퇴적물의 준설
(2) 약품에 의한 영양염류의 침전
(3) 영양염류가 유입되는 입구에 말류(類)나 수초를 재배하여 영양염류를 세포합성에

이용토록 한 뒤 정기적인 제거

(4) 인위적 또는 살조제(algaedice)를 이용한 조류의 제거

(5) 수주의 용존산소결핍시 인공 폭기 실시

2.4.3 | 정수처리

도시지역에서 먹는 물로 사용하는 물의 정수법(water treatment)은 크게 침전(sedimentation) · 여과(filtration) · 소독(disinfection)의 3단계를 거쳐 각 가정에 공급된다.

2.5 해양오염

2.5.1 | 해양오염의 원인

1. 육지폐기물 유입에 의한 오염

바다오염은 주로 해안을 따라 발생하며 그 근원지는 육지이다. 즉, 육지에서 생긴 오염물질들은 곧장 바다로 방출되거나 강이나 하천 그리고 지하 대수층에서 바다로 흘러 들어가게 된다.

2. 연안농경지 배수로 인한 오염

경작지와 잔디밭에서 흘러나오는 물속에는 화학비료, 살충제, 제초제가 들어 있다. 특히, 화학비료 중 질산염은 심각한 환경오염 문제를 일으키는데 이러한 질산염에는 조류가 먹을 영양분이 함유되어 있어서 조류의 양은 증가하게 되며 이들 조류가 죽은 후에 세균이 그것을 분해하는데 분해과정 동안 세균은 물 속의 산소를 이용하게 되므로 물속의 산소가 많이 소모되면 물 속의 용존산소 부족으로 결국 물고기는 죽게 되면서 생태계 전체가 위험에 처하게 된다. 하수도도 비슷한 방법으로 조류를 발생시킨다.

3. 개발에 의한 오염

해안을 따라 위치한 습지는 강의준설, 개발, 그리고 쓰레기장으로 이용됨으로서 그 면적이 줄어들고 있다. 이런 현상은 해안의 환경에 영향을 미친다. 습지는 오염물질들을 여과시키는 성질이 있기 때문에 습지가 줄어들수록 바다는 더 많이 오염된다. 그리고 영양물질이 풍부한 습지가 사라지면 먹을 수 있는 여러 종류의 물고기도 죽게 된다.

4. 대기오염물질에 의한 오염

해양오염은 물에 의해 일어나는 것이 아니라 이상스럽게도 대기오염에 의해 일어난다. 즉, 산성비, 자동차 매연, 산업장의 오염물질, 대기 중 독성물질 등에서 나온 먼지와 위험한 휘발성유기화학물질들이 바다에 유입되어 오염된다.

5. 유입하천에 의한 오염

하수도는 해양오염의 주범이다. 처리되지 않은 하수가 곧바로 바다로 유출되거나 바다로 흘러들어가는 강으로 유출되기도 한다. 다시 말하면 대부분의 도시하수는 비가 많이 올 경우에 하수가 넘쳐 바다로 흐르게 된다. 이때 하수 뿐만아니라 도시의 쓰레기도 함께 바다로 흘러들어가게 된다. 이러한 지표수에는 화학물질과 거리에 흩어져 있는 여러 쓰레기, 애완동물이나 기타 다른 동물에 기생되는 세균과 바이러스가 함유되어 있다.

6. 연안폐기물에 의한 오염

공장에서 처리되거나 미처리된 산업폐기물이 바다나 강으로 방출된다. 이런 폐기물에는 독성을 띠는 중금속물질이 함유되어 있다. 독성물질은 바다 생물을 죽이거나 그들의 몸 속에 축적된다. 이렇게 오염된 바다 생물을 인간이 먹게 되므로 위험에 처하게 될 수밖에 없다.

7. 기름 유출에 의한 오염

바다에 기름을 유출시키는 것만큼 환경 대참사는 없다. 이러한 환경재해의 영향으로 잔인하게 보이는 바다와 기름에 흠뻑 젖은 해안은 마치 다시는 회복될 수 없는 것처럼 보이고, 새들과 바다 포유동물들은 떼죽음을 당한다. 액산베델즈 유조선은 1989년 알라스카의 프린스 윌리암해역에 4,164m^3의 원유를 유출시켰다. 이 사건이 대형 기름유출 사건 중에서 최근의 대참사이다. 예를 들어 1978년에 아모코 카디즈유조선(Amoco Cadiz)이 프랑스의 쁘리땡(Britany) 해안에 좌초되어서 액산베델즈 유조선이 유출한 기름의 8배에 해당하는 양의 기름을 유출시켜서 프랑스 해안 322km를 오염시켰다.

이외에도 원자핵발전소, 화력발전소 등의 설비 증가에 따른 온 배수로 인하여 수온이 상승되어 연안 환경에 영향을 미치는 등 사회문제화 되고 있다.

2.5.2 | 해양오염의 피해

1. 적조현상의 발생

적조(赤潮 ; red tide)는 일반적으로 산업폐수나 도시하수의 유기성폐수 유입으로 해역이나 호수의 부영양화가 원인이 되어 수중에서 부유생활을 하고 있는 미생물 특히, 식물성플랑크톤이 단시간에 급격히 크게 증식한 결과 수면이 적색 또는 녹색으로 변화하는 현상을 말한다.

적조발생기전은 명확히 밝혀지지 않았으나 직접, 간접으로 바다에 유입되는 질소나 인 등의 영양분이 풍부하며 규소, 칼륨, 마그네슘 등 영양염이나 미량의 생활성 물질 즉, 미량금속, 컬레이트제, 비타민 등이 풍부하고 햇빛, 수온, 염분 등 환경조건이 적당할 때 발생된다.

적조를 일으키는 생물은 식물성플랑크톤과 원생동물, 세균 등인데 이 중 규조류, 편조류 등 식물성플랑크톤이 가장 큰 발성인자이다.

최근 이러한 적조현상은 날이 갈수록 발생지역이 넓어지고 피해양상도 다양해지고 있다. 즉, 플랑크톤이 대량증식 후에 죽으면 이의 분해에 따라 물속의 용존산소 결핍으로 황화수소(H_2S)나 탄산가스(CO_2) 등의 가스가 증가하여 독수대가 형성되어 어패류가 질식사하게 되고, Gymonodinium등과 같은 적조 생물이 내놓는 독소나 독성물질을 포함한 생물로 인해 어패류를 폐사시키며, 점액물질이 많은 플랑크톤이 고기 아가미에 부착하여 호흡장애를 일으켜 질식사시키는 등 수질 변화 및 생태계에 막대한 변형을 일으켜 악영향을 미친다.

적조를 예방하기 위해서는 우선 해양으로 유입되는 하천수를 정화해야 한다. 하수처리장을 건설할 때 3차처리시설을 설치하며, 하수도를 정비하고, 분뇨의 해양투기 금지, 질소와 인의 삭감대책실시, 합성세제의 사용량규제, 축산폐수처리시설건설, 수중포기시설설치, 공유수면의 매립제한, 준설 등에 의한 연안수역의 하상정화 등으로 적조현상을 사전에 예방해야 한다.

2. 해안생태계의 파괴

배의 한 부분에서 기름이 유출되면 기름은 바다표면을 따라 퍼지게 되며 어느 정도는 증발한다. 기름 혼합물이 증발하면 기름층은 얇아지며, 접착력이 있는 기름은 파도에 부딪혀서 무스(mousse)라고 하는 물과 기름이 섞인 액체가 된다. 무스는 해변에 닿기도 하고 바람에 가라앉기도 한다. 결국 표면에 있는 무스는 팬케이크만한 크기로 변해서 해양을 오염시키는 타르볼이 된다.

바다새는 기름유출의 첫 번째 희생자이다. 새는 몸에 기름이 묻게 되면 기름은 새 깃털의 열차단력을 약화시켜 저체온현상으로 죽게 된다. 다시 말해서 얼어 죽게 되는 것이다.

바다의 포유류도 기름유출로 인한 초기의 피해자다. 특히, 해달은 피해를 입기가 쉽다.

기름은 치명적인 도미노효과(domino effect)를 일으켜 바다의 먹이사슬을 파괴한다. 즉, 기름은 먹이사슬의 기본이 되는 식물성플랑크톤을 죽게 하는데, 새끼물고기와 같은 작은 물고기들은 식물성플랑크톤을 먹이로 하는 동물성플랑크톤을 잡아먹고 살기 때문에 식물성플랑크톤의 오염 및 감소로 인하여 동물성플랑크톤이 줄어들게 되면 새끼물고기는 죽게 되거나 완전히 자라지 못하게 된다. 이로 인해 새끼물고기를 잡아먹는 다른 물고기도 먹을 것을 잃게 되어 그들의 수 역시 감소하게 되고, 또한 물고기를 먹는 바다 포유류의 수도 감소한다. 그리고 물고기와 갑각류도 기름의 유출로 인해 중독되어 죽게 되거나, 혹은 살아남는다 해도 표면이 탄화수소 화합물에 젖어 있기 때문에 중독될 수가 있다. 이런 물고기를 잡아 먹으면 그 동물도 중독된다.

또한, 기름은 해저에 가라앉아 연어, 게 등을 죽게 하며 육지의 먹이사슬도 파괴한다. 즉, 동물의 시체를 찾아 헤매는 흰머리독수리 같은 포식동물이 기름이 묻은 물고기를 그들의 새끼를 위해 둥지로 가져오면 새끼 독수리는 기름에 오염된 고기를 먹고 죽게 되고, 기름에 오염되어 해변가로 밀려 나온 죽은 물고기를 곰이 먹으면 곰도 위험에 처하게 되고, 물오리, 아비, 거위 같은 바다 철새들은 바위나 갯벌에 둥지를 틀고 기름에 오염된 벌레와 생물을 잡아먹기 때문에 기름을 먹게 되며, 해변가로 온 사슴이 해초 켈프(기름에 오염된 해초)를 먹고 마찬가지로 오염되어 심각한 환경생태 파괴를 일으키게 된다.

해안은 영양분이 풍부하기 때문에 바다의 생물은 대부분 해안선을 따라 서식하며 해안은 바다의 생물에게만 매력적인 곳이 아니라 인간에게도 매력적인 곳으로 많은 사람이 해안 근처에 살고 있다. 실제로 어느 연구에 의하면 세계 인구의 60%가 해안 근처에 살며, 미국 인구의 50% 이상이 해안 80km 이내에 산다고 한다.

그 결과 해안은 심각하게 오염되었으며 오수의 방출과 농업쓰레기, 지나친 개발과 유독중금속물질 등의 방출은 결국 그 대가를 치르게 되었다. 즉, 해변가에서 수영도 불가능하게 되었으며 적조현상이 일어나고 오염된 어패류를 먹은 인간도 피해를 입게 되었다. 이와 같이 해안이 오염되면 수많은 물고기가 죽게 되며 전 생태계가 파괴된다.

해안을 살리기 위해서는 무엇보다 바다의 개발을 규제하거나 강력한 해양오염방지 대책을 수립하여 더 이상 바다를 오염시키지 않아야 한다.

3. 산호초의 멸종

세계 전역의 산호초는 위기에 처해 있으며 산호초의 석회암이 채굴되고 있다. 즉, 다이나마이트로 산호초를 파괴시키고 쇠지렛대로 떼어내서 집을 짓는 데 이용하고 있다. 자연이 수세기를 걸쳐 창조한 것을 인간은 짧은 시간에 파괴시키고 있다. 산호초는 낚시와 무분별한 여행자들과 기름의 유출, 수질오염물질의 방출로 멸종되어 가고 있다.

4. 고래의 멸종

인간들이 바다를 오염시키거나 고래 서식처를 파괴시키는 것이 고래 생존을 위협하는 주 요인이 된다. 오랫동안 고래들의 서식처였던 바다가 점점 오염되면서 많은 고래가 죽어가고 있다. 독성폐기물과 오염물질로 인해 그 현장에서 죽거나, 중독되거나, 심각한 병에 걸려 죽게 된다.

고래에게 무엇보다 큰 위협이 되는 것은 그들의 먹이가 사라지는 것이다. 과학자들은 오존층의 감소가 자외선의 양을 증가시켜 고래와 크릴이 먹는 수많은 식물성플랑크톤을 죽게 한다고 한다.

해양오염은 직접 또는 간접적으로 고래를 죽게 하는 원인이 된다. 고래의 지방조직은 포리크로로리네이티드비페닐(PCBs)을 많이 갖고 있으며, PCBs와 같은 독성화합물은 고래지방을 형성한다. 여러 산업에서 PCBs가 사용되는데 이 화학물질은 직접 간암을 유발하여 고래를 죽게 하거나 간접적으로 면역체계를 해쳐서 질병감염에 대한 저항능력을 저하시킨다. 또한, 해양오염은 적조현상이 심해졌다는 것을 알리는 역할을 한다. 즉, 독성이 있는 조류가 생겨 물고기는 그것을 먹으며 고래는 이렇게 오염된 물고기를 잡아먹고 그 독성분으로 죽게 된다.

5. 사라지는 갯벌

우리나라에서는 바닷물이 드나드는 개흙땅인 갯벌 혹은 개펄인 대표적인 습지가 개발의 미명 아래 매립되어 농경지와 공업단지로 조성되어 어업과 양식업의 위축은 말할 것도 없고, 새로이 조성된 이들 공단으로부터 배출되는 오염물질로 인한 환경피해는 엄청나다 할 것이다. 우리는 지금이라도 습지 개척사업을 환경생태계 차원에서 정확한 가치판단과 인식전환으로 무분별 개발로 인한 자연자원인 갯벌이 사라지는 사례를 사전에 막아야 한다.

2.5.3 해양오염관리

1. 적조방지 대책

적조대책으로는 적조발생 자체를 방지하기 위한 예방조치와 일단 적조가 발생한 경우, 그 피해를 되도록 줄이기 위한 조치가 있다. 적조가 자주 발생하는 해역에서는 두 가지 다 병행할 필요가 있고 적조가 악화할 징조가 있는 해역에서는 예방조치에 주력해야 한다. 또 적조대책에는 발생의 기본조건으로서 수질오염에서 언급한 부영양화의 대책이 포함되어 있음은 물론이다.

부영양화와 적조예방을 위하여 퇴적물제거가 필요하다. 퇴적물제거는 준설펌프와 퇴적물회수처리선으로 시행할 수 있다. 이것은 하구해역, 정체해역 등의 유기퇴적물을 준설펌프를 사용하여 준설하고, 그것을 배관으로 처리선에 보내어 응집제를 써서 탈수하여 분리수는 바다에 방류하고, 침전물은 고화시켜 육상에다 버리는 방법이다.

적조가 일단 발생하였을 경우 조기에 발견하여 피해를 최소화하는 것이 중요하다. 따라서 감시 통보할 수 있는 기구가 정비되어 있어야 한다. 그리고 발생한 적조생물을 재빨리 흡수제거하기 위해서는 하천 또는 호소의 부영양화 처리방법과 유사한 적조회수선을 이용하는 것이 바람직하다.

2. 온배수(냉각수) 대책

발전소에서 배출되는 냉각수(온배수)를 처리하는 방식에는 해양이든 하천이든 취수원으로부터 취수하여 냉각시설을 거친 다음 동일 수역에 그대로 방류하는 관류방식(once-through system)과 발생된 냉각 폐수를 냉각탑 등의 열교환시설로 거친 후 다시 냉각수로 재사용함으로써 자연수계에 전혀 배출하지 않는 무배출방식(close cycle system)이 있다.

지금까지 설치된 대부분의 발전소는 관류방식이지만 최근 몇몇 국가에서는 이런 관류방식 적용을 제한하는 경향도 있다.

3. 유류오염방지대책

1) 해상유출기름정화대책

일반적으로 해상에 기름이 유출되면 단시간에 이동하고 확산되면서 응고하거나 일부는 침하되어 보통의 방제작업으론 대처할 수 없게 될 때도 있다. 기름이 대량 유출되었을 때는 일반적으로 기름방벽(oil-fance)을 쳐서 기름을 회수선이나 회수장치로 회수하거나, 유흡착제나 유처리제 등으로 처리한다. 그리고 기름 유출이 소량일 경우에는 흡유재 또는 흡유재로 만든 방벽으로 처리하거나 소량의 유처리제를 사용해서 분산시킬 수도 있다.

2) 연안동물들의 대책

바다새와 해달과 다른 동물들은 특히, 추운 겨울에 돌보지 않으면 기름 유출에 오염되어 얼어 죽게 된다. 칫솔과 식기 세제로 몸이나 발에 묻은 기름을 제거해 줘야 한다. 종종 죽음의 위험에 처해있는 동물은 응급처치 센터로 수송하여 치료・보호해야 한다. 또한, 야생동물 전문가는 대포를 쏘거나 허수아비를 세워서 동물을 집중 오염 지역으로부터 도망하게 하는 방법을 실시하고 있다.

3) 해변가유출기름 정화대책

기름에 오염된 해변은 기름을 고압호수로 빨아내서 깨끗해질 수 있고, V자 모양의 방재(booms)쪽으로 뜨거운 물이나 차가운 물을 이용하여 기름을 씻어내고, 방재에 기름이 모아지면 운반한다. 사람이 직접 기름을 건져 낼 수도 있다.

생물학적개선법(bioremediation)은 해변가의 기름을 제거하는 기술로서 세균을 이용하여 기름을 파괴하도록 자연스럽게 유도하는 방법이다. 여기에는 기름이 유출된 해변에 기름을 먹는 미생물을 성장시키는 화학비료를 뿌리는 방법 등을 사용한다.

4) 기타

해양오염에 있어 유출유 외에 유기물질이나 중금속 등의 배출원인 산업폐수나 생활하수의 유입에 대하여는 원천적으로 방지하는 방법 밖에 없다. 즉, 철저한 처리를 한 다음 방류시키는 것이며 특히, 항만이나 해양시설 설치에 대해서는 설치 전에 해류의 영향이나 각종 오염물 유입 가능성 등 해양환경에 미치는 영향에 대하여 조사를 철저히 하여 예방하는 사전관리가 중요하다.

또한, 우리나라처럼 해역의 수질을 이용 목적에 따라 I, II, III, IV, V 등급으로 생태기반 해수수질기준을 정하여 해역별 수질을 관리하고 있다.

표 2.17 해역의 수질기준

1) 생활환경

항목	수소이온농도	총대장균군 (총대장균수/100mL)	용매 추출유분 (mg/L)
기준	6.5~8.5	1,000 이하	0.01 이하

2) 생태기반 해수수질 기준

등급	수질평가 지수값(Water Quality Index)
I (매우 좋음)	23 이하
II (좋음)	24~33
III (보통)	34~46
IV (나쁨)	47~59
V (아주 나쁨)	60 이상

3) 해양생태계 보호기준

중금속류	구리	납	아연	비소	카드뮴	크롬(6가)
단기 기준*	3.0	7.6	34	9.4	19	200
장기 기준*	1.2	1.6	11	3.4	2.2	2.8

* 단기 기준 : 1회성 관측값과 비교 적용
** 장기 기준 : 연간 평균값(최소 사계절 동안 조사한 자료)과 비교 적용

4) 사람의 건강보호

등급	항목	기준(mg/l)
전수역	6가 크롬(Cr^{6+})	0.05
	비소(As)	0.05
	카드뮴(Cd)	0.01
	납(Pb)	0.05
	아연(Zn)	0.1
	구리(Cu)	0.02
	시안(CN)	0.01
	수은(Hg)	0.0005
	폴리클로리네이티드비페닐(PCB)	0.0005
	다이아지논	0.02
	파라티온	0.06
	말라티온	0.25
	1.1.1-트리클로로에탄	0.1
	테트라클로로에틸렌	0.01
	트리클로로에틸렌	0.03
	디클로로메탄	0.02
	벤젠	0.01
	페놀	0.005
	음이온계면활성제(ABS)	0.5

바다는 인간생존의 마지막 보루라고 한다. 해양오염에 대한 구체적이고도 통합·효율적인 계획과 대책이 정립되지 못하면 바다는 더 이상 인류의 기대처가 되지 못할 것이다.

CHAPTER 03

폐기물관리와 토양오염

3.1 폐기물오염

3.1.1 | 폐기물의 정의

폐기물은 산업발달과 인구증가로 인하여 양적증가는 물론 질적으로도 다양화내지 악성화 되고 있어 환경오염의 주요 원인이 되고 있다. 따라서 일상생활이나 생산과정에서 배출되는 폐기물을 그대로 방치하거나 처리가 적정하지 않으면 우리 생활환경을 오염시키는 것 이외에 중금속 등이 함유된 폐기물인 경우에는 우리 건강에 직접 중대한 영향을 주게 된다.

폐기물관리법 제2조의 폐기물의 정의에 의하면 다음과 같다.

- 폐기물이라 함은 쓰레기, 연소재, 오니, 폐유, 폐산, 폐알칼리, 동물의 사체 등으로서 사람의 생활이나 사업 활동에 필요하지 아니하게 된 물질을 말한다.
- 생활폐기물이라 함은 사업장폐기물 외의 폐기물을 말한다.
- 사업장폐기물이라 함은 대기환경오염 · 수질환경보전법 또는 소음 · 진동규제법의 규정에 의하여 배출시설을 설치 · 운영하는 사업장 기타 대통령령이 정하는 사업자에게 발생되는 폐기물 물질을 말한다.
- 지정폐기물이라 함은 사업장폐기물 중 폐유 · 폐산 등 주변 환경을 오염시킬 수 있는 유해한 물질로서 대통령령이 정하는 물질을 말한다.

3.1.2 ‖ 폐기물의 종류

폐기물의 분류체계는 생활폐기물과 사업장폐기물로 나누어진다.

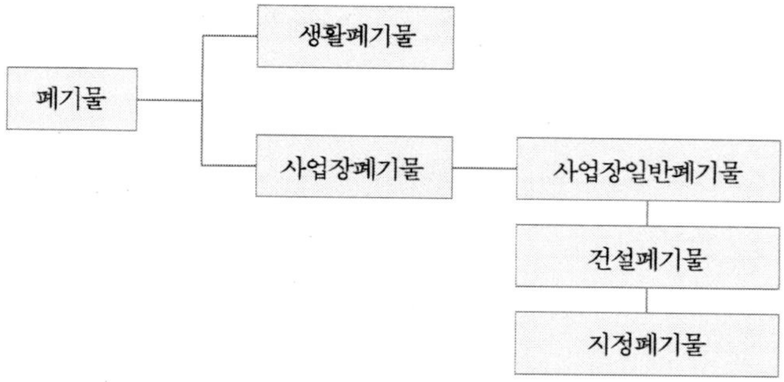

그림 2.11 ‖ **폐기물의 종류**

3.1.3 ‖ 폐기물의 영향

급속도로 산업이 발달되고 인구가 증가하여 도시집중화 현상이 일어나면서 대량생산과 대량소비를 불러오게 되었고 그 결과 폐기물이 축적되어졌다.

일반적으로 폐기물은 악취발생, 위생해충 번식으로 인한 감염병 발생 등 환경보건상 문제발생, 미관상 불쾌감 등을 일으키고 또한, 폐기물을 처리할 때 즉, 고속퇴비화(compost)의 중간처리나 매립장에 매립할 때 그 주변 지역에 환경오염 문제를 일으킨다. 특히, 매립장에서 배출되는 침출액은 상수원과 토양을 오염시키며 매립장에서 배출되는 메탄가스가 폭발하여 화재나 대기오염을 일으킨다.

폐기물정책의 궁극적인 목표는 폐기물로 인한 환경부하를 줄임으로써 자연환경을 보전하고 모든 국민이 쾌적한 환경 속에서 살아갈 수 있도록 하는데 있다. 이를 위해서는 단순히 발생된 폐기물을 처리하기보다는 지속가능한 개발이념에 기초한 자원순환형 사회로의 전환을 촉진하며 미래 세대와 공유해야 할 자원인 환경의 잠재력을 최대한 보전해 나가는 노력이 필요하고 폐기물관리는 다음과 같은 기본원칙 속에서 추진해야 한다.

첫째, 폐기물을 관리하고자 할 때에는 공동체 구성원간의 역할과 책무를 합리적으로 설정하여 정책목표를 효율적으로 달성하도록 해야 한다. 특히, 제품에 기인하는 폐기물에 대해서는 생산자, 소비자, 정부 및 지자체가 책임을 공유한다는 원칙을 존중하여 폐기물관리에 대한 책무관계를 정립해나가야 한다.

둘째, 폐기물관리의 우선순위를 설정한다. 즉, 폐기물의 발생억제 및 감량(prevention or reduction), 재이용(reuse), 재활용(recycling), 에너지회수(energy recovery), 소각(incineration), 매립(landfill)의 순으로 우선순위를 설정하여 폐기물을 관리해야 한다.

셋째, 정책목표를 달성하기 위한 수단은 환경성과의 경제적 효율성을 동시에 충족시킬 수 있도록 단계적으로 개선해야 한다. 특히, 정부가 폐기물관리에 대한 세부적인 규제기준을 설정하는 것보다는 민간부문에게 목표를 부여하고 이를 달성하기 위한 자체규율권과 달성수단을 고안할 수 있는 기회를 부여하는 것이 효율적이라는 일반원칙을 널리 활용해야 한다.

넷째, 민간부문이 폐기물관리에 참여할 수 있는 기회를 확대함으로써 폐기물관리의 효율성을 제고하고 경쟁력있는 기술개발과 노하우의 축적을 유도한다.

다섯째, 주요정책의 결정은 과학적이고 합리적인 정보에 기초하여 이루어지도록 환경정보관리체계를 개선하고, 환경정보는 일반에 공개하는 것을 원칙으로 하여 국민적 의견개진 기회를 확대해야 한다.

특히, 국가폐기물관리종합계획상의 목표를 적기에 달성하기 위해서는 폐기물관리 정책수단을 보다 효율화할 필요가 있다. 종량제 실시 이후 분리수거제도가 획기적으로 개선되기는 하였지만, 급증하는 재활용품을 소화할 수 있는 재활용시스템이 없어 지자체의 적환장에 적체현상이 발생되고 있다. 향후 폐기물관리정책은 이러한 문제를 해소하는데 보다 더 노력을 기울여야 한다.

또 폐기물감량 및 재활용을 촉진하기 위해 폐기굴의 흐름별로 관리체계를 구축하고, 수거・운반・선별・재활용의 각 단계별로 책무관계를 명확히 정립하여 성과위주의 정책을 추진해야 한다. 특히, 생활폐기물의 상당부분을 차지하고 재활용품의 대부분을 차지하는 포장폐기물・가전제품 등에 대해서는 생산자와 소비자의 역할과 책무를 명확히 정립하고, 생산자에게 재활용 쿼터를 부여하여 관리하는 포괄적 생산자 책임제도의 도입 등을 고려해 볼 만하다.

3.1.5 폐기물처리대책

폐기물처리는 궁극적으로 폐기물관리체계 즉, 폐기물발생에서 보관, 수집, 운반, 중간처리를 거쳐 매립 등에 의한 최종처리까지 가장 효율적이고 경제적이며 국민보건이나 환경위해가 가장 적은 환경위생적인 방법으로 안전하게 관리 되어야 한다.

일반적인 폐기물관리의 정책목표로 폐기물의 감량화, 자원화, 무해화, 안정화 및 안전처리 등을 든다. 폐기물의 감량화는 폐기물의 양을 줄이는 방법이고, 폐기물의 자원화는 발생된 폐기물을 자원으로 다시 재활용하는 것이다. 무해화는 유해한 물질이 함유된 폐기물을 소각시켜 병원균을 사멸시키거나 환경위생상 해를 주지 않는 물질을 변화시키는 방법이며, 폐기물의 안정화는 중금속 등 유해물질의 용출속도가 늦어지는 등 안정화 되어 환경오염을 줄일 수 있다. 그리고 폐기물 처리과정에서 발생될 수 있는 환경오염 요인을 감소시키는 폐기물안전처리방법으로 대기오염을 극소화시키면서 처리하는 소각법, 지하수오염이나 토양오염 그리고 비산먼지를 최소화 시킬 수 있는 매립법 등이 있다. 이와같은 방법은 서로 유기적인 관계를 가지고 있다. 즉, 폐기물의 수집, 운반, 전처리, 중간처리, 재활용, 최종처리 등을 한 묶음으로 하여 관리체계를 구축하는 종합관리시스템의 도입이 필요하다. 이 외에도 대국민 교육계몽강화와 폐기물처리장의 설치·운영에 대한 지역이기주의[NIMBY현상] 문제를 극복할 수 있는 방법을 강구해야 한다.

3.2 토양오염

3.2.1 토양오염과 특성

지구의 표면은 수권(hydrosphere)·암권(lithosphere)·대기권(atmosphere)으로 대별할 수 있으며, 지구상의 모든 생물이 이들 세 부분에서 생육함으로써 생물권(biosphere)을 형성한다. 여기서 암권에 속하는 토양은 육상생물이 생존할 수 있는 기반이며, 이들 생물의 생존에 필수적인 농작물을 생산해 내는 살아 있는 자연체이다.

토양은 암석이 아주 긴 세월동안 풍화작용을 받아 생성된 다음 다시 암석이 되기까지 생물이 살 수 있는 기반을 마련해 준다. 수권과 대기권에서도 태양에너지를 고정하여 다른 생물에게 에너지를 공급할 수 있으나 토양에서의 농작물에 의한 태양에너지의 고정은 먹이연쇄(foodchain)를 통한 에너지의 공급으로써 매우 큰 비중을 차지한다. 또한, 인위적으로 혹은 자연적으로 합성된 고분자물질들을 자연계 내 이동과정 중에서 토양을 거치게 된다. 이때 토양미생물은 분해자로써 이들 물질을 저분자물질로 분해함으로써 생태계의 물질순환에 큰 역할을 담당한다. 결국 토양과 물은 에너지생산과 환경정화를 위한 두 가지 기본적인 자원이다.

토양은 물과 대기와 접하고 있으므로 상호 물질의 교환이 일어난다. 이러한 상호 물질 교환과정 중에 오염물질이 토양에 유입되면 토양의 물리, 화학, 생물학적 작용에 의한 자정능력이 있으나 그 속도가 매우 완만하여 토양 중에 축적됨으로써 토양오염을 일으키게 된다.

토양오염은 토양 중에 특정물질의 농도가 어느 한계농도 이상으로 높아져 토양의 이화학적 성질을 약화시키거나 토양생물의 생육에 지장을 초래하며, 나아가서 먹이연쇄를 통하여 생물농축이 일어남으로써 생태계에 커다란 변화를 일으키고 인체에 유해작용을 유발하게 한다. 또한, 토양오염은 농작물의 생육을 저해시킬 뿐 아니라 오염된 농작물을 섭취하는 인간에게 커다란 피해를 끼치는 간접오염이라는 점에서 수질오염이나 대기오염과는 그 성질을 달리한다.

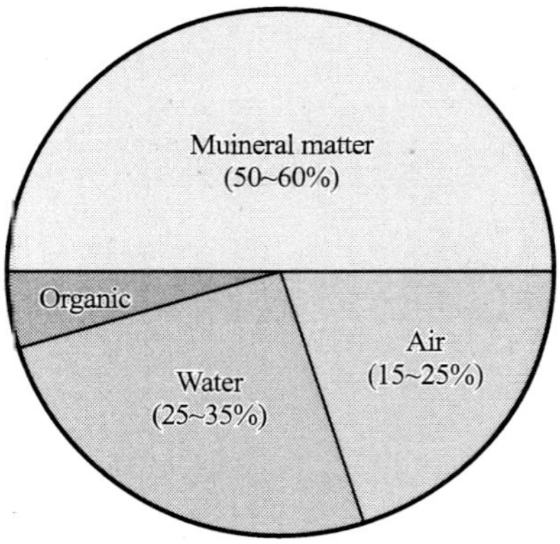

그림 2.12 ‖ **토양의 3상(相)**

토양오염의 경로는 그림 2.13에서와 같이 각종 물질의 개발, 생산, 사용 및 폐기를 통한 순환과정에서 직접 혹은 간접으로 토양에 유입된다.

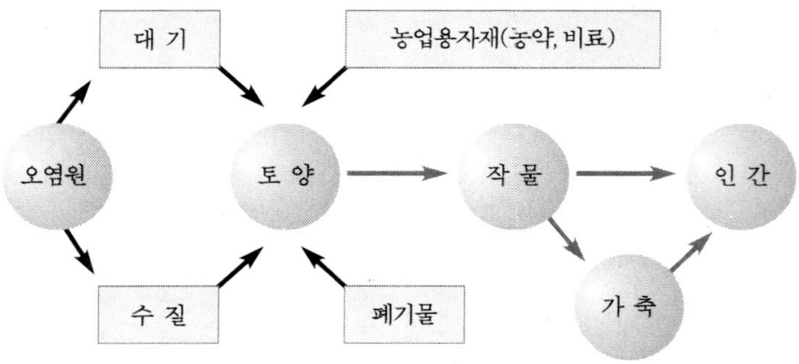

그림 2.13 ‖ **토양오염의 경로**

3.2.2 토양오염의 원인

토양오염원인은 대기오염물질과 수질오염물질 및 각종 폐기물의 토양유입이 주요인이며, 작물의 병해충을 방제하여 식량증산의 수단으로 사용되고 있는 합성농약 및 화학비료 사용량의 증가도 한 요인이 될 수 있다. 산업발달에 따른 화학물질의 사용 증대로 환경오염이 심화되고 그로 인한 피해 역시 증대되고 있는데 화학물질은 그것들의 개발, 생산, 사용 및 폐기를 통한 순환과정에서 여러가지 형태로 토양에 유입되며 화학적특성에 따라 환경에 미치는 영향이 달라진다.

1. 대기오염물질

산업체와 가정에서 연료로 사용하는 석유나 연탄에서 배출되는 황산화물(SO_x) 등과 자동차에서 배출하는 매연에 의해 대기오염을 일으키며, 이러한 대기오염물질이 산성비나 먼지 등으로 식물에 직접 장애를 주거나 토양유입으로 농작물에 피해를 준다.

2. 수질오염물질

수질오염물질이 토양 및 농작물에 미치는 영향을 대별하면 자연에 의한 것과 인공에 의한 것으로 나눌 수 있다. 자연에 의한 것은 주로 화산과 해양에 의한 피해를 들 수 있다. 화산에서는 황산화물에 의한 황산과 해양에서는 염료로 인하여 오염되는 것을 말한다. 인공에 의한 수질오염물질로는 유기 및 유기질공장폐수, 탄광, 석유, 천연가스광폐수, 광산폐수 등을 들 수 있으며, 이들이 농업용수에 혼입 사용될 때 토양 및 농작물이 오염된다.

3. 고형폐기물

고형폐기물은 그 처리과정에서 소각하거나 퇴비화 시키는 방법 등이 있지만 현재까지는 매립이 가장 손쉽고 경제적인 방법으로 채택되어 왔다. 그러나 매립에 있어 생물학적으로 분해가 가능한 오염물은 토양오염의 면에서는 유리하나, 난분해성 유해화학물질 등의 폐기물은 분해하여 안정화되는데 상당한 시간이 소요된다.

4. 농약

농약은 농수산물을 포함한 모든 농작물을 해치는 균, 곤충, 응애, 선충, 바이러스, 기타 동식물의 방제에 사용되는 살균제, 살충제, 제초제와 농작물의 생리기능을 증진 또는 억제하는데 사용되는 생장조정제 및 약효를 증진시키는 자재로서, 토양소독에서부터 시작하여 종자살균과 발아에서 수확에 이르기까지 모든 농작물을 병충해나 잡초 등으로부터 피해를 막고 농작물의 생태기능을 조절하는데 목적이 있다.

그러나 현대 농업기술의 발달에 따른 급격한 인구증가와 함께 식량문제를 해결하기 위하여 한정된 농지에서 최대의 생산량을 증대시키기 위해서 광범위하고 강한 살충, 살균을 갖는 농약 사용으로 천적멸종 등 생태계파괴와 토양오염, 수질오염, 식품오염현상 등의 환경오염을 일으키게 되어 인간의 건강에 악영향을 초래하게 되었다. 농약 중에서 환경 중에 오랜기간 잔류하는 DDT, BHC 등의 유기염소계 농약과 유기수은제, 비산납과 같은 중금속을 포함한 농약 등이 문제가 되어 그 잔류성과 맹독성에 대한 안전성 문제가 주로 다루어지고 있다.

5. 토양 중의 중금속

환경오염으로 문제가 되고 있는 무기원소들은 주로 전이원소에 속하는 금속 즉, As, Cd, Hg, Ni, Pb, Zn 등이다.

이러한 중금속 중에는 전부가 생물에 해를 끼치는 것이 아니고 생리작용에 있어 Mn, Fe, Co, Cu, Zn 등과 같이 그 효소의 보조인자(cofactor)로써 혹은 다른 기능으로 아주 미량이 필요로 하는 경우도 있다. 그러나 이들 금속 중에서도 비소(As)나 수은(Hg)과 같은 것은 생물에 불필요할 뿐만 아니라 오히려 해를 끼치게 되며, 이러한 중금속류는 일정 농도 이상 축적되면 도리어 생장에 장애가 된다.

요컨대 생물체에 이와같은 중금속이 검출되었다고 해서 반드시 위해하다고 단정할 수 없다. 문제는 어느정도의 함량이 있는가 하는 것이다. 일반적으로 보면 오염이란 허용기준을 훨씬 넘었을 경우에 문제가 되는 것이며 이때 생물의 종류에 따라 그 기준이란 각기 달라질 수밖에 없다.

3.2.3 | 토양오염의 영향

1. 농사와 농약에 의한 영향

토양오염은 우리들 농사와 직접적인 관련이 있다. 식량생산량을 증대시키기 위해 농약사용은 필요악이었다. 그 결과 초래되는 토양오염은 대기오염이나 수질오염과는 그 성질이 다른 오염이 가중되는 축적성오염이다.

세계적으로 농사는 토양을 심각하게 파괴시키며 살충제는 상수도를 오염시킨다. 토양에는 미네랄, 영양분, 유기물들이 함유되어 있으며 각종 미생물들이 살고 있는데 이런 것들이 작물들에게 성장할 수 있는 환경을 제공해 준다. 그러나 매년 농지에 사용되는 살충제 등의 많은 양의 화학약품은 해충을 죽이는 것보다 더 많은 환경피해를 일으키게 된다.

작물에 뿌려진 살충제는 비가 오면 강이나 호수로 씻겨 내려가서 그곳의 먹이사슬에 피해를 주게 된다.

비가 오면 화학비료가 강, 하천, 지하수로 흘러들어가게 되며 비료 속에 있는 인과 질소 성분이 호수를 부영양화 상태로 만들거나 호수 속의 산소를 소비하는 세균의 수를 급증시킨다. 이러한 현상은 동·식물이 이용할 산소를 없애므로 수중생물을 죽게 한다. 화학비료가 상수도로 흘러들어가게 되면 유독하게 되어 물을 마실 수 없게 된다.

산화질소와 같은 화학비료의 부산물은 대기를 오염시키고, 온실효과에 기인된 지구 온도상승의 원인이 된다.

농사에 사용되는 살충제와 제초제는 해충들뿐만 아니라 사람을 포함한 동·식물에도 유독하다. 이런 화학약품들은 강, 호수, 하천을 통하여 상수도로 흘러들어가게 되며 먹이사슬에 영향을 주고, 많은 동물을 죽이게 된다. 농부에게 살충제에 의한 독성 피해는 흔히 있는 일이며 특히, 개발도상국에서 그렇다.

물속에 살고 있는 미세한 동·식물이 살충제를 섭취하고, 차례로 작은 물고기가 그것들을 잡아먹는다. 만약 살충제가 동·식물 몸 밖으로 배출되지 않고 체내에 남아있게 된다면, 그런 동·식물들을 먹는 물고기는 더욱 중독되게 된다. 보다 더 큰물고기가 중독된 작은물고기를 잡아먹게 되고, 그러면 더 큰물고기는 더 많은 양의 살충제를 체내에 저장하게 된다. 먹이사슬의 맨 윗 층 가까운 곳에 위치하는 물고기는 살충제로 가장 많이 중독된 동·식물을 섭취하게 되므로 위험하다. 보다 많은 살충제가 축적된 물고기를 잡아먹는 새는 더 빨리 죽게 된다.

살충제가 흙을 통해 지하 대수층으로 흘러들어가거나 살충제로 오염된 강이나 하천에서 대수층으로 흘러든다. 우물물은 대수층에서 길러지게되므로 사람들은 살충제에 중독된다.

살충제에 중독된 곤충을 잡아먹는 동물 특히, 새는 살충제에 의해 피해를 입거나 죽게 된다. 예를 들어, 미국의 어느 중서부 도시에는 느릅나무에 기생하는 해충을 없애기 위해 DDT를 뿌렸다. 그러나 DDT에 저항성이 있는 벌레들은 죽지 않고 느릅나무 잎을 뜯어 먹고 살았다. 개똥지빠귀는 DDT에 중독된 그 벌레를 잡아먹고 중독되어 멸종위기에 이를 만큼 그 수가 감소되었다.

살충제는 해충뿐만 아니라 수분작용을 돕는 벌과 그 해충을 먹는 다른 곤충들도 죽인다. 해충을 먹는 포식자들이 없어지면 해충의 수가 폭발적으로 증가될 가능성이 있다.

농부들이 살충제를 뿌리거나 살충제로 오염된 땅에서 일할 때 그 독성에 중독된다. 1989년 세계보건기구와 미국 환경단체는 매년 전 세계적으로 100만 명의 사람들이 살충제에 중독되고, 약 2만 명이 죽는다고 조사했다. 이 같은 통계는 암 환자의 증가비율과 같고 또한, 살충제는 잠재적이고 장기적으로 건강을 위험한 상태로 몰아넣고 있다. 최근 한 연구에서 살충제에 노출된 농부의 아이들은 담즙관 폐쇄증이나 희귀한 간기능부전 상태로 태어나는 경우가 많다는 것이 발견되었다.

과일과 야채에 묻은 살충제가 완전히 씻기지 않을 수도 있어 자주 음식에서 발견되기도 한다. 한 조사 자료에서는 슈퍼마켓 음식의 40% 정도가 살충제에 오염되었다고 한다. 비록 살충제가 다양한 암을 유발시키는 것과 관련이 있음에도, 더구나 개량된 식품일수록 작물에 더 강한 살충제가 뿌려질수 있다. 1994년 중국에서는 200명 이상의 학생들이 학교 식당에서 살충제에 오염된 야채를 먹고 중독된 일이 있었다.

농사짓는 것은 여러 형태로 상수원에 영향을 끼친다. 호수, 저수지, 하천은 농지에서 떠내려 온 진흙으로 덮일 수도 있다. 목장의 거름들이 상수원으로 흘러들어서 물을 오염시킨다. 농업용수를 과다하게 사용하게 되면 지하수나 대수층의 물이 감소하게 된다.

한 조사자료에 따르면 미국에서 사용되는 전체 물의 반 이상이 가축을 기르는데 사용된다고 한다.

열대우림에서 습지대에 이르기까지 모든 종류의 땅들이 농경지와 목축지로 변하고 있다. 이런 현상은 많은 동식물의 본능적 습성을 파괴시키고, 생물 종의 수를 감소시킬 뿐만 아니라 우림의 숲이 베어지므로 지구 온도상승의 원인을 제공하게 된다.

2. 중금속에 의한 영향

중금속에 의한 식물의 피해를 살펴보면, 작물생육에 중금속 원소 중 피해가 심한 것은 구리로서 이것은 작물뿌리에 흡수되어 대부분이 뿌리에 고정·축적되어 뿌리로부터 영양흡수기능을 저해하며, 뿌리의 표피 근처 피층부의 세포원형질과 결합 고정되는 것으로 알려져 있다.

망간(Mn)이온도 기준량을 넘어서면 작물에 현저한 해를 미친다. 산성토양은 가용성 망간을 함유하며, 여기에 자라는 작물은 다량의 망간을 흡수하여 생육에 해를 입게 된다. 표 2.18은 각종 중금속의 식물에 미치는 영향을 나타낸 것이다.

한편 각종 중금속이 생태계나 인축에 미치는 영향 및 증상이나 역사적인 사례 등은 수질오염 및 대기오염 분야에 상세히 기술되어 있다.

표 2.18 ‖ **중금속이 식물에 미치는 영향**

금속류	발생원	영향
비소(As)	금속, tanning, 염색 및 도자기 제조, 살충제	• 토양에 축적되어 식물의 성장저해
카드뮴(Cd)	금속, 전기도금, 도자기, 사진재료	• pH가 높은 경우에는 OH^-와 결합되어 불용성이다. • 비료의 원료인 superphosphates 내의 Cd는 식물의 체내로 흡수된다.
크롬(Cr)	metal pickling, 도금, tanning, 페인트, 염료, 제지, 도자기	• 식물에 독성 • 비료의 원료인 triple phosphates 내의 크롬은 사탕수수에 매우 독성이 크며 석회를 가하면 독성의 제거가 가능하다.
구리(Cu)		• pH와 유기물질의 농도에 따라 다르다.
붕소(B)	살균제(boron), 세척제(borax)	• 독성
리디움(Li)	유리, battery, 금속	• 식물에 매우 민감하다.
납(Pb)		• 독성이 클 것이다.
니켈(Ni)		• 대부분의 식물에 독성이 있다. 석회를 가하면 독성이 절감된다.
아연(Zn)	페인트, 화장품, 염료, 살충제	• 독성이 있다.

3. 기타 토양오염물질의 영향

토양은 식물을 지지하고 영양분을 공급하는 매개체이다. 따라서 토양 중에는 식물에 필요한 영양분이 적당한 농도로 존재하여야 하며, 필요 이상의 농도가 되면 오히려 식물의 성장을 방해하게 된다.

1) 토양 산성화

비료에서 산성과 중성 및 알칼리성 비료가 있는데, 흔히 많이 쓰이는 황산암모늄과 염화암모늄 및 요소 등의 질소비료는 질산화작용에 의하여 NO_3^-이온이 생성되는 과정에서 H^+가 증가되기 때문에 토양이 산성화된다.

그 외 인분뇨를 계속 사용하면 인분뇨 중 Na^+가 토양 내 Ca^+를 치환하고 Na^+는 H^+에 의해서 쉽게 치환되어 토양이 산성화되기 쉽다. 또한, 화학공장이나 광산에서 흘러나오는 광산물질이나 대기 중의 화합물 SO_X에 의해서 토양이 산성화된다.

2) 토양의 산화 · 환원전위

토양 중 산화물질의 농도와 환원물질의 농도비율의 대소에 따라 변동된다. 산화물이 많이 생기는 조건은 토양물질이 공기 중의 산소와 용이하게 접촉할 수 있는 조건 즉, 통기가 양호한 조건이다. 토양의 통기와 관계가 되는 것은 토양수분이다. 토양의 산화 · 환원전위가 환원상태로 되면 식물영양분 원소의 어떤 것은 용해도가 증가하므로 작물생육에 좋은 영향을 준다. 그 예로 논 토양 중의 인산은 주로 인산철의 형태로 들어 있으며, 환원으로 인하여 그 용해도가 증가되므로 밭 토양에서 보다 이용률이 높다. 그러나 환원상태가 심히 발달한 경우에는 여러가지 유해물질이 생성되어 작물생육을 저해할 때가 많다.

3) Sodium adsorption ratio(SAR)

토양 내의 Na^+의 양이 Mg^{++}와 Ca^{++}의 양과 비교하여 과다할 때에는 Na^+가 Ca^{++}, Mg^{++}와 치환되어 Na^+교질로 된다. 이 Na^+교질은 탄산 또는 탄산염과 반응하면 H^-교질이 되고 탄산소오다나 중탄산소오다는 물과 반응하면 알칼리가 된다. 이 알칼리에 의하여 부식층이 용해되고 더구나 교질이 해체되어 파괴된 것이 하층으로 이동하면 불투수층을 형성한다. 이와같은 불투수층이 발달되므로 토양의 침수층이 감소되고 물은 표면에 머물게 되어 이로부터 점차 용탈이 되어 토양이 나쁜 상태로 변하게 된다.

3.2.4 토양오염 관리

1. 토양보전대책

토양오염을 방지하고 토양을 보전하기 위해서는 오염물질이 토양으로 유입되는 것을 막거나 그 양을 사전에 감소시키는 사전관리대책을 강구하여 시행해야만 한다. 토양이나 생태계는 일단 오염되는 균형이 파괴되면 그 회복에 있어 막대한 비용과 시간이 소모되며, 더구나 사실상 원상회복은 불가능하기 때문에 사전에 예방적인 조치가 절실히 요구되는 것이다.

토양오염을 방지하기 위한 예방대책으로서 첫째, 토양오염 특정망을 운영한다. 1996년 1월에 시행된 토양환경보전법에 의거 1997년부터 토양측정망을 전국망, 지역망으로 이원화하여 운영하고 있다. 지역별 오염추세를 정기적으로 파악하여 토양오염의 사전예방과 토양오염 방지대책의 기초자료로 활용할 수 있다. 이는 이제까지 충분하지 못했던 오염도자료도 파악이 가능하게 되며, 오염별로 오염추세를 상시 파악하므로 오염지역에 대해 필요한 대책을 강구하여 토양오염을 사전에 예방할 수 있을 것이다.

둘째, 영농화학물질 즉, 농약과 비료의 과오용을 지양하여야 한다. 영농화학물질의 사전 심사 강화와 적정사용기간 확립 및 홍보지도를 할 필요가 있다.

농약의 잔류선을 최소화하기 위해서 농약개발 과정에서 농약 본래의 목적을 달성하고 빨리 분해될 수 있도록 농약 분자구조가 개발되어야 할 것이며, 나아가서 미생물 농약과 천연물 농약 등 안전성 농약개발의 연구가 진행되어야 할 것이다.

또한, 영농화학물질을 적게 사용할 수 있는 근본적인 영농방식의 개선 또한, 필요하다. 한편 각종 오염물질로 오염된 토양은 그 오염물질을 제거하기란 수질오염이나 대기오염과 같이 제거할 수가 없다. 여기서 몇 가지 오염물질 제거방안을 살펴보면 다음과 같다.

1) 토양 중의 오염물질이 토양수에 분포하는 비율이 높다면 토양을 물로 세척함으로써 토양으로부터 오염물질을 제거할 수 있다.
2) 토양의 오염물질이 토양고상에 강하게 흡착되어 있다면 물로 오염물질을 제거할 수가 없다. 이때에는 원래의 위치에서 이동시켜야만 할 것이다. 즉, 오염된 토양은 객토나 복토를 하여야 하며 그 방법은 다음과 같다.

(1) 매립객토

오염된 토양을 잘라 내어 하층에 묻고, 하층의 토양을 사층으로 올리고 여기에 다시 산 흙으로 객토한다. 이 방법을 하층토까지 중금속의 농도가 높거나 지하수 수위가 높은 경우에는 적용이 곤란하다.

(2) 객토 또는 복토

토층은 그대로 두고 그 상부에 산 흙으로 덮어 경작지를 조성한 후 남은 산 흙으로 객토한다. 매립객토가 곤란한 논 또는 지하수 수위가 높거나 하층에 큰 자갈이 있어 오염된 토양을 매립하기 위한 굴착이 어려운 곳에 적용된다.

(3) 배토(排土, 객토)

오염된 토양을 걷어 내어 다른 장소로 반출한 후 그 위에 산 흙으로 객토한다.

(4) 혼층복토

오염된 토양을 이동 시비하지 않고 경작토와 하층토를 교반 혼합하여 오염된 농도를 희석시키고 그 위에 객토한다. 토양 오염농도가 비교적 낮은 토양에 적용한다.

(5) 층위전환객토

오염된 토양층과 차층 토양의 위치를 바꾸고 그 위에 객토한다.

3) 토양 미생물을 이용한 토양오염물질의 농도를 낮추는 방법으로 오염된 토양의 오염물질을 분해할 수 있는 미생물을 분리 배양하여 토양에 주입함으로써 오염물질을 어느 정도 제거할 수 있다.

4) 오염된 토양에 오염물질을 높은 농도로 생물 농축할 수 있는 식품을 재배한 후 그 식물을 제거하고, 이 방법을 여러 번 실시함으로써 토양 오염물의 농도를 낮출 수 있다.

지금까지 토양오염물질에 대한 토양보전대책을 서술하였다. 그러나 오랜 세월동안 토양생성작용에 의해 형성된 토양이 침식작용(soil)에 의해서 소실될 수도 있다. 토양침식작용은 물에 의한 침식(water erosion)과 바람에 의한 침식(wind erosion)이 있다.

토양을 침식으로부터 보전하는 방법으로는 여러가지가 있으나 가장 기본적인 것으로는 비모세관공극(non-capillary pore space)의 확대와 물의안정교착(water stable agglutination)의 생성 촉진으로 토양구조를 발달시켜 빗물을 충분히 삼투시키고, 빗방울의 직접적인 충격을 피하게 하는 지표의 피복보호를 강구하여야 하며 유출수의 속도를 느리게 하여야 한다.

결국 토양오염은 한 번 오염되면 그 오염물질을 제거하기가 어려우므로 중금속과 같은 물질은 그 오염원을 제거할 필요성이 있으며, 농약과 같은 유해화학 물질은 최종 분해자인 토양미생물에 의해 쉽게 분해가 될 수 있도록 농약분자 구조를 개발해야 할 것이다.

오늘날의 우리들은 부정적인 측면과 긍정적인 측면의 두 가지 얼굴을 가진 현대 물질문명 앞에 혼돈되기 보다는 부정적인 측면을 최소화할 수 있는 지혜가 필요하다.

2. 환경친화적 농업경영

농부들은 생산량을 증산시키거나 이익을 얻기 위해서 환경을 파괴할 필요가 없다. 사실 지속가능한농업(sustainable agriculture) 즉, 자연환경 파괴없이 농사짓는 유기농업인 환경친화적 농업경영이 환경을 파괴시키면서 짓는 농사보다 더 많은 이익을 가져다 준다. 왜냐하면, 값비싼 화학비료와 살충제의 사용이 최소화되기 때문이다.

이러한 농사방법이 환경과 농업간의 충돌을 고려한 점이다. 토양 파괴를 방지하기 위해 농부들은 매년 봄에 농사를 짓기 위해 재래식방법으로 농지를 갈아엎는다. 환경을 오염시키는 값비싼 화학비료를 사용하는 대신에, 그들은 지난 연도의 농작물의 잔류물들을 논밭에 버려둔 채, 썩은퇴비를 거름으로 하여 씨를 뿌린다. 이런 것들은 토양이 수분과 영양분을 얻는데 도움을 주며 토양파괴도 막는다. 이런 보존 경작지는 농부들의 영농비용도 절약하게 해준다.

농부들은 동물거름이나 썩은퇴비를 비료로 사용할 수 있다. 이 방법은 토양에 영양분을 공급해 주며 화학비료로 인한 환경오염물질을 제거시켜주는 역할도 한다. 또한, 동물배설물이 물이나 대수층으로 스며드는 것을 막아준다.

해마다 단 한 종류만의 작물을 재배하는 방법은 토양의 유기물을 감소시킨다. 이런 현상은 병원체나 곤충 수의 증가를 불러오며 더 많은 질병과 병충해의 원인이 된다. 윤작은 이 문제점들을 해결해 주는데 특히, 이런 작물들 중에 하나가 콩일 때 그렇다.

콩은 공기 중에 있는 질소를 흙을 통해 뿌리로 흡수하는데 그 뿌리에 박테리아를 가지고 있다. 다른 해결책은 같은 농지에 두 가지 다른 작물을 재배하는 혼작이다.

종합병충해관리는 환경을 오염시키는 살충제들을 최소화하거나 제거시키는 방법으로 병충해에 대항하게 하는 다양한 비화학적 방법들과 관련 있다. 그 한 가지 방법으로서 해충을 잡아먹는 포식자를 이용하거나 보존하는 방법이 있다. 예를 들면, 인도네시아에서 농부들은 쌀농사에 피해를 주는 메뚜기를 잡아먹는 거미를 기르는 방법을 고안했다. 그 방법을 사용한 후 3년 만에 농부들은 살충제 사용량을 90%로 줄였으며 그렇게 함으로써 영농비 절약도 할 수 있었고 동시에 농작물의 생산량이 늘어 수익도 증가하였다. 곤충의 수를 제한하는 다른 비화학적 방법으로는 그 지역에 대량의 불임 수컷곤충들을 놓아주는 것이다. 암컷들은 수컷과 교미를 하지만 암컷의 알은 부화되지 않으므로 해충 수가 줄어들게 된다. 이 방법은 리비아에서 검정파리과 유충의 수를 조절하는 데 사용되었다. 이와같은 해충저관리법이 공급되기전에, 이 해충은 1만2천이 넘는 동물을 죽였다. 멕시코에서는 수억마리의 불임된 수컷파리들이 풀어진 후 단지 7개월 후에 그 수가 줄어들었으며 1991년 4월 이래로 단 한 마리의 감염된 동물도 발견되지 않았다. 해충을 억제시키는 다른 비화학적 방법으로는 고여 있는 물과 같이 해충이 서식할 수 있는 장소를 제거하거나, 덫을 놓아 곤충을 잡거나, 성충곤충이 되는 것을 막는 자연적 곤충호르몬을 사용하는 방법들이 있다.

CHAPTER 04

방사능오염

4.1 방사능오염 개념

1958년에 UN 방사능영향과학위원회(U.N. Scientific Committee on the Effect of Atomic Radiation)에서 내린 정의에 의하면, 방사선(radiant ray)이란 "X선, 중성자, 양자우주선 및 방사성물질에서 방출되는 α, β 및 γ선" 등을 말하며, 물질 속을 투과할 때 전리작용(電離作用, electric ionization)을 일으키는 능력을 가진 입자선이나 전자파이기도 한 전리방사선을 뜻하기도 한다. 따라서 방사선에 의한 환경오염은 곧 방사선공해(pollution of radiant ray)와 직결된다. 그리고 그러한 방사선장해력은 방사선이 갖는 방사능(radioactivity)에 기인되며 특히, 환경오염에서 문제가 되는 것은 대체로 방사성물질(radioactive substances)의 취급 부주의에 있다.

4.1.1 방사성동위원소

대기 중에 오염되는 방사성물질에는 많은 종류의 방사성동위원소(radio isotope, R. I)가 혼합되어 있고, 이들이 생체에 미치는 피해 정도는 매우 위협적이라 하겠다. 동시에 각 종류의 R. I는 각각 다른 장기에 대하여 특이적 친화력을 가지고 있으므로 그 피해 상황에도 각각 차이가 있게 된다.

이들 중 ^{90}Sr과 ^{137}Cs 등이 환경을 오염시키면 음식물을 통하여 쉽게 체내로 흡수되어 위험하다. 왜냐하면 이들 방사성동위원소는 핵분열 흡수율이 높고, 물리학적 반감기(H_p)가 길며, 장관으로부터 잘 흡수되기 때문이다. 특히, ^{90}Sr에 오염된 목초를 먹고 성장한 젖소의 우유나 수육류 및 계란을 비롯하여 R.I 오염 수질에 의한 어패류 등은 먹이사슬(food chain)의 원리에 따라 식품의 공해원으로 작용하게 된다.

4.1.2 최대허용량

인체에 대한 방사선의 최대허용량(maximum permissible concentration or dose)은 방사성물질의 종류나 장기에 대한 친화성, 단위시간 당 장기에 작용하는 양이나 배출량, 오염공기와 오염수의 섭취량 및 작용시간의 여하 등에 따라 다르다. 그러나 직업적으로 직접 관계되는 사람 또는 일반주민에게도 피해를 줄 가능성이 많으므로 방사선의 최대허용량이 규제되어 있다. 즉, 1965년에 국제방사선방어위원회(International Committee or Radiation Protection, ICRP)에서는 다음 표 2.19에서 보는 바와 같이 전리방사선의 최대허용량을 결정하고 있다.

한편, 공기와 물이 방사성 물질에 의해 오염되었을 때는 공해의 원인이 되기 때문에 이것도 표 2.20에서 보는바와 같이 최대허용량이 정해져 있다.

표 2.19 ▮ 전리방사선의 최대허용량

피폭상태	친화성 장기명	최대허용량(5(N−18)rem)
직업성피폭	조혈기관, 생식기관, 수정체 임산부의 복부 팔 · 손 · 발 · 다리(四肢)	100 rem/주 3 rem/13주 1.3 rem/13주 20 rem/13주
비직업적피폭	조혈기관, 생식기 피부, 갑상선 및 뼈 사지(손, 팔, 발, 다리) 기타 장기 일반 주민(0~30세)의 평균축적 선량	1.5 rem/년 3 rem/년 7.5 rem/년 1.5 rem/년 5 rem

표 2.20 ▮ 사람에 대한 공기와 물의 방사능오염 허용한계

대상종류 \ 방사선 종류	α-입자	β-입자 및 γ선
공기	$5 \times 10^{-12} \mu Ci/mL$	$10^{-9} \mu Ci/mL$
물	$10^{-7} \mu Ci/mL$	$10^{-7} \mu Ci/mL$

4.2 환경보건학적 방사선 피해

정상적인 생물체가 허용량 이상의 방사선을 쪼이면 조직세포가 손실을 받게 되는데 이것이 방사선장해인 것이다. 방사선장해를 구별하여, 장해 상태가 일정한 정도 이하로 약할 때에는 회복될 수 있는 체 세포상에 나타나는 생체효과(somatic effect)와 생식세포에 발생한 돌연변이이므로 회복되지 못하는 유전효과(genetic effect)를 들 수 있다. 특히, 생체효과와 달리 유전효과는 역치선량(threshold dose)이 없으므로 장해방지를 하기 위해서는 방사선에 노출되지 않는 수밖에 없다는 점이 곧, 방사선장해의 문제거리가 되는 것이다.

한편, 방사선의 종류와 체내 또는 체외조사 여하에 따라 장해를 받는 장소를 달리해야 한다. 즉, α선 방사성물질은 생체 내에 존재할 때에 한하여 작용하고, β선 방사성물질은 체외에서는 피부에만 작용하나 체내에 들어오게 되면 비로소 β선이 지니는 특유한 조직 친화력 때문에 해당된 부위에 농축 침착됨으로써 그 주위 조직에 장해를 미친다. 그러나 γ선 방사성물질은 체내・외에 있을 때 장해가 생기고, X선은 체외로부터의 조사나 체내에 투과시키면 내부 장기에 장해를 미치게 된다.

4.2.1 | 직업병

방사성물질의 오염에 의한 직업병으로는 방사성동위원소를 취급하는 의료기관종사자, 공업용방사선을 취급하는 기술자나 연구자, 원자로나 핵발전소에 근무하는 기술자 및 방사선을 이용하는 채광・기술자 등이 대상자이다. 그러나 사고로 인한 급성장해자는 드물고 주로 만성장해자가 발생할 가능성은 많다.

4.2.2 | 의료피해

병원에서 방사선치료를 받거나 진단을 받은 환자는 치료효과를 얻을 수 있는 반면에 만성장해자의 유발 요인이되는 경우가 있어 문제되는 때가 있다. 가령 어떤 암환자에게 γ선을 조사하여 치료를 하는데 있어 치료효과를 보기는 하나 결국은 방사능의 과다조사(irradiation)에 의한 만발장해(滿發障害)가 발생할 경우가 있어 경계하여야 한다.

4.2.3 | 대기오염

이미 일본 나가사끼에서의 원폭피폭이나 그 낙진(fall out)의 피해상은 너무나 잘 알려진 사실이거니와 이 밖에도 핵실험에 의한 낙진의 피해로 전 인류가 피폭되는 결과를 가져오게 된다. 따라서 이러한 낙진은 대기를 오염시켜 직접·간접으로 음식물을 통하여 인체 내로 들어가게 됨으로써 앞에서 언급된 바 있는 인류의 유전문제와 밀접한 관계(돌연변이 등)가 있다는 점에서 매우 중요시 된다.

4.2.4 | 체내 투과에 의한 피해

생체 내에 방사성물질이 투과 침투됐을 때 그 물질은 장기(臟器)친화성에 의해 특유한 장기에 침착되거나 아니면 체외로 빨리 배출되거나 한다. 이때 체내에서의 작용은 다만 그 방사능물질의 물리적반감기(half period, H_p)만 가지고 결정하는 것이 아닌데, 그 이유는 H_p가 길다 해도 방사성물질이 신속하게 배출될 때에는 장해가 적기 때문이다. 그래서 체외로 배출되는 속도를 고려한다면, 결국 다음 식에서 보는 바와 같이 생물학적반감기(biological half period, H_b)나 또는 양자를 합산한 실효반감기(effective half period, H_e)를 따져야 한다.

$$\frac{1}{H_e} = \frac{1}{H_p} + \frac{1}{H_b}$$

여기서 문제가 되는 것은 H_e 인데, 가령 S^{90}은 H_p가 20년간으로서 골격에 침착하여 쉽게 체외로 배출되지 않으므로 자연 H_b도 길어지기 때문에 H_e 도 길어질 수밖에 없음을 알 수 있다.

4.2.5 | 인체에 대한 방사선장해

1. 조기효과

인체에 대한 방사선장해의 조기효과는 X선이나 γ선 등의 전자파를 허용량 이상으로 일시에 조사하였을 때는 중추신경장해, 장관장해, 조혈장해, 피부장해 및 생식기장해 등의 급성조기장해가 발생하며 이것이 더 심할 때에는 사망한다.

2. 만발효과

방사선 이용 초기에 발생했던 방사선피부염이었던 것이 피부암으로 발전하게 되고, 백혈병이나 방사선백내장을 비롯하여 불임증과 태아의 장해를 볼 수 있다. 그리고 방사선에 의한 유전적 영향이 중요시 되는데, 이것은 조사된 방사선의 총선량에 관계되는 것이고 선량율과는 관계가 없다고 본다.

4.3 방사선장해관리

방사선장해를 방지하기 위해서는 우선 방사선취급장소에 방어벽을 장치하고 일정한 거리에서 작업을 해야 한다. 방어벽으로는 주로 α선이나 β선에 대하여 알미늄(Al), 철(Fe)판 또는 4mm 이상 두께의 유리판이 사용되며, X선이나 γ선인 경우에는 납($^{83}P_b$)판을 사용하고 특히, γ선인 때에는 X선 보다도 투과력이 더 강하기 때문에 철이나 콘크리트벽을 두껍게 쌓아야 안전하다. 그리고 그런 위험한 환경에서 작업을 하는 사람은 납이 들어 있는 고무제품의 방어복을 착용하는 것을 원칙으로 한다.

특히, 방사성물질에 의한 공기오염에 대해서는 강화되고 있는 낙진(방사선 먼지 혹은 죽음의 재)에 대하여 직접·간접적인 피폭을 피해야 한다. 따라서 직접적인 방사선장해를 받을 위험성이 있는 자에 대해서는 정기적건강진단을 실시하여 만일, 백혈구(white blood cell, WBC)수가 4,000/mm^3 이하이면 요양을 시켜야 하고, 4,100~5,000/mm^3 경우에는 주의할 필요가 있다. 그리고 의사가 X선을 투시할 때나 의료요원에 의한 X선 간접촬영을 실시하는 일들은 위험성이 많은 법이다.

요컨대, 종합적인 일반대책으로서는 방사선의 원격작업, 방어벽의 장치 또는 R.I 취급자들에게 film badge나 pocket 선량계 등에 의한 주기적인 피폭량 검사를 실시함으로써 최대허용량 이하가 되도록 피폭시간을 단축시키거나 반드시 작업을 할 때 개인보호구를 착용하게 하는 등 동시에 이들에 대한 정기적인 의학적 건강진단을 병용하는 일을 게을리 해서는 안 된다.

CHAPTER 05

환경과 에너지

5.1 에너지의 개념

에너지(energy)라는 말의 어원은 희랍어의 에르곤(energon)에서 유래하는 에네르게이아(energeia)로 일을 의미한다. 이는 "일을 하는 능력"이라는 의미이지만 자연 과학이 발달하기 시작하면서 사용되었다. 그 후 에너지는 에네르기(energie)라는 표기로 T.Young(영국, 1773~1829)에 의하여 처음 사용되었고, W.J.Rankine(영국, 1820~ 18272)에 의하여 보급되기 사작하였다.

에너지의 역사는 인류의 역사와 같이 시작되었다고 해도 과언은 아니며, 그 변천은 인류의 문명 발달과 함께 그 시대의 기술적 진보 또는 산업구조의 변화에 따라 변천되었다.

표 2.21 ‖ **에너지자원의 분류**

자원	분류	종류
비금속광물자원	화석에너지	석탄, 석유, 천연가스, 혈암, 타르모래
금속광물자원	핵분열에너지	우라늄, 토륨
비광물자원	대체에너지	태양열, 지열, 수력, 풍력, 조력 바이오메스, 폐기물
재생가능자원	핵융합에너지	중수조
동물자원	일에너지	소, 말, 개
인적자원		에너지 소비 절약기술, 에너지의 효율적 사용

자료) 강석호, 21세기의 에너지와 산업사회, 영남대출판부, 1998

인류는 많은 에너지를 사용하고 있음에도 불구하고 항상 더 많은 에너지를 원한다. 대부분 산업이 발달된 나라는 많은 에너지를 사용하고 있으며 너무 많은 에너지를 낭비하고 있다. 선진국이 에너지 사용으로 인한 환경오염에 대해 대부분 그 책임이 있지만 모두 다 그런 것은 아니다. 예를 들면 후진국들이 땔감으로 사용하기 위해 벌목을 하여 사막화가 되고, 마찬가지로 열대우림도 파괴되어 환경오염 문제가 발생했다.

즉, 에너지소비가 환경오염의 주원인이 된다. 대기 중 탄산가스는 자동차 배출가스와 공장과 발전소에서 사용되는 석탄·석유 등의 화학연료 연소에 의해 그 양이 증가되어 지구온도를 상승시킨다. 스모그현상은 자동차 배출가스에 의해 발생되고, 산성비는 공장과 발전소에서 석탄을 사용하므로 생긴다. 또 유류가 이동되면서 기름이 유출되어 환경오염이 발생되고, 수력발전소를 세우기 위해서 댐을 건설하여 강의 생태계를 파괴시키는 행위와 과다한 에너지소비 등은 우리로 하여금 가장 심각한 환경문제에 직면하게 만들 것이다.

핵에너지는 가장 논란이 되는 에너지자원이다. 어떤 사람은 핵에너지가 화석연료처럼 자연을 훼손시키지 않는다는 견해도 있고, 또 다른 사람은 핵에너지에 노출되면 암이 유발되고, 핵폐기물 처리가 안전하지 못하다는 점에서 핵에너지가 위험한 자원이라는 견해도 있다.

그러나 모든 에너지가 위험한 것은 아니다. 대체에너지는 화석연료의 연소로 인해 발생되는 환경문제를 일으키지 않으며 닳아서 없어지지도 않고 핵에너지와 같이 건강문제를 유발하지도 않는다. 또한, 다른 에너지에 비해 발생되는 부산물도 위험성이 적다. 대체에너지는 태양에너지를 직접 또는 간접으로 개발하여 얻을 수 있다. 태양에너지는 난방을 하거나 물을 데우거나 또는 전기를 가동시킬 때 사용된다. 바람이 원동력인 풍차는 바람에너지로 전기를 일으킨다. 바람은 태양이 만들므로 바람에너지는 태양에너지의 다른 형태라 할 수 있다. 불행하게도 인간은 이 대체에너지에 의존할 수가 없다. 현재 아주 작은 양의 대체에너지만을 사용하고 있다.

인류가 사용한 에너지 중 27%가 휘발유로써 지금까지 사용된 양은 상상할 수 없을 정도로 많다. 1990년 한 해 동안에 미국에서 약 98억 m^3의 유해한 무연휘발유가 사용되었다. 휘발유와 같은 액체연료를 사용하는 자동차 배출가스는 눈에 보이는 것보다 더 많은 환경오염을 일으킨다. 휘발유를 사용하기 위해서 원유를 유전에서 이송, 저장, 정제, 태우는 과정에서 오염물질이 배출된다.

사람은 백만년 훨씬 이전에 석유, 석탄, 가스 등이 어떻게 생성되었는지도 알 수 있다.

에너지 문제에 관한 해답은 상대적으로 간단하다. 즉, 에너지를 적게 소비하고, 자연환경을 오염과 파괴 없이 무한정으로 유지되는 에너지자원을 사용해야 한다. 이 경우, 문제는 기술적인 면에 있지 않고, 경제와 정치적 측면에 있다. 에너지를 쓸 때 환경에 미치는 결과에 대한 재정적 부담은 고려되지 않고 있다. 즉, 석탄을 태워 전기를 생산할 때 석탄 사용으로 환경에 미치는 결과에 대해서 발전소는 책임을 지지 않는다. 산성비가 와서 호수가 파괴될 때 재정적 부담을 지는 것은 전기발전소가 아니라 그 곳에서 수백수천마일 떨어져 있는 주민들이다. 에너지생산과 관련된 장기적인 비용도 에너지를 쓸 때 고려되지 않는다. 그래서 표면적으로는 풍차를 만들거나 태양에너지를 사용하는 것보다 석탄이나 석유를 태우는 것이 더 적은 비용이 드는 것 같아 보인다. 만약 대체에너지자원이 재정적 도움을 받고 보호해야 할 자원으로 인식된다면 에너지 의존도를 조절하는 데 크게 이바지하게 될 것이다.

인간들이 자연을 파괴하거나 훼손한다는 것을 인식한다면 다시 환경을 살릴 수 있는 좋은 기회가 될 수 있으며 하찮은 실천이라도 환경문제를 해결하는 것에 도움이 된다. 사람들이 걷거나 자전거를 타거나 대중교통 수단을 이용하는 대신 승용차를 탈 때 에너지 의존도는 높아진다. 에어컨, 히터 등 냉난방기구의 강도를 한 단계 높일 때마다 환경문제를 발생시키는 데 인간도 한 몫을 하게 된다.

5.2 화석에너지

세상은 석탄, 천연가스, 석유 등 화석연료에 의해 움직인다. 화석연료는 식물들이 수백만 년 전에 죽으면서 그것들이 생화학적 반응과 열과 압력에 의해 석유, 석탄, 천연가스로 변한 것이다. 차, 트럭, 비행기, 공장 등을 움직이는 전기를 발전시키기 위해서 화석연료를 사용한다.

이러한 화석연료는 연료비가 비싸므로 지나치게 의존하면 할수록 심각한 환경문제를 야기 시킨다. 즉, 화석연료는 바다에서부터 민물과 육지, 하늘에 이르기까지 모든 것을 오염시킨다. 석탄과 석유를 태우면 산성비가 간들어지고 대기도 오염된다. 석탄의 사용정도는 지구온난화현상의 한 원인이 된다.

석탄채굴은 육지를 파괴시키며 강과 하천을 오염시키고 기름의 저장과 정제 및 이동은 바다와 강과 육지를 오염시킨다. 그러나 석탄과 석유에 비해 천연가스는 상대적으로 피해가 적다.

화석연료는 많이 사용되고 있다는 것을 알고 있음에도 재생산될 수 없는 자원이다. 즉, 다 써버리면 결국 고갈이 되고, 다시 생성되기 위해서는 수억 년이 지나야되는데도 눈 깜짝할 사이에 사용해 버린다.

화석연료에 대한 의존도를 줄이는 방법은 상대적으로 오염도가 낮으며 재생산이 가능한 자원을 사용하는 것이다. 태양에너지와 바람에너지 같은 대체에너지가 그것이다. 물론 이것만으로는 충분치 않다. 즉, 현재 우리가 사용하는 에너지와 비교해 볼 때, 대체에너지로 필요한 에너지 모두를 충당할 수는 없기 때문에 에너지를 보존해야 하며 기업들과 정부만이 이런 일을 해야 하는 것은 아니고 우리 모두가 해야 한다. 가능한 화석연료 사용량을 줄이며 자동차 대신 자전거나 도보 그리고 대중교통 수단을 이용해야 하고 고속도로에서 조차도 속도를 낮추는 등 우리 모두 변화해야한다. 이런 모든 것이 실천될 때 에너지 소비에 있어 큰 변화를 가져오며 지구도 깨끗해질 것이다.

5.2.1 | 석탄

석탄은 수억년 전에 형성된 늪, 그 중에서도 특히, 3억4천5백만년에서 2억8천만년 전에 생긴 석탄기층에서 생겨났다. 그 당시는 울창한 열대 늪으로 온 지구가 덮여 있었기 때문에 큰 나무만한 양치식물들이 많았다.

이러한 식물들이 죽으면 일부는 그 위에 물이 덮히고 물 아래에는 상대적으로 산소가 적어 식물은 세균에 의해 서서히 부분적으로 분해되는데 이때 탄소보다 산소를 더 빨리 소비하게 되는데 이 반응에 의해 늪의 큰 토탄 덩어리는 부분적으로 분해된다.

수억년이 지나 토탄 덩어리 위에는 모래, 진흙, 사암과 같은 퇴적암들이 쌓여서 지구 깊은 곳으로 가라앉게 되고 토탄덩어리가 가라앉는 동안 지구로부터 열을 받아 그 핵 부분이 점점 뜨거워진다. 토탄 위의 모래, 진흙, 바위에 압력이 가해지면서 지구에서 배출된 열과 함께 토탄이 굳어지면서 탄소함량이 증가된다. 즉, 탄소함량이 약 60%인 부드러운 갈탄으로 바뀐다.

갈탄(lignite)은 흑갈색을 띄고 점결성이 없는 탄종으로 대기 중에 노출되면 수분이 증발되어 작은 조각으로 폐쇄되며 탄소성분은 70~80%, 수분성분 15% 정도를 함유하고 있고 착화는 잘되지만 열량은 4,000kcal/kg로 낮은 편이고 화분함량은 높다.

수백만년 이상 시간이 흐르면 갈탄이 묻혀 있는 침전물과 바위 층은 더 깊어진다.

압력과 열이 증가하여 갈탄은 보다 딱딱한 92%의 탄소가 함유된 역청탄이 되며 시간이 경과된 후 비싸고 효율적인 무연탄이 된다.

역청탄은 연소시 유색의 노란연기가 발생되는 것으로 유연탄(bituminous coal)이라고도 한다. 노란색 연기는 역청탄 속에 있는 유기물질이 증발 또는 분해되어 발생되는 성분들로써 휘발분의 함량에 따라 반역청탄(15~20%), 코오크스용탄(20~30%), 가스탄(32~40%), 아역청탄(40%), 갈탄(41% 이상)으로 세분한다.

무연탄(anthracite)은 식물의 석탄화작용이 가장 오래 진행된 고체화석연료로서 금속 광택이 나는 단단한 흑색석탄이다. 무연탄의 탄소함량은 보통 90% 이상이며, 휘발분은 80%, 총발열량은 10,000kcal/kg로 높다. 무연탄은 연소시 불꽃의 길이가 짧고 유기물성분의 휘발분의 양이 많지 않기 때문에 연소 초기 낮은 온도에서는 유색의 연기가 거의 나타나지 않으며, 황분의 함량이 적고, 연소속도가 느려 주로 난방용으로 사용되고 있다.

표 2.22 **석탄의 이용분야**

<table>
<tr><td rowspan="13">석탄</td><td rowspan="2">에너지연료</td><td>발전</td><td>전기에너지,</td><td>재의이용</td></tr>
<tr><td>연료</td><td>열에너지,</td><td>재의 이용, 가정용연탄</td></tr>
<tr><td rowspan="11">화학연료 및
2차 에너지</td><td rowspan="5">고체</td><td>건류
(코오스크)</td><td>제철, 주문용연료, 카바이드, 아세틸렌</td></tr>
<tr><td>성령</td><td>연료, 합성화학연료</td></tr>
<tr><td>부활</td><td>활성탄</td></tr>
<tr><td>탄화</td><td>전극, 탄소재, 카본블랙</td></tr>
<tr><td>산화</td><td>부민산, 방향족 카본산</td></tr>
<tr><td rowspan="2">기체</td><td>건류
(가스)</td><td>도시가스, 합성천연가스(SNG), 아세틸렌</td></tr>
<tr><td>가스화</td><td>합성화학연료(NH_3), 메타놀</td></tr>
<tr><td rowspan="4">액체</td><td>건류</td><td>특수연료(제트연료), TAR, 합성화학연료, 연료</td></tr>
<tr><td>수소화</td><td>액체연료(가솔린, 제트유), 방향족, 화학연료</td></tr>
<tr><td>할로겐화</td><td>윤활유, 유기불소화합물</td></tr>
<tr><td>용제처리</td><td>팽윤탄, 용제정제법(SRC), 콜로이드 연료, 방향족 화학연료</td></tr>
</table>

5.2.2 | 석유와 천연가스

석유와 천연가스는 선사시대의 해양, 주로 3천만 년에서 1억 8천만 년 사이에 존재했던 해양이 기원이 된다.

식물성플랑크톤인 극히 작은식물들이 바다 밑에 가라앉아 모래와 함께 묻히고, 식물성플랑크톤에서 나온 대량의 유기물질은 세균에 의해 완전히 분해되지 않는다. 완전히 분해되기 위해서는 산소가 필요한데, 바다 밑에는 산소가 풍부하지 않아서 부분적으로 분해된 식물들이 모래와 그 침전물 그리고 퇴적암 아래에 묻혀서 수억 년 동안 압력과 열을 받아서 석유와 가스로 변한다.

시간이 흐르면서 가스와 석유는 다공성 사암과 다른 퇴적암과 함께 바다 깊은 곳에서부터 떠올라 표면 가까이에 떠있게 된다. 석유와 가스가 불침투성 암석으로 인하여 더 이상 뜰 수 없게 되면 거대한 석유와 가스층이 형성되며 가스는 이러한 층의 위쪽에 있고 기름은 아래쪽에 있다.

석유류에는 원유(crude oil), 천연가스(natural gas), 오일 쉘(oil shale), 타르모래(tar sand)등이 포함되어 있는데, 현재는 원유와 천연가스만이 대량생산되고 있으나 오일 쉘과 타르샌드는 경제성 때문에 지금은 개발이 미비한 상태이다.

원유는 채굴된 채로 가공하지 아니한 석유로서 다수의 탄화수소의 화합물들의 혼합물질로 유기화합물과 무기화합물을 함유하고 있다.

원유는 정제과정을 거쳐서 분리된 최종 석유제품 즉, 연료용석유가스(petroleum gases), 정유소가스, 액화석유가스(LPG) 등을 이용하고 있다. 연료용 액체석유제품으로는 휘발유(gasoline), 경유(light oil), 중유(heavy oil), 등유(kerosene), 윤활유, 그리스, 아스팔트, 파라핀 등이 있다.

천연가스는 액화석유가스(LPG ; liquefied petroleum gas)와 액화천연가스(LNG ; liquefied natural gas) 그리고 메탄하이드레이트(methane hydrate)로 구분할 수 있다.

LPG는 원유채취 또는 정제시 나오는 탄화수소를 비교적 낮은 압력을 가하여 냉각, 액화시킨 것으로서, 주성분은 C_3H_8, C_4H_{10}이고 이외 프로필렌, 부틸렌 등이 소량 포함되어 있다.

LPG는 저장과 운송이 편리하고, 발열량(20,000~30,000kcal/m^3)이 높으며, 비중은 (1.52) 공기보다 무거워 누출시 바닥의 낮은 곳에 체류하는 경향이 있다.

LNG는 주성분이 CH_4이며 기타 C_2H_6, C_3H_8, C_4H_{10} 등의 화합물로 구성되어 있으

며, 상압에서 −162℃로 온도를 내림으로써 쉽게 액화시킬 수 있어 압력용기를 이용하여 많은 양을 수송 또는 저장할 수 있다.

Methane hydrate는 물분자 중심에 가스분자가 포함되어 있어 '가스하이드레이트'라고 하며 통상 중심에 있는 가스가 메탄이어서 '메탄하이드레이트'로 통용된다. 이 물질은 농축비율이 높아 작은 양으로도 많은 메탄가스를 얻을 수 있다. 즉, 메탄하이드레이트 $1cm^3$가 녹으면 $0.8cm^3$의 물과 $170cm^3$의 메탄가스가 발생한다.

천연가스는 다른 재생불가능한 자원들에 비해 많은 장점들이 있다. 천연가스는 수송관을 통해 각 지역으로 운송이 용이하며, 순 에너지수율이 높은 편이고, 다른 화석연료에 비해 열량이 높고 오염물질 방출량도 적다. 또한, 천연가스의 이산화탄소 방출량은 석탄에 비해 40%, 석유에 비해 30% 정도 적게 방출한다.

우리나라는 LPG를 1970년대부터 기체연료로 가정용으로 주로 사용하며, LNG는 1985년 인도네시아에 처음 도입하기 시작하여 도시가스와 발전소용 연료로 사용되고 있다.

한편, 메탄하이드레이트는 시추기술 확보가 핵심인데 아직 메탄하이드레이트층에서 고체연료를 뽑아내는 시추기술은 초보단계로 전문상업화까지는 많은 연구가 필요하다.

5.3 대체에너지

5.3.1 대체에너지의 개념

에너지는 태양열, 바람, 지열, 수력 그리고 생물체(biomass) 등에서 얻을 수 있는 재생가능에너지(renewable energy)와 석탄, 석유, 천연가스, 원자력 등에서 얻을 수 있는 재생불가능에너지(non-renewable energy)로 구분된다.

대체에너지란 넓은 의미로 석유를 대체할 수 있으며, 에너지자원을 통칭하는 것으로 원자력이나 가스 등까지 포함하는 포괄적의미로 쓰이기도 하였으나 현재는 좁은 의미로 기존에너지를 대체하는 신재생에너지를 의미한다. 국가나 에너지 분류 방법에 따라 신재생에너지, 신에너지, 미래에너지, 미활용에너지 등으로 불리며 일부 또는 혼용되어 쓰이고 있다.

화석연료와 핵에너지는 현재 주요한 두 가지 에너지자원이다. 그러나 불행하게도 이런 자원은 환경을 오염시킨다. 산업혁명 이후로 석탄이 주 자원이 되면서 환경이 파괴되기 시작했다.

그러나 반드시 그런 것만은 아니다. 즉, 에너지가 환경을 오염시키지 않으면서 영원히 공급될 수 있고 언제나 재생될 수 있는 에너지가 있는데 이를 대체에너지라 한다.

대체에너지는 태양열에너지, 바람(풍력)에너지, 지열에너지, 조력발전에너지, 수력발전에너지와 메탄이나 나무 그리고 다른 식물을 태워서 생기는 생물자원에너지 등이 있으나 이들 중 어떤 에너지는 환경을 파괴시킬 수도 있다. 예를들어 나무를 태우면 대기가 오염되고, 수력발전은 강의 자유로운 흐름과 강의 생태계를 파괴시킨다.

태양열에너지와 바람에너지는 재생가능한 에너지 중 가장 가능성이 있다. 이 두 에너지는 태양으로부터 생긴다. 즉, 태양열에너지는 직접적으로 바람에너지는 간접적으로 만들어지며 바람은 대기 중에 태양열에 의해 생기기 때문이다.

태양열에너지(Solar Energy)는 여러 방법으로 사용된다. 태양빛은 광(光)발전지, 태양전지라고도 하는 것에 의해 전기로 직접 바뀌며 많은 양의 전기를 생산하기 위해 태양전지가 만들어진다.

태양열에너지는 건물의 난방과 온수를 공급하는 역할을 하며 태양열에너지를 얻는데 많은 장비가 필요하지 않고 이 에너지를 이용하는 빌딩은 추운 날 최대로 열이 공급될 수 있게 만들어진다.

반면, 물을 가열할 때처럼 능동적으로 태양열에너지를 얻기 위해서 태양열을 이용할 기계장치가 필요하다.

바람에너지는 과거부터 관개를 위해 물을 끌어올릴 때 사용되고 있지만 오늘날 바람의 원동력은 전기를 생산하기 위해 이용되며 공기역학디자인 및 마이크로프로세서와 전기발전기 등 여러 복잡한 기계들로 조합되어 있다. 많은 양의 전기를 생산하므로 소위 "바람 농장"이라 불릴 정도로 성장했다.

우리는 어떻게 바람과 태양열에너지가 전기를 생산하는지 알고 있다. 그러나 대체에너지는 다른 에너지에 비해 가격이 비싸다.

정부가 대체에너지의 가격을 낮추지 않는 한 오늘날 우리가 사용하는 자원을 계속 쓸 수밖에 없다.

5.3.2 대체에너지의 종류와 이용

1. 태양열에너지와 태양광에너지

태양열에너지는 태양에서 지구표면에 이르는 복사에너지를 흡수하여 열에너지를 바꾸어서 생산되는 에너지이다. 이 에너지는 직접 바로 이용하거나 저장하여 필요할 때 이용하는 방법과 복사광선을 고밀도로 모아(집광)서 열 발전장치를 통해 전기를 발생하는 방법 등이 있다. 즉, 태양열에너지(Solar Energy)는 태양으로부터 복사에너지를 흡수, 저장 및 열변환 등을 통해 얻어지는 무공해, 무한정의 청정에너지를 말하며, 태양열시스템은 집열부, 축열부, 이용부로 구성되어 있다.

태양에너지는 태양의 빛에너지를 직접 전기에너지로 변화시키는 태양전지/발전시스템 기술로서, 태양의 복사에너지를 흡수하여 열에너지로 변환하여 이용하는 태양열발전과는 달리 태양광발전은 반도체 혹은 염료, 고분자 등의 물질로 이루어진 태양전지를 이용하여 태양 빛을 바로 에너지의 한 형태인 전기를 직접 생산하는 기술이다.

태양광을 에너지로 전환시키는 태양전지는 재료에 따라 결정질실리콘, 비결정질실리콘, 화합물반도체 등으로 분류되고 있으며, 현재는 주로 실리콘 태양전지가 실용화되어 전원용으로 이용되고 있다. 여기서 태양전지(Solar Photovoltaic Cell)는 광전효과(Photovoltaic effect)를 응용함으로써 태양에너지를 직접 전기에너지로 변환 할 수 있는 소자이며, 광전효과란 일반적으로 물질이 빛을 흡수하여 자유로이 활동하는 전자 즉, 광전자를 방출하는 현상이다.

태양광발전시스템은 에너지원이 청정하고 무한자원이며, 장소에 구애됨이 없이 필요한 발전이 가능하고, 유지보수용이와 무인화가능 및 설비수명이 20년 이상 길다는 등의 장점이 있는 반면에, 전력생산량이 지역별 일사량에 의존하며, 에너지 밀도가 낮아 설치 면적이 크게 필요하고, 설치장소가 한정적이고, 시스템의 비용이 고가여서 초기투자비와 발전단가가 높다는 약점이 있다.

1) 태양열온수시스템

태양열을 이용한 온수시스템에서는 지붕 위에 태양빛을 모으는 태양열집전기가 설치된다. 집전기의 위쪽에는 태양빛을 잘 받기 위해 유리나 플라스틱으로 덮여 있다. 아랫부분에는 알루미늄호일 같이 빛을 반사하는 물질로 되어 있어서 직접 또는 반사된 햇빛이 물을 뜨겁게 한다. 유리와 알루미늄호일 사이에는 물이 흐르도록 구리관이 연결되어 있다.

태양열은 구리관 속의 물을 뜨겁게 하며 관 속의 뜨거운 물이 열교환기 속으로 흐르고 차가운 물이 열교환기 속으로 흘러들어가면 구리관 속의 뜨거운 물은 찬물을 뜨겁게 만들어서 이 뜨거운 물을 가정집에서 사용한다. 그리고 구리관 속의 물은 많은 열이 물을 데우는 데 사용되므로 점점 차가워지는데 그것은 다시 지붕 위에 있는 태양집전장치로 보내져서 그 곳에서 가열되어 순환이 다시 시작된다.

2) 태양열의 주택이용

태양빛은 창을 통해 열을 모으는 공간으로 옮겨지고 그때 태양빛은 콘크리트로 만들어진 얇은 벽에 닿아 그 벽을 뜨겁게 한다.

벽에 모아진 열은 집으로 방출되며 따뜻한 공기는 완전히 단열된 곳으로 흘러서 집의 다른 쪽까지 멀리 통로를 통해 내려온다.

지하로 내려온 따뜻한 공기는 물이 있는 용기를 통과하는데 이 과정에서 물에 열이 흡수되고 저장되며, 차가워진 공기는 열을 모으는 공간으로 이동되어 다시 가열된다.

2. 바람(풍력)에너지

바람(풍력)에너지는 바람의 힘을 회전력으로 전환시켜 발생되는 유도전기를 활용하는 것으로, 이를 이용한 대표적인 풍력발전이 풍차이다.

풍력발전은 공기유동이 지닌 운동에너지의 공기역학적 특성을 이용하여 회전자를 회전시켜 기계적에너지로 변환시키고 이 기계적에너지에 의해서 생성되는 유도전기를 전력계통이나 수요자에게 공급하는 기술이다.

풍차는 기원전 5세기 때 페르시아에서 처음 만들어졌다. 풍차는 관개를 위해 물을 끌어올리기 위해 사용되었으며 그 이후 기본적인 풍차의 구조는 변하지 않았다. 즉, 바람이 날개에 닿으면 날개는 회전하고 회전하는 날개는 펌프의 동력이 되는 축이 회전식숫돌, 최근에는 전기발전기를 돌리게 되는데 이때 풍차는 터빈의 역할을 한다. 평균풍속이 시간당 2km일 때 가장 활발하게 바람터빈이 회전한다.

바람터빈의 날개를 회전자날개라고 하며 비행기날개와 유사하게 생겼고 같은 공기역학을 이용한다. 바람이 날개로 불어오면, 한쪽 면에 압력이 생겨서 부력 즉, 비행기가 뜨게 하는 것과 같은 힘이 생기게 된다. 바람을 밀어 올리는 힘 바로 이 부력이 날개를 회전시키고 그 결과 전기를 생산할 만큼 날개는 빠르게 회전한다.

회전날개는 변속기와 근접해 있는 축을 회전시키며 변속기 안쪽에 있는 전동장치에 의해 회전속도가 빨라지고 변속기 없이는 전기를 생산할 만큼 빠르게 축을 회전시킬 수 없다.

빠르게 회전하는 회전축은 전기발전기 속에 있으며 코일을 회전시킨다. 이 코일은 자석이나 전기자석의 남극과 북극을 번갈아가며 회전하면서 전기를 발생시킨다.

효율성을 높이기 위해 마이크로프로세서가 내장된 감지기를 달기도 한다.

이 감지기는 풍속과 풍향에 대한 정보를 마이크로프로세서로 보내고, 마이크로프로세서는 터빈을 회전시키며 회전자날개를 조절하여 효율적으로 바람을 이용한다. 그리고 바람이 너무 강해서 바람 터빈에 무리가 가는 경우 터빈에 브레이크를 단다.

이밖에도 태양열발전소와 태양전지, 동식물로부터 만들어내는 생물연료(biofuels) 및 지열에너지(geothermal energy), 조수를 이용한 조력에너지(tidal energy) 등의 다양한 대체에너지의 이용이 가능해지고 있다.

3. 수력에너지

중력의 영향으로 높은 곳에서 낮은 곳으로 흐르는 물의 흐름을 수로로 끌어들여 수차발전기를 회전시켜 전기에너지를 발생시키는 것이 수력발전(hydropower generation)이다.

수력발전의 기본기술은 19세기에 확립된 것으로 소규모의 소수력발전이 일반적이었기 때문에 기초기술에 특별한 기술이 요구되지 않았다. 이때 유럽과 북미전역에서 소형터빈의 설치가 지속적으로 증가되어 오늘날과 같은 기본적인 터빈기술이 출현하게 되었다. 송전선로의 확장과 증가로 인해 전력생산이 대형화 중심으로 전개되면서 1930~1970년대에 걸쳐 소수력시스템과 대수력설비가 새롭게 갖추어지게 되었다.

수력발전은 설비용량과 낙차, 발전방식에 따라 분류되며 소수력발전은 소규모 하천의 물을 인공적으로 유도하여 저낙차 터빈을 이용한 발전방식으로 설비용량, 낙차 및 발전방식에 따라 분류되고 있다. 특히, 소수력발전은 전력생산 외에 농업용저수지, 농업용보, 하수처리장, 정수장, 다목적 댐의 용수로 등에도 이용될 수 있다는 점에서 국내개발의 잠재량은 풍부하며 또한, 청정자원으로 개발할 가치가 높은 부존자원으로 평가받고 있다.

소수력발전은 건설 후에도 운영비가 저렴하며 전력생산외 생활용수, 공업용수, 관개용수, 농업용수, 하천유지용수 공급 및 홍수 조절에 기여할 수 있는 장점이 있으나 초기건설비가 많이 들고, 발전량이 강수량에 따라 변동량이 크다는 단점도 있다.

4. 지열에너지

지열(地熱)이란 지표면에서부터 지하 수 km 속에 있는 뜨거운 물과 암석이 가지고 있는 열에너지를 말하며 통상 뜨거운 물이 온천이고 녹아있는 암석을 마그마라고 한다.

지열은 지구가 생성된 때 있었던 열로 아직 방열되지 않은 상태이거나 우라늄이나 토륨 같은 방사선원소의 붕괴에 의하여 생기는 것이라고 생각한다.

보통 화산이 없는 지대에서는 지하 약 300m까지 들어가면 100℃가 되며 지역에 따라서는 이보다 온도가 높을 수도 있다.

지열에너지는 지표면에서부터 그 깊이에 따라 천부지열(shallow geothermal)과 심부지열(deep geothermal)로 구분되며 천부지열의 온도는 지형과 지역에 따라 다소 차이가 있지만 대략 10~20℃ 정도이고, 심부지열은 40~150℃ 이상의 온도이다.

지열에너지를 이용하는 측면에서 직접이용과 간접이용기술로 분류할 수 있으며, 직접이용은 땅 속의 10~20℃의 중·저온에너지를 열펌프 또는 냉동기와 같은 에너지 변환기기의 열원으로 공급하여 건물의 냉난방, 온천, 양식업 및 시설농업, 지역난방, 각종 건조산업, 도로의 눈 제설 등에 활용되는 기술이고, 간접이용기술은 심부지열 중 약 80℃ 이상의 고온수나 증기를 끌어올려 전기를 생산하기 위한 지열발전(geothermal power plant)에 활용하는 기술을 말한다.

우리나라는 화산지대가 거의 없어 심층지열이용은 어렵지만, 현재 지하 100~150m에 있는 지열을 이용하는 시스템을 개발하여 보급하는 것이 활성화되고 있다.

5. 바이오에너지

바이오에너지(Bio-energy)란 동·식물 또는 바이오매스(Biomass)를 직접 또는 생화학적 물리적 변환과정을 통해 액체, 기체, 고체 연료 또한, 전기와 열에너지 형태로 이용하는 것을 말한다. 바이오에너지생산기술은 동·식물 유기체로부터 바이오에너지를 생산하는데 응용되는 화학, 생물, 연소공학 등을 일컫는다.

바이오매스(biomass)란 본래 생물량 또는 생물현존량을 나타내는 말이나 생물체 및 그의 활동에 수반되어 생기는 유기물의 총체를 말한다. 그러나 최근에는 에너지,

표 2.23 **바이오에너지생산기술의 종류**

	기술의 종류	내용
바이오 액체연료 기술	연료용 바이오에타놀 생산기술 바이오디젤 생산기술 바이오매스 액화기술 (열적전환)	당질계, 전분질계, 목질계 바이오디젤 전환 및 엔진적용기술 바이오매스 액화, 연소, 엔진이용기술
바이오매스 가스화기술	혐기성소화에 의한 메탄가스화 기술 바이오매스가스화 기술 (열적전환) 바이오수소 생산기술	유기성 폐수의 메탄가스화 기술 및 매립지가스 이용기술(LFG) 바이오매스 열분해, 가스화, 가스화 발전기술 생물학적 바이오수소 생산기술
바이오매스 생산 및 가공기술	에너지 작물 기술 생물학적 CO_2 고정화 기술 바이오 고형 연금 생산, 이용기술	에너지작물재배, 육종, 수집, 운반, 가공기술 바이오매스 재배, 산림녹화, 미세조류 배양기술 바이오고형연료 생산 및 이용기술 (왕겨탄, 칩, RDF(폐기물연료) 등)

화학공업원료 등에 사용될 수 있는 것을 총망라 해서 동·식물의 자원을 자칭하며 또한, 이것으로 생기는 폐기물도 포함된다. 농산물의 폐기물로는 설탕수수대와 그 부스러기 외 소, 돼지의 가축분뇨도 포함된다.

바이오매스를 이용한 에너지생산은 자원이 풍부할 경우 파급효과가 크며, 친환경 시스템으로서 역할과 환경오염저감효과가 있고, 생산에너지 형태가 연료, 전력, 천연화합물, 화학연료 등 다양하다는 장점이 있는 반면에, 바이오매스자원이 여러 곳에 산재되어 있어 수집과 수송이 어렵고, 자원의 형태에 따라 에너지생산 및 이용기술이 다르며, 이에 따른 각 자원의 형태에 적합한 기술개발에 어려운 문제점이 있다. 이외에도 바이오에너지를 과도하게 이용할 경우 식량자원의 부족과 자연환경파괴를 초래할 수 있으며, 대규모 설비투자가 요구되는 등의 단점도 있다.

1) 수송용바이오연료

바이오매스(생물유기체)를 원료로 수송부분에서 사용가능한 연료를 생산하여 활용하는 기술을 수송용바이오 연료기술이라고 하며, 수송용바이오연료의 종류로 바이오디젤, 바이오에탄올, 바이오부탄올, 바이오메탄올, 바이오수소, BtL(Fischer-Tropsch Diesel) 등이 있다.

수송용바이오연료는 현재 상용화된 1세대 바이오연료와 연구개발 단계인 2세대 바이오연료로 구분하고 있다. 1세대 바이오연료는 당질계, 전분계 또는 유기바이오매스 등과 같은 식용작물로부터 생산이 가능한 바이오에탄올, 바이오부탄올과 바이오디젤 등의 차량용 대체연료이며, 2세대 바이오연료(바이오알콜, BtL)는 식용으로 사용이 불가능한 섬유소계 바이오매스로부터 생산되는 연료로서 원료가 식량시장과 연계되어 있지 않음으로 1세대 바이오연료에 비해 원료수급 안정성이 우수한다.

(1) 바이오디젤

유지계식물로부터 추출한 식물성기름을 메탄올과 촉매를 넣어 반응시키면 바이오디젤이 생성되며, 부산물의 글리세린 분리와 정제를 한 후 정유사나 주유소에 보내져 경유와 일정한 비율로 혼합한 혼합연료 또는 순수 바이오디젤로서 차량연료로 사용하게 된다. 일반차량은 20% 이하의 바이오디젤을 혼합하여 사용하며, 바이오디젤 전용차는 100% 바이오디젤을 사용한다.

바이오디젤은 생산과정에서 투입된 에너지보다 바이오디젤의 생산으로 얻을 수 있는 에너지양이 2.5배가 되며, 온실가스 배출량이 원유에서 얻어진 디젤에 비해 60% 적게 배출된다.

(2) 바이오에탄올

당질계, 전분질계 또는 섬유소계바이오매스를 원료로 전통적인 생물공정 즉, 발효에 의해 생산된다. 바이오에탄올은 휘발유에 10% 이하의 낮은 비율로 혼합하여 일반차량에 사용하거나 85% 이상 높은 비율로 혼합하여 전용차량에 사용한다.

(3) 바이오부탄

바이오에탄올과 동일한 원료를 사용하여 생산되며 에탄올에 비해 에너지 함량이 높고 부식성과 증기압이 낮는 등 연료 물성이 우수하며, 차량연료로 장점이 많은 것으로 알려져 있다. 부탄올 생산에 사용되는 촉매는 에탄올생산에 사용되는 것과는 다르며, 발효공정도 달라 에탄올과 다른 방식의 생산공정이 적용된다.

기존 바이오디젤은 식물성기름만을 원료로 사용하는데, 2세대 바이오원료인 BtL (Fischer-Tropsch Diesel)은 모든 종류의 바이오매스를 원료로 사용하므로 원료제한이 없다. F-T 디젤유는 경유에 비해 황과 방향족 성분이 거의 없고 세탄가가 높아 수송연료로서 물성이 우수하다.

(4) 바이오수소

바이오매스의 열분해 가스화에 의해 생산하거나 수소발효미생물반응에 의해 생산된다.

바이오매스를 이용하여 수소생산기술이 경제성이 확보될 경우 바이오수소가 연료로서 사용이 크게 확대될 것이며 특히, 수소를 이용한 연료전지 차량이 보급하게 되면 그 가치가 향상될 것으로 예측한다.

2) 목질계바이오연료

목질계바이오연료는 광합성에 의해 생산되는 목질계바이오매스(폐기목재와 벌목재)를 고밀도화나 건조과정을 통해 가공한 후 직접연소하거나 제1 또는 제2세대로 구분되는 연료변환기술을 사용하여 액체 또는 가스상태로 변환시켜 생성된 연료이다.

목질계바이오연료 및 화학연료생산기술은 식물체 등 바이오매스를 원료로 Bio-Technology(BT)를 이용하여 에탄올, 부탄올, 아세톤 등과 같은 바이오연료류와 젖산과 같은 화학연료를 만드는 기술(Biorefinery)를 말한다,

이외에도 목질계바이오매스를 열분해 또는 가스화시켜 연료유나 합성가스를 생산하는 방법과 목탄을 생산하는 방법으로 활용할 수 있다.

3) 유기성 폐자원바이오연료

음식물쓰레기, 하수슬러지, 축산분뇨 등과 넓은 의미에서는 바이오매스의 개념으로 농가에서 나오는 농작물의 잔재물, 목재류 등의 자연생명체로부터 발생되는 모든 폐기물인 유기성폐자원으로 생산된 유기성폐자원바이오연료는 미생물의 혐기성 소화작용으로 메탄 생성 박테리아가 바이오매스를 분해할 때 발생하는 대사산물의 하나로서 메탄과 탄산가스의 혼합 형태인 기체를 말한다. 바이오가스의 형태는 퇴비가스, 습지가스 등 자연적으로 생성되는 것과 인위적인 공정제어를 거쳐 제조되는 가스가 있다.

이를 이용하여 전력 및 열 공급이 가능할 것이다.

또한, 이러한 유기성 폐자원들을 매립하게 되던 매립지에서 매립지가스(LFG, Landfill Gas)가 발생되며, 그 주성분이 메탄(40~60%)과 탄산가스(30~50%)로 구성되어 있다. LFG의 발열량은 메탄 함유량이 50%인 경우 약 5,000kcal/m^3로 도시가스(LNG) 발열량 10,500kcal/m^3의 약 1/2에 해당하며, 연소기에서 직접연소가 가능하여 유용한 에너지원으로 이용될 수 있지만 대기로 방출된 경우 대기오염, 악취발생, 화재 및 폭발의 위험성도 있다.

6. 수소에너지

수소는 무한정인 물 또는 유기물질을 원료로 하여 제조할 수 있으며 사용 후 다시 물로 재순환된다. 즉, 자원이 무한정이며, 연료로 사용시 극소량의 질소산화물(NO_x) 배출 이외는 탄산가스도 전혀 배출하지 않는 무공해연료로서 가장 이상적인 신재생에너지 중의 하나이다.

수소는 가스나 액체로서 수송할 수 있으며 고압가스, 액체수소, 금속수소화합물 등의 다양한 형태로 저장이 가능하고, 현재 수소는 기체로 저장하고 있지만 다른 방법도 연구되고 있다.

수소는 산업용의 기초소재로부터 일반연료, 수소자동차, 수소비행기, 연료전지 등 현 에너지시스템에 사용되는 모든 분야에 이용이 가능하며 수소의 생산과정은 물의 전기분해시 순수사용과 전기요금, 부생가스의 고순도 제조시 장치비 등이 소요되므로 생산비가 많이 들어서 특수 분야인 고온 용접기와 반도체 분야에 이용되고 있다.

7. 폐기물에너지

사업장 또는 가정에서 발생되는 가연성폐기물 중 에너지함량이 높은 폐기물을 열분해에 의한 오일화기술, 성형고체연료제조기술, 가스화에 의한 가연성가스제조기술 및 소각에 의한 열회수기술 등의 처리공정을 이용하여 고체연료, 액체연료, 가스연료 및 폐열 등을 생산하고, 이를 산업생산 활동이나 가정에 필요한 에너지로 이용될 수 있도록 한 신재생에너지가 폐기물에너지이다. 신재생에너지의 종류로는 성형고체연료(RDH, Refuse Derived Fuel), 폐기물소각여열, 가연성폐기물의 열분해 연료유, 폐유의 정제유 등이 있다. 성형고체연료는 종이, 나무, 플라스틱 등 폐기물을 파쇄, 분리, 건조, 성형 등의 공정을 거쳐 제조된 고체연료, 폐기물소각여열은 가연성폐기물소각열 회수에 의한 스팀생산 및 발전, 시멘트 킬른 및 철광석소성로 등의 열원으로 이용하며, 가연성폐기물의 열분해 연료유는 도시고형폐기물, 플라스틱, 합성수지, 고무, 타이어 등의 고분자폐기물을 열분해하여 생산되는 연료유이고 폐유의 정제유는 자동차의 폐윤활유 등의 폐유를 이온정제법, 열분해정제법, 감압증류법 등의 공정으로 생산된 재생유이다.

폐기물의 에너지화는 비교적 단기간 내에 상용화가 가능하고, 다른 신재생에너지에 비해 경제성이 매우 높고 조기보급이 가능하며, 폐기물의 청정처리 및 자원으로서의 재활용 효과가 크기 때문에 폐기물이 적극적인 대체에너지자원으로 활용되고 있다. 또한, 폐기물에너지는 대체에너지효과가 크고, 온실가스저감효과도 높기 때문에 폐기물을 매립하여 처분하기 보다는 에너지화 하여 활용하는 것이 무엇보다 중요하다.

8. 해양에너지

해양에너지 이용기술은 해양에 광범위하게 분포하는 청정 재생에너지자원인 파랑, 조류, 조석, 수온 등의 물리적에너지를 1차로 기계적에너지로 변환 시킨 후 터빈 저낙차발전 등의 설비를 이용하여 기계에너지를 전기에너지로 변환하는 기술이다. 해양에너지는 이용방식에 따라 조력, 파력, 온도차발전으로 구분되며 기타 해류발전, 근해풍력발전, 해양생물자원의 에너지화, 염도차발전 등이 있다. 조력발전은 조력을 동력원으로 하여 해수면의 상승하강 운동을 이용하여 전기를 생산하는 발전기술로 평균조차는 3m 이상이며 해저지반이 강하고, 에너지 수요처와 근거리에 있어야 하며, 파력발전은 들어오는 파랑에너지를 터빈 같은 원동기의 구동력으로 변환하여 발전하는 기술로서 수심 300m 미만 해상, 설치지역이 육지에서 30km 미만, 항해와 항만기능에 방해되지 않는 곳에 설치해야 하고, 온도차발전은 해양표면층에 온수(예 : 25～30℃)와 심해 500～1,000m 정도의 냉수(예 : 5～7℃)와의 온도차를 이용하여 열에너지를 기계적 에너지로 변환시켜 발전하는 기술로 연중 표·심층수와 온도차가 17℃ 이상인 기간이 많은 곳과 어업 및 선박에 방해되지 않는 곳에 설치한다.

9. 석탄의 가스화·액화

환경오염문제를 유발하는 석탄을 저공해성연료로 변화시켜 청정에너지원으로 활용하는 기술 즉, 석탄의가스화와 액화가 개발되고 있다.

석탄을 이용하여 청정연료를 만드는 방법으로는 메탄올을 만드는 방법, D-methylether를 만들어 활용하는 방법, 합성천연가스로 변환하여 사용하는 방법, 직접액화와 간접액화에 의해서 합성석유를 만들어 사용하는 방법 등이 있다. 현재 대표적으로 개발되어 상업적으로 운전되고 있는 방법은 합성천연가스(석탄의가스화)와 액화유(석탄의 직·간접 액화) 생산기술 등이 있다.

석탄가스화기술인 가스화복합발전기술(IGCC ; Integrated Gasification Combined

Cycle)은 석탄, 중질산사유 등의 저급원료를 고온, 고압의 가스화기에서 수증기와 함께 한정된 산소로 불완전연소 및 가스화 시켜 일산화탄소와 수소가 주성분인 합성가스를 만들어 정제공정을 거친 후 가스터빈 및 증기터빈 등을 구동하여 발전하는 신기술로, 발전효율도 높은 저공해전력생산시스템이다.

석탄액화기술은 석탄을 휘발유와 디젤유 등의 액체연료로 전환시키는 기술로 고온·고압의 상태에서 용매를 사용하여 전화시키는 직접액화방식과 석탄가스화 후 촉매상에서 액체연료로 전환시키는 간접액화방식 기술이 있다.

직접액화방식은 액체용매와 함께 석탄을 수소와 400℃ 이상, 100기압 이상에서 촉매를 사용하여 반응시키며, 간접액화 방식보다는 전환수율이 높고, 간접액화방식은 석탄을 가스화 시켜서 CO와 H_2가 주성분인 합성가스를 만들고 이를 F-T(Fischer-Tropsch)공정이나 모빌사의 Methanol-to-Gasoline(MTG) 공정으로 합성연료유를 생산한다. 간접액화방식에 의한 연료유는 연소할 때 검댕이를 많이 발생하며, 생산비용이 많이 든다는 것이 단점이다.

5.4 원자력에너지

우리나라와 같이 자원이 부족한 국가들이 화석연료의 의존에서 탈피할 수 있는 대체에너지원이 원자력발전이다. 그러나 핵에너지의 이용에는 방사능에 의한 피해, 핵폐기물처리 등이 내포되어 있기 때문에 문제점이 대두되고 있다.

원자력발전은 환경오염이 아주 적은 에너지원으로서 화석연료의 대안으로 청정에너지임이 강조되고 있지만 핵 발전에서 발생되는 방사능을 함유한 핵폐기물이 문제되고 있다. 이러한 방사성 핵폐기물을 안전하게 처리할 방법이 현재까지는 없어서 핵발전소 옆에 방사능을 막는 두꺼운 방호벽을 만들어 임시로 쌓아두고 있는 실정이다. 핵 발전의 다른 형태로서 핵융합발전을 방사능오염이 없는 미래의 청정에너지후보로 보는 사람도 있다. 핵융합반응은 중수소를 결합시켜 헬륨을 만드는 수소폭탄의 원리로 앞으로 보다 많은 연구가 필요하며 미래에너지로서 사용 가능성이 높다.

5.4.1 | 위험한 핵에너지

1986년 4월 26일 체르노빌에서는 끔찍한 일이 일어났다. 즉, 핵반응이 일어날 때 통제에서 벗어난 독성물질들이 시 주변 지역뿐만 아니라 유럽과 세계 각 지역에까지 확산되었다. 그리고 대량의 방사능이 대기로 유출되었다.

히로시마에 투하되었던 원자폭탄의 10개 이상의 위력을 가진 엄청난 양이었다. 처음 며칠간은 많은 것들이 죽었다. 한 달 또는 1년 후에 암, 백혈병 등의 질병이 방사선이 원인이 되어 발생했다.

체르노빌사건의 주원인은 공장이 안전하게 건설되지 않은 데 있다. 핵에너지를 지지하는 사람들은 그러한 상황은 다시는 일어나지 않을 거라고 한다. 그들은 화석연료를 사용할 때와는 다르게 핵에너지는 자연을 파괴하지 않는다고 믿는다.

그러나 체르노빌사건은 언젠가 일어날 사건이라고 여기는 사람도 있다. 계속 사고가 발생하는 것은 피할 수 없다고 믿는다. 그리고 체르노빌사건은 핵에너지가 얼마나 위험한가를 보여준 가장 좋은 예라고 여긴다. 어떤 방법으로 핵에너지를 사용하든지 핵에너지는 본질적으로 위험하고, 피할 수 없는 사태를 일으킨다고 주장한다.

원자폭탄이 히로시마에서 터진 이후에 핵에너지의 평화적 사용에 관한 논쟁이 일어났다. 일반적으로 핵에너지를 지지하는 사람들이 승리했다. 미국에서 생산되는 전기의 약 20%가 핵에너지발전소에서 나오며 다른 80%는 석탄과 석유, 가스, 수력발전과 대체에너지에 의해 생산된 것이다. 핵에너지의 위험성과 핵발전소의 정상적 가동은 본질적으로 핵에너지가 불안전하다고 믿는 사람들에게는 관심거리가 된다.
핵발전소를 세우면 백혈병과 각종 암, 유전자 돌연변이 등을 일으키는 방사능 핵폐기물이 발생된다.

우라늄은 핵연료를 생산하기 위해 채굴하는 과정에서 위험한 방사능이 나온다. 우라늄이 핵연료로 바뀌는 동안에 방사능은 공기와 물속으로 들어가 핵폐기물을 만든다. 핵발전소에서 배출된 폐기물에는 수만 년 동안 없어지지 않는 방사능이 함유되어 있지만 그것을 과학적으로 안전하게 처리할 방법을 찾지 못했다.

사실상 원자로는 스스로 방사능을 갖게 되어 25~40년이 지나면 폐쇄시켜야 한다. 폐쇄한 후에 원자로를 안전하게 할 방법은 아무도 모른다.

체르노빌사건과 같은 대참사를 막을 수는 있지만 아무도 그것을 확신할 수는 없다. 확실한 것은 핵발전소가 몇 만년 동안 우리 곁에 있을 위험한 핵폐기물을 만든다는 사실이다. 우리가 지나치게 에너지에 의존하고, 핵폐기물 처리방법과 재생 가능한 에너지를 찾지 않는다면 핵 문제는 사라지지 않을 것이다.

5.4.2 체르노빌사고

체르노빌사건은 공장의 기술자가 안전검사를 할 때 일어났다. 원래부터 결점이 있던 안전도 검사방법으로 검사를 한 것이 첫 번째 실수였다. 검사 동안에는 비상시 사용할 냉각장치를 꺼야만 한다. 찬물이 나오는 여러 관이 있는 이 냉각장치는 핵반응이 과열되기 시작하면 작동된다. 냉각장치 역할은 원자로의 정상적인 냉각시스템을 보충하는 일이다.

점검과정 동안에 원자로의 핵 속의 핵반응은 점점 느려진다.

원자로의 힘은 많은 안전봉을 제거하면 증가한다. 이 안전봉은 중성자를 흡수하여 핵반응의 동력으로 이용한다. 안전봉의 높이는 물로 가득 찬 관을 통해 원자로 중심쪽으로 높아지거나 낮아진다. 이 봉을 제거하면 핵반응은 가열되어, 냉각제가 원자로 관을 통해 유출된다. 이때 원자로는 불안정한 위험한 상태가 된다. 냉각 장치가 제대로 작동이 되지 않으므로 원자로를 식힐 수가 없다.

반응을 늦추기 위해 안전봉의 높이는 원자로 중심으로 도로 낮아진다.

첫 번째 계기 또는 각봉이 점검되지 않고 안전봉이 비어있을 때는 반응을 늦추기 위해 중성자를 흡수할 수가 없다. 첫 번째 계기가 낮아진 후에 안전봉들은 반응속도를 느리게 하는 작용을 시작한다. 각 안전봉들이 낮아지면서 반응을 늦추는 작용을 하는 물이 대신 들어간다. 그래서 동시에 낮아지는 안전봉은 중성자를 흡수한 물이 대신 들어가 실제로 핵반응이 증가하게 된다. 이것에 의해 전압이 갑자기 증대한다.

전압이 갑자기 증대하면 수증기가 팽창하게 된다. 그리고 원자로에 있던 냉각장치의 관들이 떨어진다. 그리고 수소와 산소기체가 생겨서 원자로의 안쪽 용기에 모이게 된다. 이 기체에 불이 붙어서 원자로의 방사능보호막은 깨지게 된다. 깨진구멍을 통해서 50톤에 이르는 방사능 물질이 대기와 공장 밖으로 빠져 나간다. 그리고 전압이 증대하면 발전소 전체에 불이 나게 된다.

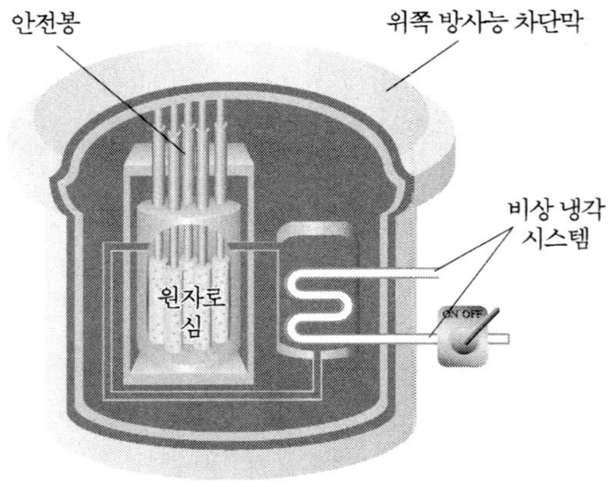

그림 2.14 **원자로**

핵은 통제에서 벗어나 뜨겁게 되어 아래쪽 방사능 보호막을 녹이고, 발전소의 바닥에서부터 불이 나기 시작한다. 불은 계속 번지고 이때 대기 중으로 방사능이 유출된다. 원자로 심속의 물질이 발전소 바닥에 깔려있는 관을 통해서 번지면 원자로 심에서의 통제되지 않던 핵반응은 정지하게 되고, 또 많은 양의 방사능이 흩어져 없어지면 핵반응은 식어서 멈추게 된다. 이 물질에는 방사능이 많이 함유되어 있다.

참고문헌

1. 강석호, 21세기의 에너지와 산업사회, 영남대출판부, 1998
2. 김기준, 신재생에너지기술개발 추진현황 및 전망, 환경기술, 2007
3. 김재용 외, 환경에너지공학, 화수목, 2014
4. 서광석 역, 지구환경백과, 대학서림, 1998
5. 서광석, 대기오염제어공학, 화수목, 2014
6. 서광석, 신대기오염개론, 대학서림, 2010
7. 박경환, 환경과 인간론, 펴냄홍, 2003
8. 서광석, 환경학, 대학서림, 2013
9. 서부갑 외, 환경과 인간, 대학서림, 1999
10. 박연규 외, 환경생물학, 대학서림, 2006
11. 신윤근 외, 환경학개론, 화수목, 2014
12. 에너지관리공단, 신재생에너지센터, 신재생에너지 RD&D전략 2030보고서, 2007
13. 유영식, 대기환경학, 대학서림, 2006
14. 이두회 외, 인간환경론, 나남출판사, 2006
15. 환경부, 환경관계법령, 2014
16. 환경부, 환경백서, 환경부, 2014
17. 환경학교재연구회, 환경학개론, 자유아카데미, 2000
18. 황상용 외, 환경보건학, 대학서림, 2005
19. Benarie, M.M. ; Air pollution Modelling, Macmillan Press, 1980
20. Bethee, R. M. ; Air pollution control Technology, van Nostrand reinhold, 1978
21. Environmental Criteria, 1,2,3,8,13, WHO Geneva, 1979
22. Guene, W.D. ; Pesticide in soiland water, Madison, 1974
23. HohmoHol, ; Soil chemistry, John wiley & sons, 1979
24. Krenkel, P.A., and novotny V. : Water quality Management. Acddemic Press, 1980
25. Metcalf & Eddy, Wastewater Engineering, Trearment Disposal Reuse, Mcgraw- Hill, 1979
26. Miller, G. T., Environmental Science, 11th ed., 2006
27. Parker, S.P., Encyclopedia of Environmental Science, Mc Graw–Hill, 1980
28. Peavy, H.S. et al. ; Environmental Engineering Mcgraw–Hill, 1985

29. Perkins H.C., McGraw, Airpollution, Mc.Graw Hill, Inc,1974
30. Preston Gralla, How to Environment Works, Ziff-Davis Press, 1997
31. Stern, A.C., Air pollution Ⅰ~Ⅷ, Academic Press, INC., 1986
32. Tehobamoplous, G. er al. ; Solid Wastes, Mcgraw-Hill, 1977
33. Upham, J.B.J., Air pollution control Assoc. 17, 1967
34. Urone, P., Air pollution 3rd. Academic Press, 1986
35. Wark, K., and C.F. Warner. Air pollution : It's origin and control, 2nd Ed., Harper & Row, New York, 1981

찾아보기

저자 소개

서광석 가천대학교 환경에너지공학과 교수

환경보건학 정가 15,000원

저자 : 서광석

발행인 : 임정대
발행처 : 도서출판 **화수목**

인쇄 : 2015년 3월 2일 초판 1쇄
발행 : 2015년 3월 6일 초판 1쇄

등록 : 제2014-000166호

주소 : 서울시 마포구 신촌로 2길 5-15
전화 : 02-338-9119
팩스 : 02-335-2201

ISBN : 979-11-86290-52-1 (93530)